통증질환
환문명답

의사에게 물어보고 싶은 통증에 관한 모든 궁금증

통증질환 환문명답

환자가 묻고 명의가 답하다

대한통증학회 지음

아침사과

행복하고 소중한 일상을 위하여

행복하고 소중한 일상을 지키기 위해 꼭 필요한 조건은 무엇일까요? 사람마다 살아온 환경이 다르기에 저마다 다른 요인을 손꼽겠지만, 저는 통증 없이 살아가는 것이야말로 중요한 일이라고 생각합니다. 많은 분들이 질병으로부터 안전하길 바랍니다. 그러나 병에 걸리지 않기를 바라는 마음은 사실 통증에 대한 두려움 때문이 아닐까요?

평균 수명이 증가하고 삶의 질이 높아지는 이때, 통증치료의 중요성은 더욱 강조되고 있습니다. 생사(生死)의 문제에 대한 관심과 연구가 의료의 핵심이라고 믿었던 시절에서부터 고통이 한 인간을 육체적으로 정신적으로 심리적으로 얼마나 피폐하게 망가뜨리는지 현장에서 목도하며, 이것을 해결하는 것이 진정한 의료의 시작이라는 점을 확연히 깨달았습니다. 사람의 고통을 줄여주는 것, 이것이 바로 통증치료의 본질이 아닌가 싶습니다.

우리나라는 경제, 문화, 예술, 의학 등 각 분야에서 눈부신 발전을 이뤄왔습니다. 통증치료 분야에서의 의학수준 역시 세계적인 수준입니다. 이제는 전 세계에서 통증치료법을 공부하기 위해 한국을 찾고 있고, 뛰어난 선진 치료법과 임상효과는 국제적으로 주목받고 있습니다.

훌륭한 치료법이 개발되며 통증의 신비가 풀려가고 있지만 여전히 많은 환자들이 통증으로 고통 받고 있습니다. 과거에는 몰랐던 새로운 치료법이 알려짐에 따라 통증질환에 대한 관심도 점점 높아지고 있습니다. 그러나 현실은 과연 어떨까요? 통증치료를 전문으로 하는 의사와 병원은 눈에 띄게 늘어났지만, 정작 환자는 본인의 통증이 어디에서 비롯되었고 어떻게 하면 나을 수 있는지 속 시원히 설명해주는 곳이 없어 답답함을 느낄 뿐입니다.

이 책은 일생 동안 통증치료 하나만 보고 묵묵히 공부해 온 대한민국 통증치료 전문 의료진이 이런 현상에 안타까워하며, 환자들의 막막한 마음을 풀어주고자 모여서 만든 책입니다. 오늘 아침 통증 때문에 병원에 갔는데 왜 이렇게 아픈지 알지 못해 답답했던 마음도, 평소 통증에 대해 궁금했지만 누구에게도 물어보지 못했던 속내도, 의사에게 자세하게 듣고 싶었지만 차마 묻지 못했던 궁금증에 이르기까지 이 책은 시원하게 답을 해주고 있습니다. 의료현장에서 가장 많이 듣는 질문들과 잘못된 오해들을 의학적 근거와 지식을 바탕으로 환자 입장에서 최대한 이해하기 쉽도록 일상적 언어로 풀어보았습니다.

"환자들이 어떻게 하면 쉽게 이해할 수 있을까?"

책을 쓰는 동안 우리의 마음속엔 바로 이 하나의 질문이 있었습니다. 전국의 통증 수련병원 전문교수진이 수많은 시간 동안 머리를 맞대고, 질문하고 연구하고 토론하고 검토하며 쓴 책인 만큼 내 몸의 통증을 이해하는 데 교과서처럼 좋은 길라잡이가 될 것이라고 확신합니다.

대한민국 통증치료의 대표학회인 대한통증학회의 일원으로 고민 해결에 참여해주신 전국의 통증치료 명의 집필진에게 진심으로 감사의 말씀을 전합니다. 기꺼이 수고로움을 나누며 헌신해주신 편찬위원회 위원분들에게도 경의를 표합니다.

통증 없는 편안한 세상을 만들기 위해서 여러분과 함께 하겠습니다.

대한통증학회 〈통증질환 환문명답〉

편찬위원장 **임경준** 드림

편찬위원 : 김연동, 남상건, 문지연,
문호식, 박휴정, 이준호,
이평복, 임소영, 최종범

집필에 참여해주신 마취통증의학과 교수진

고영권	충남대학교병원	심우석	성균관대학교 삼성서울병원
고재철	고려대학교 안암병원	오진영	경북대학교 칠곡경북대학교병원
김대현	국립암센터	유용재	서울대학교병원
김두식	고신대학교 복음병원	이상은	인제의대 해운대백병원
김두환	울산대학교 서울아산병원	이선열	충남대학교병원
김연동	원광대학교병원	이우용	인제대학교 상계백병원
김원중	이화여자대학교 목동병원	이준호	순천향대학교 부천병원
김은수	부산대학교병원	이진영	성균관대학교 삼성서울병원
김응돈	가톨릭대학교 대전성모병원	이평복	분당서울대학교병원
김재헌	건국대학교병원	이형곤	전남대학교병원
남상건	분당서울대학교병원	임경준	조선대학교병원
두아람	전북대학교병원	임소영	한림대학교 춘천성심병원
문지연	서울대학교병원	정진용	대구가톨릭대학교병원
문호식	가톨릭대학교 은평성모병원	정혜선	중앙대학교 광명병원
박기범	계명대학교 동산병원	최상식	고려대학교 구로병원
박상준	연세대학교 세브란스병원	최성수	울산대학교 서울아산병원
박준모	경북대학교 칠곡경북대학교병원	최은주	분당서울대학교병원
박휴정	가톨릭대학교 서울성모병원	최종범	아주대학교병원
변경조	양산부산대학교병원	홍성준	한림대학교 강동성심병원
신진우	울산대학교 서울아산병원	홍지희	계명대학교 동산병원

(가나다 순)

대한통증학회
The Korean Pain Society

CONTENTS

2부

통증주사와 시술, 수술

CONTENTS

3부

검사와 약물

4부

통증에 좋은 습관과 운동, 보조치료

신경주사치료 용어 정리

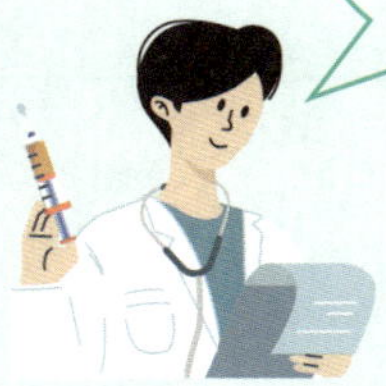

통증을 치료하는 방법 중 하나인 주사치료에는 신경주사치료, 근육주사치료, 관절주사치료, 재생주사치료 등이 있습니다. 이 중 본문에서 주로 언급되는 신경주사치료는 여러 용어로 표현되어 혼동될 우려가 있으므로, 간략히 정리하여 설명해 드리고자 합니다.

신경주사치료는 일반적으로 '신경주사', '신경치료술', '신경차단술', '신경블록(nerve block)' 등으로 다양하게 표현되고 있으며, 대중매체나 의사들도 여러 용어를 함께 사용하고 있습니다. 신경주사나 신경치료술은 원인이 되는 신경 주변에 약물을 주사하여 치료를 시행한다는 개념이며, 신경차단술 혹은 신경블록은 통증이라는 감각신호가 뇌로 전달되는 것을 차단하여 치료한다는 의미의 표현입니다. 이러한 용어들은 모두 원인이 되는 신경 주변에 치료약물을 주입하거나 원인을 제거하여 통증 완화 및 신경의 기능을 개선시키는 치료를 의미합니다. 대부분의 마취통증의학과 의사들은 이러한 치료를 '신경주사치료'라는 용어로 통일해서 사용하고 있으나, 본문에서는 이해를 돕기 위해 환자들이 질문하는 다양한 용어를 그대로 사용하였습니다.

신경주사치료 중 척추의 경막외강에 약제를 주사하는 경막외신경차단술을 경막외차단, 경막외주사, 경막외신경주사, 경막외블록 등의 용어로 표현하기도 하며, 경막외강에 접근하는 방법에 따라 추궁판간신경주사, 경추간공신경주사(혹은 경추간공신경블록), 미추강내신경주사(꼬리뼈 주사) 등으로 표현하기도 합니다. 치료하는 신경부위에 따라 말초신경차단(혹은 말초신경블록), 교감신경차단(혹은 교감신경블록) 등의 용어를 사용하며, 이러한 다양한 표현에 대해 숙지하고 본문을 읽으면 좀 더 쉽게 이해될 것으로 생각됩니다.

1부

내 몸의 통증,
괜찮은 건가요?

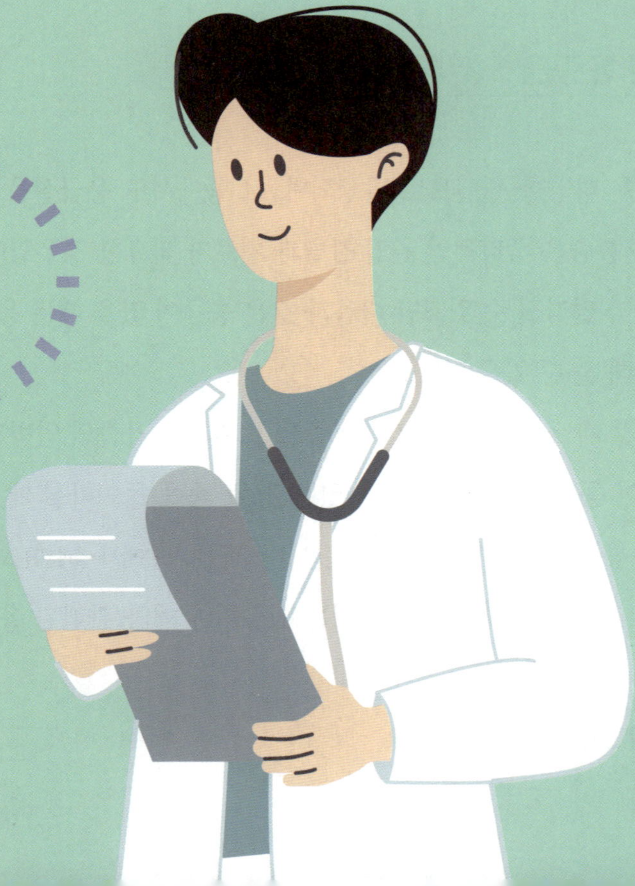

01

응급실에 가야 하는 통증, 따로 있나요?

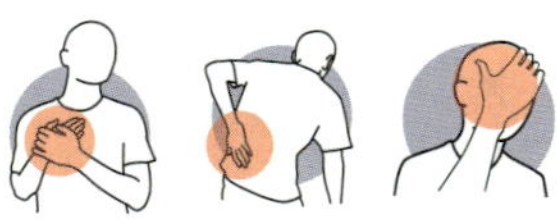

이런 통증을 느낀다면 응급실로

통증은 다양한 원인으로 발생되며, 그 중에서도 응급실을 방문해야 하는 통증은 즉각적인 원인 감별과 치료가 필요한 경우입니다. 상황에 따라 달라질 수 있지만 다음과 같은 통증이 있을 때는 응급상황을 의심해 볼 수 있습니다.

움직일 때 조이는 듯한 가슴통증을 느끼거나 가슴의 압박감과 호흡곤란이 동반되는 가슴통증이 있는 경우, 숨을 들이마실 때 날카로운 가슴통증이 있으면서 호흡곤란이나 객혈(기도에서 출혈이 되어 혈액을 토하는 경우)이 동반되는 경우에는 심장이나 폐와 관련된 응급상황이므로 응급실을 즉시 방문해야 합니다. 작은 자극에도 움직이지 못할 정도의 심한 복통이 있거나, 복통이 심하면서 배가 팽대되거나 구토가 발생하는 경우, 혹은 등 부위의 찢어지는 듯한 통증이 동반되는 경우에도 복부 내부 장기나 혈관의 이상이 있을 수 있기 때문에 서둘러 응급실에 가야 합니다. 근력약화나 마비, 배변조절장애 등을 동반한 극심한 통증도 신경 마비가 진행될 수 있기 때문에 응급실에 방문하는 것이 좋습니다. 머리를 망치로 얻어맞은 것처럼 극심한 두통이

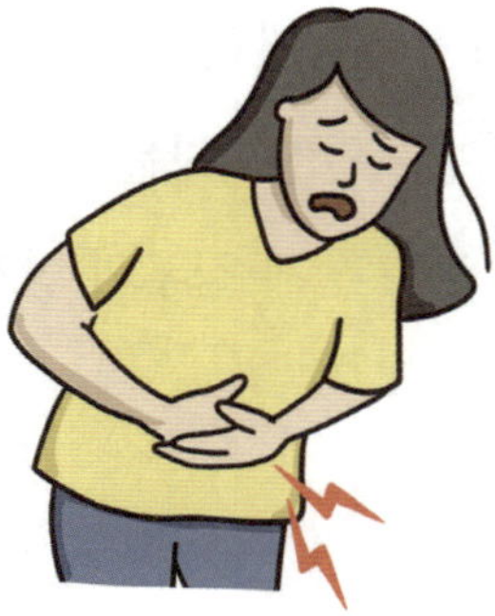

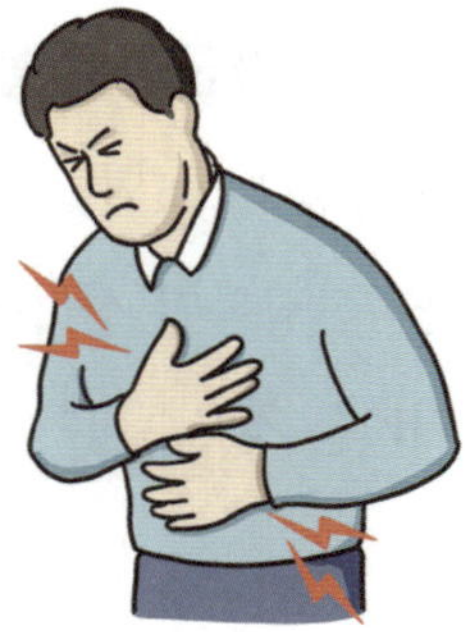

즉각적인 병원 방문이 필요한 가슴통증, 배통증

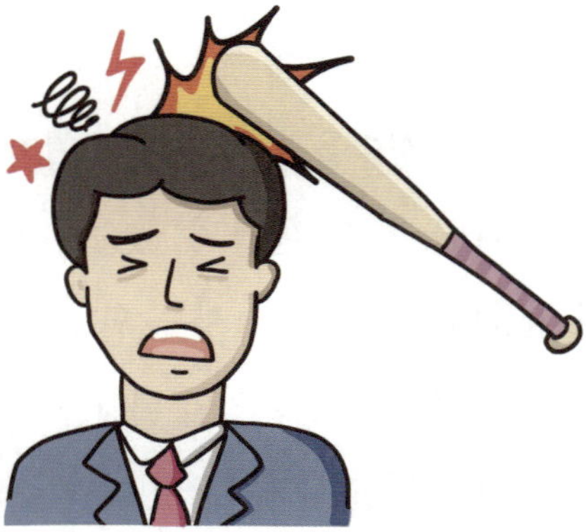

방망이로 내려치는 듯한 극심한 두통이 있을 경우 즉시 응급실에 내원해야 한다

있을 때도 뇌혈관 손상의 가능성이 있기 때문에 응급실을 방문하길 권유해 드리며, 두통과 함께 실신한 경우에는 즉시 응급실에 방문하여 원인을 확인해야 합니다. 또한 외상 후에 발생하는 극심한 통증도 골절, 조직파열 등이 동반될 수 있으므로 응급실을 방문하여 검사와 진료를 받는 것이 추천됩니다.

위에서 언급한 내부 장기나 신경의 이상이 없이, 순수한 통증 증상으로 응급실에 가는 경우는 많지 않습니다. 순수한 통증 증상으로 응급실을 방문하는 경우로는, 복합부위통증증후군과 같은 희귀난치성 질환을 가진 환자군에서, 돌발통이 극심하여 처방받은 비상용 진통제로도 조절이 안되고 혈압이나 맥박, 호흡이 불안정해지는 경우, 혹은 대상포진후신경통이 심하여 혈압, 호흡 같은 생체 징후의 안정적인 유지가 어려운 경우 등을 들 수 있습니다.

출혈 또는 감염으로 인해 발생하는 통증

이외에 매우 드물지만, 시술을 받은 후에 출혈이나 감염을 시사하는 증상 등이 나타난다면 응급상황일 수 있습니다. 최근 아스피린과 같은 항혈전제의 사용이 많아지면서 시술 후 출혈과 연관된 합병증이 증가하고 있습니다. 시술 후 전문의의 설명을 들었던 기간보다 통증이 더 오래 지속되거나 점점 심해지고 있다면 주의 깊게 살펴봐야 합니다. 시술 후에 어느 정도 시간이 경과했음에도 불구하고 통증이 지속되고 근력의 약화나 대소변의 조절 장애가 발생한다면 응급실을 방문하여 CT나 MRI 검사를 받는 것이 좋습니다. 또한 시술받은 부위의 통증이나 팔다리의 방사통과 같은 신경학적인 증상과 함께 열이 발생한다면 응급실을 방문하여 혈액검사와 영상검사를 받는 것이 추천됩니다.

환문명답

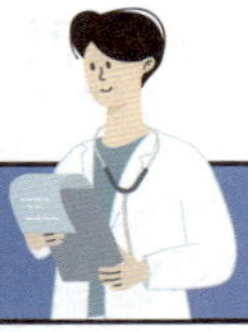

움직일 때 가슴이 조이는 듯한 가슴통증이 있거나 작은 자극에도 움직이지 못할 정도의 복통이 있는 경우에도 내부 장기 이상이 있을 수 있기 때문에 응급실을 방문하는 것이 좋습니다. 근력약화나 마비를 동반한 극심한 통증의 경우는 신경 마비가 진행될 수 있기 때문에 응급실에 방문하는 것이 좋고, 또한 머리를 망치로 얻어맞은 듯 극심한 두통이 있는 경우에도 뇌혈관 손상의 가능성이 있기 때문에 응급실을 방문하는 것이 좋습니다.

02

퇴행성 변화로 생긴 통증, 치료가 가능할까요?

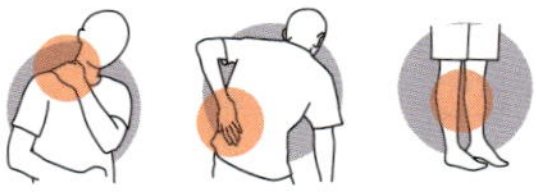

노화가 몸에 반영되어 나타나는 통증

퇴행성 변화로 생긴 통증은 우리 몸이 나이가 들어 그에 따른 노화가 몸에 반영되어 나타나는 통증이므로 몸이 다시 젊어지지 않는 이상 근본적으로 완치되긴 어렵습니다. 그러나 퇴행성 통증이라도 원인을 확실하게 알고 있다면 어떻게 전문적으로 치료하고 관리하느냐에 따라 통증이 없어지기도 하고 충분히 통증을 관리할 수도 있습니다.

예를 들어 척추 노화로 인한 통증을 생각해 보겠습니다. 흔히들 나이 들어 생기는 척추 질환이라 하면 협착증을 많이 떠올립니다. 퇴행성 척추 질환은 20~30대에 발생하는 디스크 탈출로 인한 요통과는 많이 다릅니다. 퇴행성 척추 질환은 디스크의 퇴행으로 인한 요통, 인대나 관절막이 두꺼워져서 이차적으로 발생하는 척추 협착, 척추전방전위나 후방전위처럼 척추 연결 모양의 변화로 인해 발생하는 통증과 같이 한 가지 원인만 있는 것이 아니라 여러 가지 원인들이 동시에 문제를 일으켜 발생하는 복합적인 통증입니다.

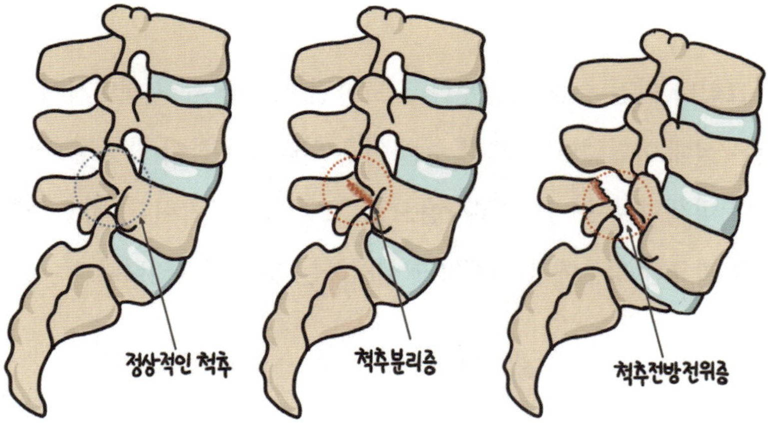

따라서 당장 통증을 주로 일으키는 원인이 관절인지, 신경압박인지, 근육인지 등을 먼저 파악하고 해당 부위에 대한 치료에 집중하면서 척추를 잡아주는 근육(기립근, 장요근)을 강화시켜주는 근력운동을 꾸준히 병행하는 것이 중요합니다. 한 가지 원인이 아니라 복합적인 퇴행성 변화로 인한 통증이라면 신경치료, 관절치료, 근육치료 등을 차례로 꾸준히 실시하면서 맞춤 운동을 통해 통증을 극복할 수 있습니다.

그러나 통증을 잘 조절하더라도 나이가 들어 몸에 이미 변화가 발생한 상태이므로 안 좋은 자세로 무거운 물건을 장시간 들거나 빙판길에서 미끄러지는 것처럼 외부 충격을 받으면 통증이 다시 유발될 수 있습니다. 이런 경우 이전에 치료해서 통증이 없어졌지만 다시 원인을 평가하고 같은 치료를 반복하거나 다른 추가 치료를 하기도 합니다. 퇴행성 변화가 너무 심해서 경구약물 복용이나 간단한 주사치료나 시술 등으로 통증 조절이 어려운 경우에는 수술로 협착된 부위를 넓혀주거나 금속으로 척추를 고정하여 척추 모양을 다시 잡아주기도 합니다.

그러나 이런 수술을 받는다고 노화된 척추를 다시 젊어지게 하는 것은 절대 아닙니다. 오히려 수술 이후 허리에 유착이 발생해 다른 통증이 발생할 수도 있고 부작용으로 고생하기도 합니다. 척추수술은 정말 필요한 경우에만 신중하게 실시하는 것이 정답입니다.

완치는 어려워도 통증은 줄일 수 있다

무릎연골이 닳아서 발생하는 무릎의 퇴행성 관절염은 무릎연골이 20~30대 연골 수준으로 재생되지 않는 이상 완치되기 어렵습니다. 안타깝게도 노화로 인해 닳아버린 무릎연골을 충분히 재생할 수 있는 방법은 아직 없습니다. 그러나 무릎관절염은 적정 체중 유지, 허벅지 및 둔부 근육강화, 소염진통제 적용 정도만으로도 초기에는 충분히 통증을 조절할 수 있습니다. 이러한 보존적 치료로 통증 조절이 충분하지 않다면 무릎관절에 스테로이드나 연골윤활액 주사를 맞기도 합니다. 이런 방식으로 관리하면 퇴행성 무릎관절염도 충분히 치료가 가능합니다.

연골이 완전히 닳아버리고 지속적으로 무릎관절에서 염증물질이 만들어지며 물이 찬다면 인공관절 치환술을 받아야 하는 경우도 있습니다. 그러나 인공관절로 치환하는 것 역시 매우 신중하게 결정해야 하는 마지막 치료 방법입니다. 인공관절을 넣더라도 꾸준한 근력 강화 재활 및 체중 조절이 병행되지 않는다면 무릎통증이 재발할 뿐만 아니라 이때는 더욱 치료가 어렵습니다.

본인의 퇴행성 변화 정도를 정확히 알고 이로 인한 통증관리 노력을 지속하며, 증상이 있을 때 전문가가 추천하는 보존적인 통증치료를 통해 이를 극복하는 것이 가장 좋습니다. 퇴행성 변화로 인하여 통증이 발생하면 운동량이 줄어들어 심폐 기능과 근력이 약화되어 더욱 심한 통증으로 발전하므로 이러한 악순환이 발생하지 않도록 적절한 통증치료를 하는 것이 중요합니다. 나이가 들어감에 따라 자연적으로 따라오는 퇴행성 변화를 막을 수는 없지만, 어떻게 관리 하느냐에 따라 통증으로 인한 일상생활의 어려움을 최소화할 수 있습니다.

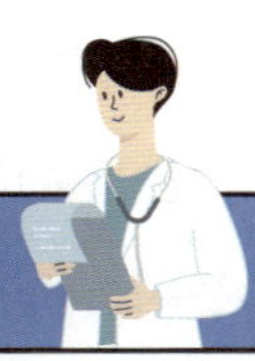

환문명답

퇴행성 변화로 생긴 통증은 몸이 다시 젊어지지 않는 이상 근본적으로 완치되긴 어렵습니다. 그러나, 잘 관리하고 치료하면 통증을 줄일 수 있습니다.

03

골프(테니스) 엘보우 통증, 어떻게 치료하는 것이 좋을까요?

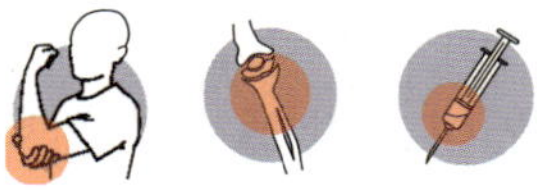

통증을 느끼면 바로 치료를 받을 것

골프(테니스) 엘보우는 팔꿈치 통증을 만드는 대표적인 질환입니다. 손목과 손가락을 무리할 정도로 많이 쓸 때 발생하는데 운동선수, 요리사, 미용사, 컴퓨터를 많이 쓰는 사무직 근로자, 주부에게도 흔히 생기는 질환입니다. 정식 명칭은 팔꿈치의 상과염이고 팔꿈치 내측에 통증이 나타나는 내측상과염과 외측에 통증이 나타나는 외측상과염으로 나뉩니다. 내측상과염은 내측상과에 붙어 있고 손목이나 손가락을 '굽힐 때' 쓰는 근육이 손상될 때 생깁니다. 주로 골프 운동을 할 때 생긴다 하여 '골프 엘보우'로 불립니다. 반면, 외측상과염은 외측

상과에 붙어 있고 손목이나 손가락을 '펼 때' 쓰는 근육이 손상될 때 생깁니다. 테니스를 즐기는 사람들에게서 발생하는 경우가 많아 흔히 '테니스 엘보우'라고 불립니다. 골프 엘보우는 손목을 굽히거나 안쪽으로 회전시키면 통증이 생기고, 테니스 엘보우는 손목을 펴거나 바깥으로 회전시키는 동작을 하면 통증이 증가합니다. 팔꿈치가 주된 통증 위치이지만 아래팔이나 손목까지 연관통이 생기기도 합니다.

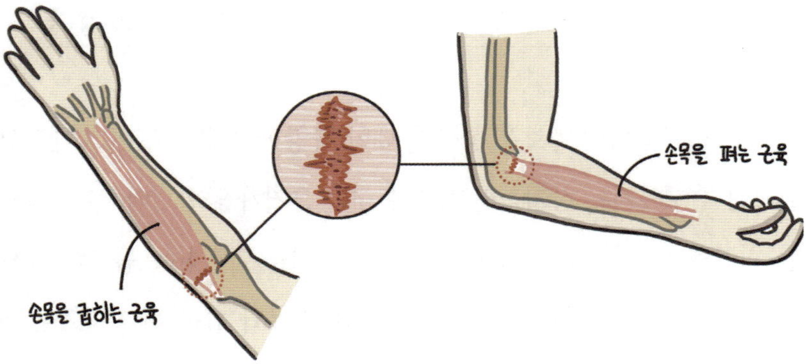

골프 엘보우 테니스 엘보우

골프(테니스) 엘보우 통증은 반복적인 작업이나 운동으로 뼈와 근육을 이어주는 건(힘줄, 팔꿈치 안쪽 및 바깥쪽 뼈에 근육을 붙여주는 섬유조직)이 손상되거나 조직의 변성, 미세파열, 변형, 퇴행 등 비정상적인 구조가 될 때 발생합니다. 혈액 순환이 원활하지 않아 혈액 공급이 제한되어 회복이 잘 되지 않는 부위인데, 특히 중년을 넘으면 회복 속도가 현저하게 떨어져서 쉽게 만성화되기도 합니다. 손상이 된 경우 관절 및 근육운동을 적절하게 제한하지 못하면 혈관성 섬유증식,

비염증성 만성 퇴행성으로 발전해 통증에 민감해지고 정상적인 건(힘줄)의 재생도 어려워집니다. 증세가 심해지면 일하거나 운동할 때뿐만 아니라 휴식을 취하거나 잠을 잘 때도 통증을 느껴 수면장애까지 유발합니다. 팔꿈치에 통증을 느낀다면 미루지 말고 바로 전문병원을 찾아가서 초기에 진료를 받는 것이 좋습니다.

충분한 휴식과 적극적인 예방이 최고의 치료법이다

최근 골프(테니스) 엘보우 통증에 대한 다양한 치료 방법이 소개되고 있으나 현재까지는 장기적인 효과에 대한 근거가 약합니다. 우선 정확한 원인을 파악한 후 작업량을 줄이고 자세를 교정하는 등 적극적으로 예방과 치료에 힘써야 합니다. 되도록 손목과 팔을 반복적으로 쓰는 시간을 줄이고 충분한 휴식을 취합니다. 자세를 바르게 하고 팔꿈치 주변 근육을 강화시키는 운동기구를 사용하는 것도 도움이 됩니다.

검사방법으로는 문진, 이학적 검사, 초음파를 이용한 검사가 있습니다. 초음파 검사 시 상과 주위의 염증반응, 석회화, 건의 파열 및 비후화를 볼 수 있으며 주사치료 시 정확한 위치에 약제를 투여할 수 있습니다. 비스테로이드성 소염진통제와 같은 약물치료, 마사지, 스트레칭, 온열 및 냉동 요법 등의 물리치료, 팔이나 손목에 보조기 착용, 체외충격파 치료(ESWT: Extracorporeal Shock Wave) 등은 통증을 감소시키고 손상된 건을 회복하는 데 도움이 됩니다.

스테로이드 주사는 통증의 과민도를 낮추고 염증을 치료하는 데도 효과적이지만, 반복적이고 장기적으로 사용할 경우 오히려 만성 통증과 재발을 높일 수 있으니 주의가 필요합니다. 이외에 병변 부위를 확인하고 이 부위에 정확하게 콜라겐, 자가 혈장 등을 투여하는 경우, 약제는 세포 재생을 통해 건을 빠르게 회복시키면서도 통증도 감소시켜 주는 효과를 나타낼 수 있습니다. 건의 손상이 만성화된 경우 연부조직의 회복을 유도하기 위해 체외충격파 치료를 시도해볼 수 있습니다.

위와 같은 보존적 치료에도 불구하고 통증이 증가하고 기능이 떨어지는 일이 지속되면 수술적 치료를 고려해볼 수 있습니다. 그러나 초기 통증이 찾아왔을 때 충분히 휴식을 취하면서 재활에 힘쓰는 등 적극적으로 치료에 집중하는 것이 가장 효과적입니다.

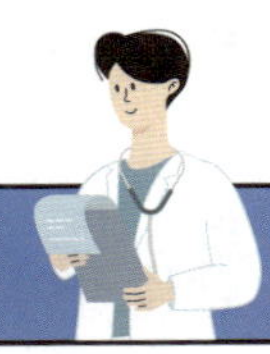

환문명답

골프(테니스) 엘보우 통증이 있는 경우, 비스테로이드성 소염진통제와 같은 약물치료, 스트레칭, 온열 및 냉동 요법 등의 물리치료, 팔이나 손목 보조기 착용, 체외충격파 등의 치료를 통해 통증의 감소와 손상의 회복에 도움을 줄 수 있습니다. 이외에도 마취통증의학과에서는 초음파를 이용하여 병변 부위를 확인하고 정확하게 주사 약제를 투여하여, 통증을 유발하는 팔꿈치 건(힘줄)의 손상 회복과 강화를 통해 치료를 시행하고 있습니다.

04

어깨나 무릎을 움직이면 두둑 나는 소리, 왜 그런 걸까요?

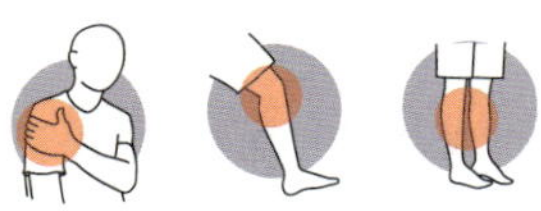

어깨를 들어 올렸을 뿐인데 두둑 소리가 난다면

팔을 들어 올리거나 아침에 일어나 기지개를 펼 때 어깨에서 '두둑' 하는 소리가 나거나 무릎을 굽혔다가 펼 때에도 관절에서 소리가 나는 일들이 있으신가요? 특정 동작을 취할 때 관절에서 소리가 나면 특별히 통증을 느끼지 못해도 걱정이 되기 마련입니다. 큰 통증이 없더라도 반복적으로 소리가 나면 진료를 한 번 받아보길 권합니다. 관절 주위의 인대나 힘줄이 부딪히거나 관절 안쪽에서 연골이나 인대가 손상되어 나타날 수도 있기 때문입니다.

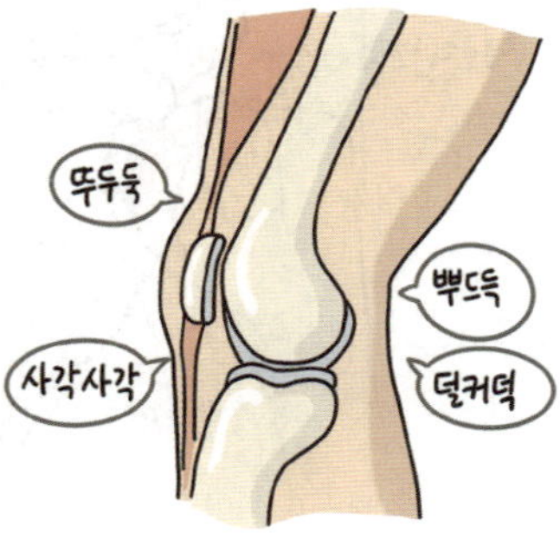

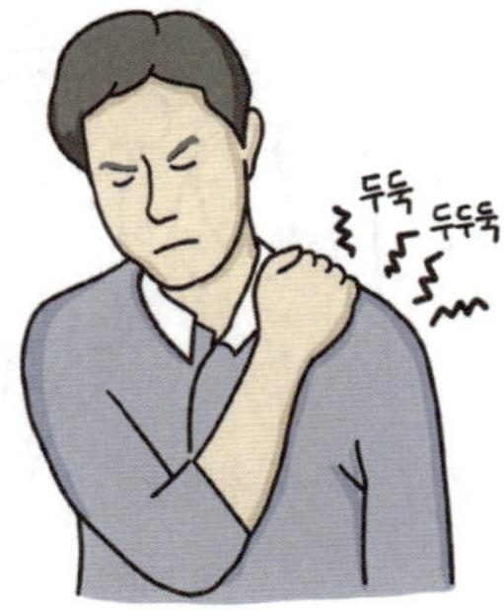

관절에서 소리가 나는 원인은 다양합니다. 첫째, 어깨관절 연골에 손상이 있거나 퇴행성 관절염이 진행된 경우입니다. 관절면이 울퉁불퉁해져서 어깨를 움직일 때마다 마찰 때문에 소리가 발생할 수 있습니다. 둘째, 나이가 들어 회전근개가 찢어진 경우 주위 조직과 부딪히면서 나기도 합니다. 어깨와 팔을 연결하는 4개의 근육과 힘줄을 '회전근개'라고 하는데 퇴행성 변화 등에 의해서 어깨를 들어 올리는 근육이 지나가는 통로가 좁아집니다. 또는 어깨뼈의 외측 끝부분인 견봉의 모양이 갈고리 모양으로 생긴 경우 어깨를 들어 올리는 근육이 주변의 뼈와 인대에 충돌할 때 팔이 위로 올라가다가 걸리는 느낌과 함께 뚝 소리가 나는 일도 있습니다. 셋째, 어깨관절을 싸고 있는 관절막이 딱딱하게 굳어지는 오십견이 생겨도 소리가 납니다. 그 외에 날개뼈와 주위 근육이나 힘줄의 마찰에 의해서 소리가 나는 경우도 있지만, 이것은 근육이나 인대의 경직으로 인해 소리가 나는 것이므로 특별한 처치는 필요하지 않습니다.

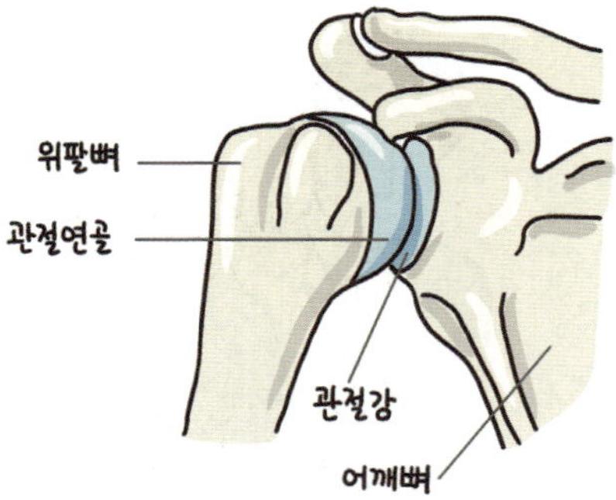

정상 어깨관절

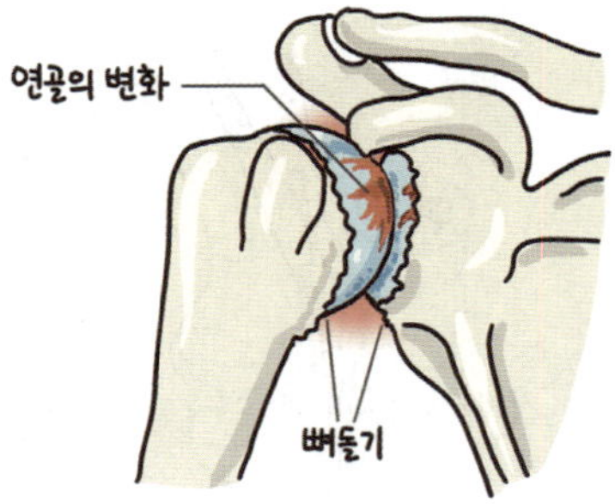

골관절염 어깨관절

어깨관절의 퇴행성 변화

소리가 난다고 무조건 문제가 있는 것은 아니다

무릎을 구부렸다가 펼 때, 앉았다 일어날 때 또는 걷다가 갑자기 방향을 전환할 때 '두둑' 소리가 나더라도 일회성으로 그치거나 붓거나 아프지 않으면 관절 질환에 의한 증상은 아닙니다. 하지만 특정 움직임에서 반복적으로 소리가 나고 붓거나 아픈 증상을 동반한다면 관절에 이상이 있을 수 있으니 검사를 해보는 것이 좋습니다. 무릎에서 소리가 나면서 통증이 동반되는 원인으로는 '퇴행성 관절염', 연골이 물러지거나 약해지는 '연골연화증', 무릎 슬개골 뒤쪽과 연골 옆면에 위치한 얇은 막이 붓고 두꺼워져 통증이 발생하는 '추벽증후군' 등이 있습니다.

무릎의 퇴행성 관절염은 주로 중장년층에서 발생하는 경우가 많습니다. 뼈 주위에 골극이 생기고 연골이 닳아 뼈와 뼈가 닿을 수 있는 중등도 이상의 관절염을 앓고 있다면 무릎을 움직일 때마다 사각거리거나 삐걱거리는 소리가 나며, 심지어 무릎에 손을 대고 있으면 소리를 손으로도 느낄 수 있습니다. 초기에는 무릎을 굽힐 때 소리와 함께 시큰거리는 증상이 발생할 수 있지만 일상생활에서 큰 불편함이 없이 지내기도 합니다. 하지만 적절한 치료 없이 그냥 지내다 보면 경사진 곳을 걷거나 계단을 오르내리는 것이 불편해지고 나중에는 걷는 것 자체가 어려워집니다. 대개 60대 이상의 연령층에서 빈번하게 나타나지만, 비만 상태이거나 심한 운동을 하는 젊은 사람들에게서 나타나기도 합니다.

무릎연골연화증은 젊은 층에서 흔히 발생하는데 남성보다 여성에서 더 자주 보입니다. 무릎을 심하게 부딪히거나, 골절, 탈구와 같은 외상을 입었을 때 발생하지만 걷는 자세가 잘못되었거나 하이힐을 자주 신는 경우, 무릎뼈 부근에 과한 압력이 지속적으로 가해지는 심한 운동을 할 때 발병률이 높습니다. 앉았다가 일어날 때와 계단을 올라갈 때 통증이 심하고, 뼈의 마찰에 의해서 발생하는 사각거리는 소리가 크게 나타납니다.

추벽증후군은 무릎통증과 함께 '두둑' 하는 소리를 동반하며 비교적 활동량이 많은 20~30대에서 많이 발견됩니다. 추벽은 태아 때 만들어지지만 성장하면서 자연스럽게 사라지는 무릎관절에 있는 얇은 막인데 약 30퍼센트 정도의 성인에서 발견됩니다. 평소엔 큰 문제를 일으키지 않지만 무릎을 과도하게 사용하거나 무릎에 직접적인 손상이 가해져서 추벽이 두꺼워지고 부으면 통증이 발생합니다. 무릎을 반복적으로 많이 사용해야 하는 직업군이나 무릎에 압박이 가해지는 동작이 많은 축구, 자전거, 등산 등을 즐기는 사람에게서 발생빈도가 높습니다. 계단을 오르내릴 때 무릎에서 소리가 나거나 다리를 굽히고 펼 때 쪼그려 앉거나 양반다리를 할 때 통증이 있다면 의심해 봐야 합니다.

어깨나 무릎에서 소리가 난다고 해서 모두 관절 자체의 문제가 아닐 수 있습니다. 반복되는 동작으로 인해서 뼈와 인대나 건의 마찰에 의한 경우에는 일정 기간의 휴식을 취하거나 스트레칭이나 마사지를 이용하여 연부조직의 유연성을 향상시키는 것만으로 소리가 나는 증상이 감소하거나 없어집니다. 하지만 소리가 발생하는 부위나 강도 등을 고려하고 무엇보다도 붓거나 아픈 동반 증상이 있다면, 경고 신호라고 생각하고 전문의를 찾아가 진료를 보는 것을 추천합니다.

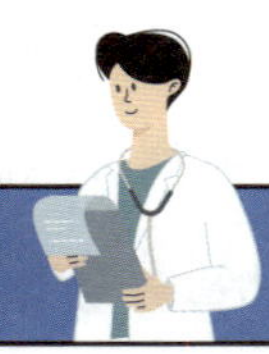

환문명답

어깨나 무릎을 움직이면 두둑 나는 소리는 관절 주위의 인대나 힘줄이 부딪히거나 관절 안쪽에서 연골이나 인대가 손상되어 나타날 수 있습니다.

05

무릎통증, 왜 생기는 걸까요?

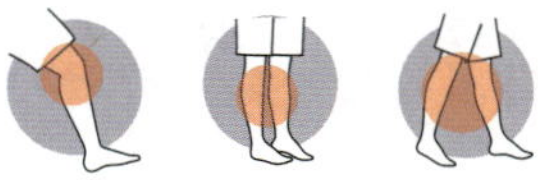

성인 네 명 중 한 명은 무릎이 아프다

무릎관절은 쉽게 다치는 관절이며 성인의 약 25퍼센트가 무릎통증을 앓고 있다고 알려져 있습니다. 무릎관절은 대퇴골, 경골, 슬개골의 3개의 뼈와 전, 후방십자인대, 양쪽 측부인대, 연골판 등으로 구성되어 있습니다. 무릎의 대퇴골과 경골은 무릎을 지탱해주며, 슬개골은 다리가 움직일 때 무릎을 보호하고 근육의 지렛대 역할을 합니다. 무릎의 여러 인대는 무릎의 운동을 원활하게 해주는 역할을 하면서 동시에 과도하게 무릎관절이 꺾이거나 펴지는 것을 제한하여 안정성을 유지시킵니다. 연골판은 대퇴골과 경골 사이에 위치하여 쿠션과 같은 역할을 통해 무릎관절에 가해지는 충격을 흡수하게 됩니다. 무릎관절은 관절낭이 관절부를 둘러싸고 있으며 관절 운동에 윤활 역할을 하는 소량의 활액이 차 있습니다.

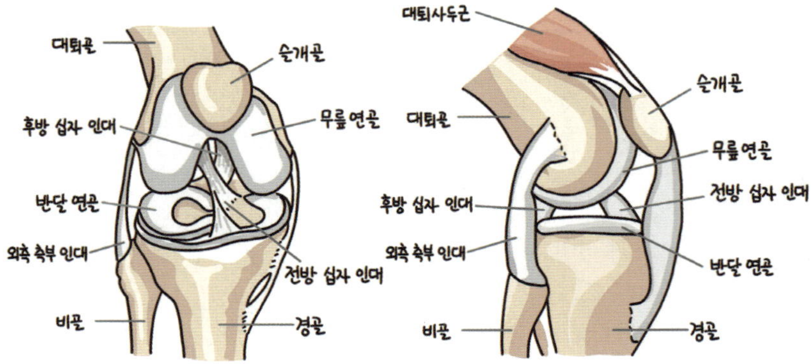

무릎의 해부학적 구조

무릎통증의 원인은 통증 부위에 따라 여러 가지 질환을 고려할 수 있습니다. 우선 무릎 앞쪽의 통증은 슬개골이나 슬개건에 병변이 있음을 시사합니다. 내측 또는 외측의 무릎통증은 연골판의 탈구 또는 측부 인대의 손상 또는 파열로 인해 나타날 수 있으며 장경인대 증후군으로 발생할 수 있습니다. 무릎 뒤쪽의 통증은 흔하지는 않지만 뒤쪽에 발생한 물혹 때문에 발생할 수 있으며 다친 후 발생한 무릎 후방 통증은 후방 십자 인대 및 연골판, 대퇴사두근 힘줄의 손상으로 발생할 수 있습니다.

50세 이상 성인의 만성 무릎통증은 일반적으로 퇴행성 골관절염 때문이며, 특히 하루를 마무리할 때 통증이 심해지고 체중 부하 활동에 의해 악화되며 휴식을 취하면 완화되는 특징을 나타냅니다. 무릎 통증의 원인이 무릎관절의 문제인 경우 무릎이 붓거나 열감이 느껴질 수 있고, 통증 부위를 촉진 시 압통을 느낍니다. 또한 관절 운동 범위에 제한이 생겨 무릎을 굽히거나 펼 때 통증이 유발될 수 있으며, 특히 아침 기상 후 무릎관절이 뻣뻣하며 경직된 증상을 동반합니다. 특히, 골관절염에 의한 통증인 경우 걷거나 앉았다 일어날 때 악화될 수 있습니다.

무릎이 문제일 줄 알았는데 허리가 문제라고?

대부분의 무릎통증이 무릎관절의 질병이나 손상으로 인해 발생하지만 허리 디스크나 협착으로 무릎통증이 발생할 수도 있습니다. 다리의 감각과 움직임을 담당하는 요추신경은 척추관 내의 척수신경에서 분지되어 신경 구멍을 통해 하지로 분지됩니다. 무릎 쪽의 감각을 담당하는 요추신경은 3번과 4번으로 디스크나 척추 협착으로 이러한 신경들이 눌리거나 신경근 주위로 염증이 발생하면 무릎통증을 동반할 수 있습니다. 일반적으로, 요추 3번 신경이 원인이 되면 무릎 내측으로 통증이 발생할 수 있고, 요추 4번 신경이 원인이 되면 무릎 앞쪽으로 통증이 발생할 수 있습니다. 천추 1번 신경이 원인이 되면 무릎 뒤쪽으로 통증이 발생할 수 있습니다.

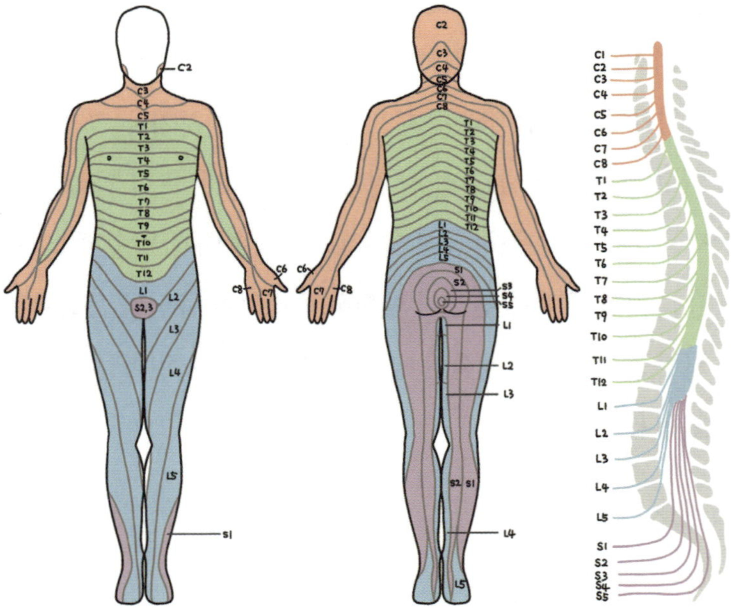

무릎통증에 관여하는 요추신경들

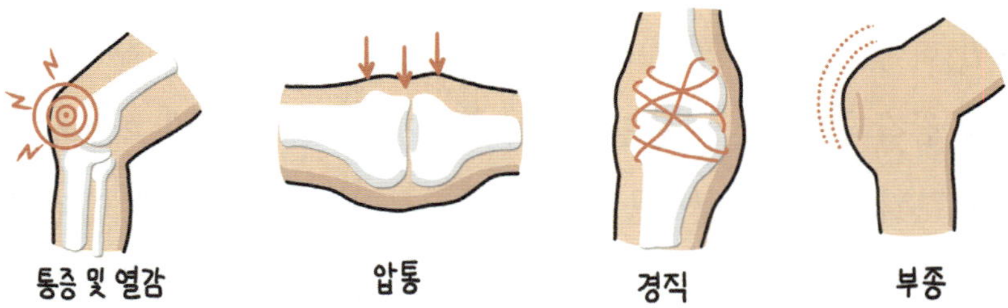

무릎통증이 무릎 질환으로 발생할 가능성이 높은 증상들

허리의 문제로 인한 무릎통증의 경우 무릎통증만 있는 경우보다 몇 가지 추가적인 증상이 함께 발생하기도 합니다. 허리 디스크로 인한 경우 허리통증이 무릎통증과 동반되어 나타날 수 있으며 무릎을 포함한 다리 쪽으로 뻗치는 통증이나 저린 증세가 동반되기도 합니다. 이때는 무릎관절의 문제시 발생하는 관절 운동 범위의 감소나 부종, 압통 등의 증상은 잘 나타나지 않으며 걸을 때 통증보다는 앉아 있을 때 통증을 심하게 느낍니다.

하지만 이러한 증상들은 비특이적이기 때문에 정확한 진단을 위해서는 몇 가지 영상의학적 검사 및 이학적 검사가 필수입니다. 나이가 들어가면서 노화로 인해 허리 디스크 문제와 무릎관절의 문제가 함께 동반되는 경우도 있으므로, 정확한 진단과 치료를 위해 전문의와 꼭 상의하시길 바랍니다.

환문명답

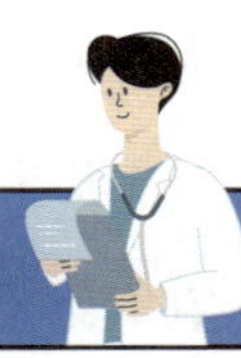

무릎통증은 무릎 자체의 질환으로 인해 발생하는 경우가 일반적으로 더 많으며, 일부 환자에서는 허리 디스크로 인해 발생할 수도 있습니다.

06

다리에 쥐가 많이 나는데 허리 때문에 그런가요?

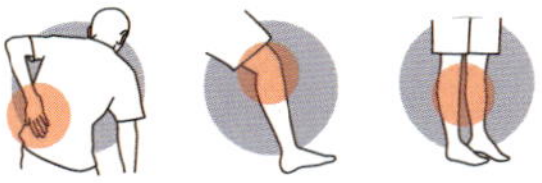

다리에 쥐가 날 때

다리에 쥐가 나는 것을 의학 용어로 '국소성 근육경련'이라고 합니다. 주요 원인은 근육의 수축과 이완을 도와주는 칼슘, 마그네슘과 같은 미네랄이 부족하기 때문입니다. 정상적인 근육 수축과 이완에 필수적인 미네랄이 부족하면 근육이 비정상적으로 수축해서 경련을 일으키게 됩니다. 혈액검사로 미네랄을 측정할 수 있으며 미네랄을 보충해주는 약을 먹으면 나아집니다. 특히, 날이 추워서 근육이 과도하게 긴장하면 경련이 발생하기 쉽습니다. 미네랄의 부족은 단순한 영양 부족보다는 과도한 운동이나 음주 등으로 발생하는 경우가 많습니다. 평소 운동 전후에 스트레칭을 자주 하는 습관을 가지면 근육을 건강하게 유지하는 데 도움이 되고 경련도 예방할 수 있습니다. 심한 경련이 발생하면 수축된 근육의 반대 방향으로 이완시켜 줍니다. 만약 종아리에 쥐가 났다면 다리를 쭉 편 다음 발바닥을 잡고 위쪽으로 당겨줍니다. 천천히 근육을 늘려주며 마사지해 주면 좋습니다.

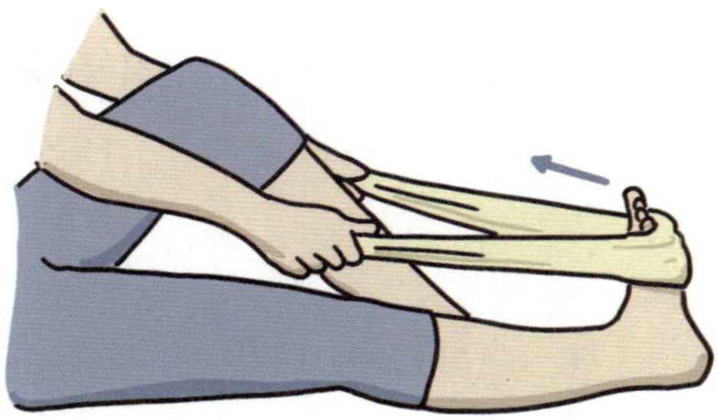

다리에 나는 쥐, 허리 때문이라고?

다리에 쥐가 나는 또 다른 원인이 허리에 있을 수 있습니다. 다리에 쥐가 나는 게 허리 때문이라니, 이게 무슨 뜻일까요? '허리 때문'이라는 말은 '허리 척추 질환'을 의미합니다. 단순히 다리에 쥐가 나는 것이 아니라 허리 질환이 원인이 될 수도 있는데, 대표적으로 '요추관 협착증(lumbar spinal stenosis)'인 경우입니다.

요추관 협착증이 왜 다리 경련을 일으키는 것일까요? '요추'는 허리 척추를 말합니다. 척추뼈는 안에 있는 척추신경을 보호하고 있는데, '요추관'이란 척추신경이 지나가는 통로입니다. 척추 내 신경이 지나가는 통로가 좁아지는 협착증의 경우 신경이 눌려서 여러 가지 증상을 일으킵니다. 허리 척추에서 나온 신경이 다리와 발까지 뻗어 있기 때문입니다. 대표적인 증상은 허리나 엉덩이부터 다리까지 뻗치는 통증이나 저린 증상이지만 이런 증상과 함께 밤에 쥐가 잘 난다고 호소하시는 분들이 다수 있습니다. 연세 드신 분들이 자주 다리에 쥐가 난다면 혹시 요추관 협착증에 의한 증상이 아닌지 진료를 받아보실 것을 권합니다.

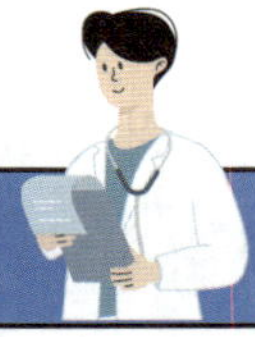

환문명답

다리에 쥐가 나는 모든 원인을 허리 때문이라고 할 수는 없습니다. 그러나 다리에 쥐가 나는 이유가 허리 때문일 수도 있으므로 진료를 받아보실 것을 권합니다.

07

대상포진 증상과 후유증은 어떤 것들이 있나요? 재발도 하나요?

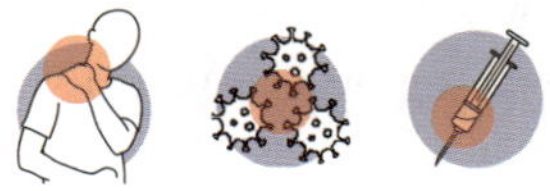

대상포진은 신경병이다

대상포진은 '띠 모양의 발진'이라는 뜻이며, 신경을 타고 피부에 발진이 나타나는 신경-피부 질환이라 할 수 있습니다. 어릴 적 수두를 유발하는 수두 대상포진바이러스(VZV)가 원인인 질환입니다. 어린 시절 감염된 수두 바이러스가 우리 몸속의 신경 뿌리에 숨어 있다가 나이가 들거나, 면역력이 떨어지면 다시 활동해 신경들에 염증반응을 일으키고 파괴시키면서 신경이 퍼져 있는 부위에 물집과 함께 극심한 통증을 일으킵니다. 즉, 어렸을 때 앓았던 수두 바이러스가 몸 안에서 없어지지 않고 특정 신경절 속에 숨어 있다가 몸이 약해지거나 면역력이 떨어

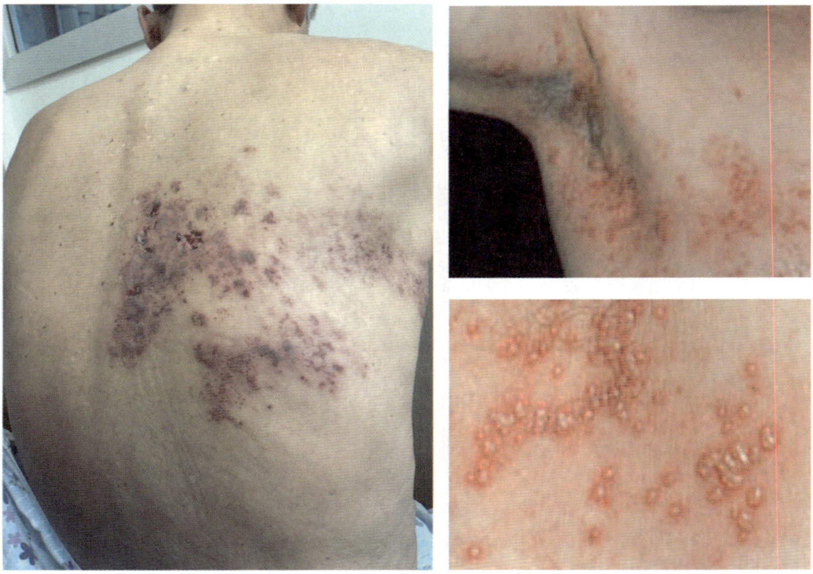

등, 가슴, 목 부위에 생긴 대상포진

질 때 다시 세포막을 깨고 나와 신경 섬유를 따라 이동하고 해당 신경에 가까운 피부에 감염을 일으키는 것입니다.

그렇기에 대상포진은 피부병 이전에 '신경병'이라는 점을 이해하는 것이 중요합니다. 증상도 신경에서 먼저 나타나는데 숨어 있던 바이러스가 다시 활동하며 손상시키는 신경 부위를 따라 통증, 감각이상, 가려움 등을 일으킵니다. 대개는 피부에 수포가 나타나기 3~7일 전에 나타납니다.

대상포진의 대표적인 두 가지 증상은 '수포'와 '통증'입니다. 통증이 먼저 발생하고 나중에 물집이 생겨서 처음엔 몸살이나 근육통으로 오해하기도 합니다. 몸살이나 근육통이 평소와 다르게 심한 강도로 지속될 경우, 두피부터 발끝까지 피부를 잘 살펴보는 것이 중요합니다.

수포는 신체 어디에나 발생하지만 주로 흉부 신경절 부위, 즉 가슴이나 몸통에서 생기는 경우가 절반 이상을 차지합니다. 다음은 안면 부위로 눈썹 위 이마와 두피에도 생깁니다. 처음에는 반점처럼 작다가 몇 개씩 몰려서 발생하고 빨간 피부 위에 마치 건드리면 터질 것 같은 물집 모양으로 커지는데, 몸의 한 방향으로 띠를 이루듯 발생하는 것이 특징입니다.

만약 대상포진이 눈 주위에 생겼다면 더욱 주의해야 합니다. 눈에 여러 가지 합병증이 생길 수 있으며 안면부 및 귀 부분에 생길 경우 안면신경마비 증상이 올 수도 있습니다. 전체 환자의 5퍼센트 미만에서 운동신경을 침범하는 경우도 있는데 운동신경의 마비로 팔이나 다리를 들지 못하기도 합니다. 방광 부위에 발생하면 소변을 못 보는 경우도 있습니다. 장기간 지속된 상태에서 뇌졸중, 심근경색이나 고령의 환자에서는 치매 발생의 위험성도 정상인에 비해서 급격히 높아지게 된다는 연구 보고도 있습니다.

대상포진의 재발률은 약 2~8퍼센트라는 연구결과가 있습니다. 우리나라 자료 연구에서는 10년 이내에 2.3퍼센트가 재발했다고 보고되어 있습니다. 고령자나 암이나 에이즈 질환 환자 같은 면역 기능이 약한 경우 재발 위험이 높은 것으로 알려져 있습니다.

피부 물집이 사라졌는데도 통증이 지속된다면

대상포진의 가장 흔한 후유증은 신경 통증입니다. 치료 약물로 항바이러스제를 복용하고 곧이어 농이 찬 수포가 터지고 피부 딱지가 생기게 됩니다. 2~3주 이내에 수포에 딱지가 생기고 떨어져 나가면서 통증도 사라지는 것이 대부분입니다. 그러나 수포가 사라진 이후에도 통증이 지속되는 경우도 있습니다. 일반적으로 대상포진 바이러스에 의한 피부 물집이 무섭게 일어나거나 극심한 통증이 생겨도 초기에 잘 치료하면 자연스레 없어집니다. 그러나 피부 물집이 완전히 사라졌는데도 불구하고 초기에 겪은 것처럼 극심한 통증이나 이상한 감각들이 한 달 이상 지속된다면 '대상포진후신경통'을 의심해 봐야 합니다.

주목해야 할 것은 '대상포진후신경통'은 치료가 잘 되지 않고 오래가는 만성 통증질환이 될 수 있다는 점입니다. 즉, 고질병이 되는 것입니다. 따라서 대상포진에서 대상포진후신경통으로 넘어가지 않게 예방하거나, 넘어가더라도 통증을 최대한 약하게 줄이려는 노력이 중요합니다. 이를 위해서는 초기 치료가 중요합니다. 항바이러스제를 잘 사용해야 하는 것은 물론 조기에 신경치료를 시행하는 것이 필요합니다. 대상포진을 잘 이해하고 신경치료에 능숙한 마취통증의학과 전문의와 상의하는 것이 가장 좋은 결과를 가져올 수 있습니다.

환문명답

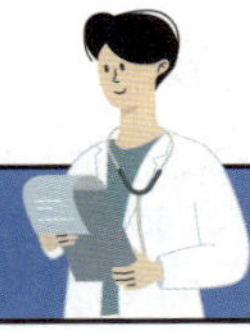

대상포진은 '띠모양의 발진'이라는 뜻이며, 신경을 타고 피부에 발진이 나타나는 신경-피부 질환이며 어릴 적 수두를 앓게 하는 바이러스가 원인입니다. 가장 큰 증상은 수포와 통증입니다. 수포가 사라진 후에도 통증이 지속되면 대상포진후신경통을 의심해봐야 합니다. 대상포진의 재발률은 약 2~8퍼센트입니다.

08

대상포진 주사치료, 몇 번 받으면 좋아지나요?

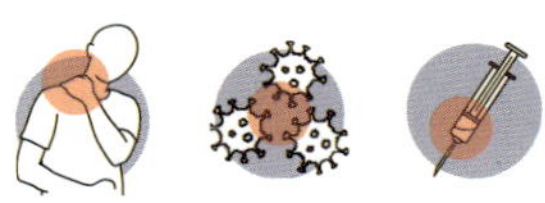

조기에 실시할수록 치료효과는 높아진다

대상포진으로 인해 통증이 심한 경우 주사치료를 통해 통증 조절이 가능합니다. 정해진 주사치료의 횟수는 없지만 조기에 실시할수록 통증치료 효과가 더 좋으며, 환자의 전신상태, 주사의 종류 및 스테로이드 사용 여부에 따라 그 횟수를 조절하는 것이 필요합니다. 주사치료를 몇 번 시행해야 통증이 호전될지는 대상포진 환자들마다 많이 다릅니다. 무엇보다 명심할 것은, 대상포진 급성기에 항바이러스제재를 포함한 약물치료를 시작하고 통증이 심한 경우 신경주사치료를 통해 조기에 통증을 경감시켜 대상포진후신경통으로 넘어가는

것을 막는 것이 중요하다는 것입니다

대상포진으로 인한 통증은 처음 수포 발생 시 가장 심하며, 시간이 경과함에 따라 호전되는 양상을 보입니다. 처음엔 통증이 매우 심하기 때문에 치료제인 항바이러스 제제와 진통제를 함께 복용하거나 신경주사치료를 받는 경우도 있습니다. 항바이러스제를 적기에 사용하고 적극적인 통증치료를 실시하는 것이 치료와 합병증 방지에 도움이 됩니다. 대상포진 백신은 대상포진 발병이나 재발, 대상포진후신경통으로 이행하는 정도를 감소시켜 대상포진과 관련된 고통을 줄이는 데 효과가 있다고 보고되고 있습니다.

지금까지 알려진 대상포진후신경통 예방법은 다음과 같습니다.

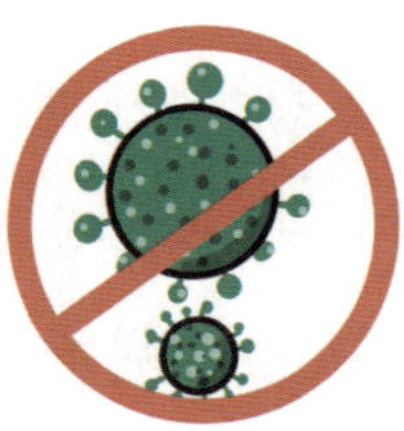

항바이러스제 복용

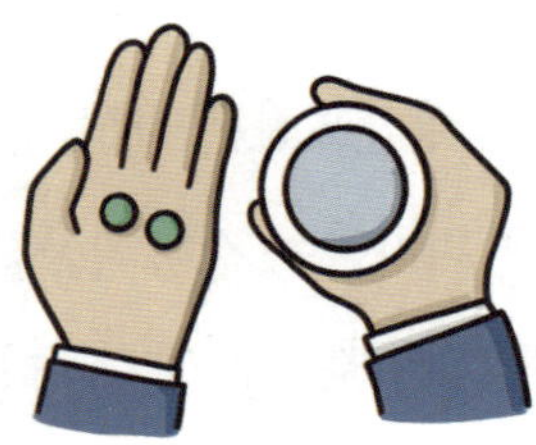

통증치료약물 복용(항경련제, 항우울제)

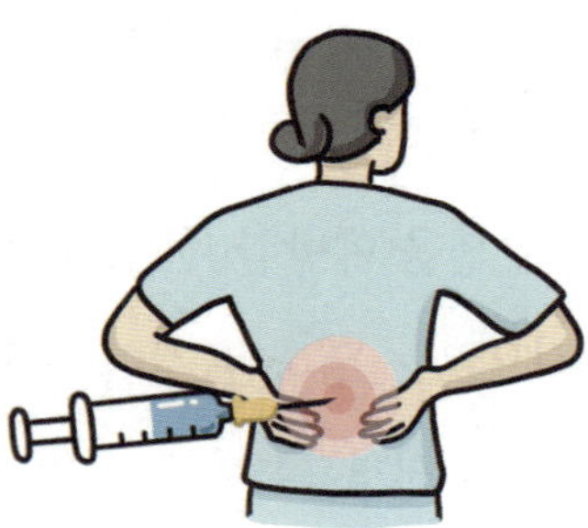

조기에 신경주사치료 시행

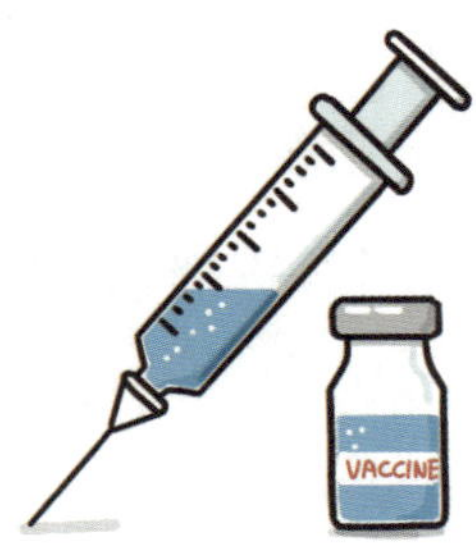

대상포진 예방접종

대상포진후신경통 예방법

신경주사치료

대상포진 통증 조절을 위한 중재적 치료로 해당 분절에 대한 신경블록과 교감신경블록 등의 신경주사치료, 고주파 신경치료술, 척수자극기 치료 등의 시술이 알려져 있습니다. 통증이 약물치료만으로 충분히 조절되지 않을 때 신경주사치료를 받는 것이 필요합니다. 신경주사치료는 약물로 조절되지 않는 대상포진 통증을 가장 빠르고 확실하게 치료할 수 있는 방법이며, 대상포진이 대상포진후신경통으로 넘어가는 것을 줄여준다고 알려져 있습니다. 보통, 해당 분절의 신경을 일시적으로 차단하는 신경블록이나 교감신경블록을 주로 시행합니다.

급성 대상포진은 해당 분절의 신경 뿌리를 침범하기 때문에 신경뿌리가 위치하는 경막외공간에 약물을 주입하는 '경막외블록'이 유용한 치료법이 될 수 있습니다. 또한, 포진이 발생한 부위에 따라 다양한 신경블록을 시행할 수 있습니다. 수포 발생 1개월 이내에 스테로이드 및 국소마취제를 사용해 이러한 신경블록을 실시하는 경우 효과적으로 대상포진의 급성기 통증이 감소합니다.

교감신경블록은 대상포진후신경통의 발생을 예방할 수 있는 방법으로 알려져 있고 가능한 조기에 반복적으로 시행하는 것이 추천됩니다. 물론 통증이 매우 심할 경우 한두 번의 신경블록만으로 완벽하게 치료하기는 어렵습니다. 이때는 발진 부위의 피부분절에 일치하도록 경막외카테터를 연결하여 지속적 경막외블록을 시행하며 통증을 조절합니다. 얼마나 자주 주사를 맞는 게 좋은지 횟수는 정해져 있지 않습니다. 다만, 이제까지의 연구결과를 보면 대상포진 통증이 심한 경우, 발병 초기에 적극적으로 시술을 시행하는 것이 효과가 좋으며 통증이 오래될수록 시술의 효과가 떨어집니다. 주사치료를 몇 번 시행해야 통증이 호전될지는 대상포진 환자들마다 많이 다릅니다. 무엇보다 명심할 것은, 대상포진 급성기에 항바이러스제재를 포함한 약물치료를 시작하고 통증이 심한 경우 신경을 차단하는 신경주사치료로 조기에 통증을 경감시켜 대상포진후신경통으로 넘어가는 것을 막는 것이 중요하다는 점입니다.

환문명답

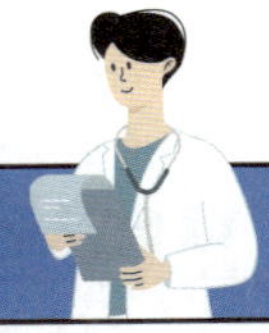

대상포진으로 인해 통증이 심한 경우 신경주사치료를 통해 통증 조절이 가능합니다. 정해진 신경주사치료의 횟수는 없지만 조기에 실시할수록 통증치료 효과가 더 좋으며, 환자의 전신상태, 주사의 종류 및 스테로이드 사용 여부에 따라 그 횟수를 조절하는 것이 필요합니다. 신경주사치료를 몇 번 시행해야 통증이 호전될지는 대상포진 환자들마다 많이 다릅니다. 무엇보다 명심할 것은, 대상포진 급성기에 항바이러스제재를 포함한 약물치료를 시작하고 통증이 심한 경우 신경주사치료를 통해 조기에 통증을 경감시켜 대상포진후신경통으로 넘어가는 것을 막는 것이 중요하다는 것입니다.

09

대상포진 치료 중에 예방주사를 맞아도 괜찮을까요?

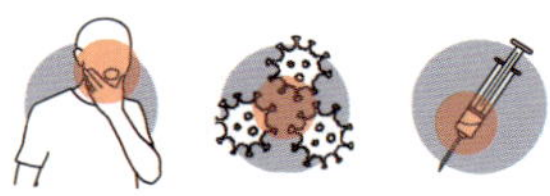

대상포진의 위험인자와 예방

대상포진은 수두 바이러스가 몸속에 잠복 상태로 있다가 성인이 된 후 몸의 면역력이 떨어지면 활성화되어 나타나는 질병입니다. 대부분의 질환이 연령이 증가함에 따라 발병률도 증가하는 것처럼 대상포진의 가장 강력한 위험인자는 '고령'입니다. 일생 동안 한번이라도 발병할 가능성은 20~30퍼센트 정도이지만, 50대 이후부터 발생률이 급속하게 상승하여 실제로 대상포진이 발생한 환자의 3분의 2가량이 50세 이상이라고 보고되었습니다.

대상포진을 앓았던 환자들 중 일부는 대상포진이 나은 후에도 통증이

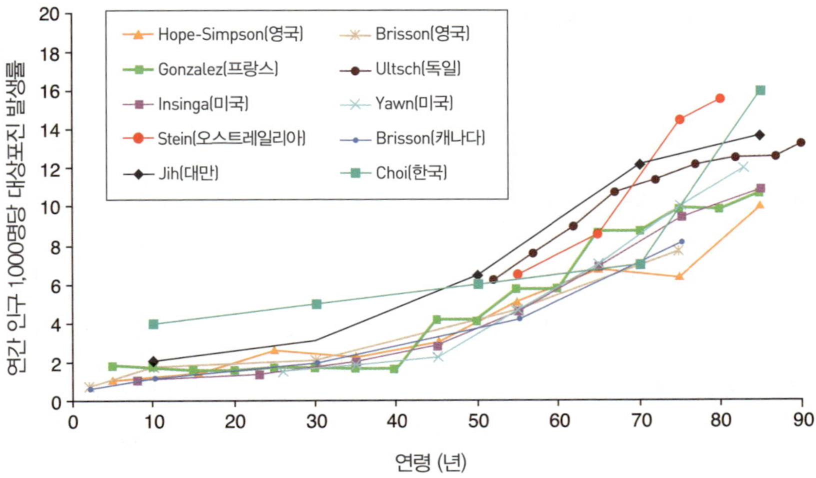

연령에 따른 전세계 대상포진 발생률

출처: Current Opinion in Immunology

지속되는 '대상포진후신경통'을 앓기도 합니다. 대상포진 환자 3명 중 1명에게서 발생할 정도로 흔한 합병증이지만 매우 고통스러운 통증을 동반합니다. 안타깝게도 대상포진후신경통 발생을 예방하는 치료법은 아직 존재하지 않습니다.

고령 외에 대상포진후신경통이 많이 발생하는 위험 요소는 대상포진 발진 같은 피부 증상입니다. 발진이 심할수록 대상포진후신경통으로 진행될 확률도 높고 증상도 심하기에 우선적으로 대상포진 발생을 미리 예방하는 것이 필요합니다. 고령인구 증가에 따른 급속한 대상포진 환자 증가와 대상포진후신경통 환자의 증가 양상을 볼 때 적절한 예방접종이야말로 예방 및 치료의 첫 단추라고 볼 수 있습니다.

생백신 VS 사백신

대상포진 예방접종은 2006년 미국 식품의약국(FDA)이 승인한 생백신과 2017년 승인한 사백신이 있습니다. 생백신은 독성을 제거한 약독화된 생백신(live attenuated vaccines)을 말합니다. 질병을 일으키는 바이러스의 일부분을 변형시켜 자기 번식 및 면역유발 능력은 있지만 독성을 일으키는 능력은 약화시킨 백신입니다. 사백신(inactivated vaccines)으로 바이러스를 특수 처리하여 면역 능력은 있지만 감염을 일으킬 수 없어 면역 저하자에게도 접종이 가능한 백신입니다.

대상포진 예방접종은 반드시 하실 것을 권하나 지금까지의 예방접종(생백신 예방접종)은 여러 가지 제한점이 있었습니다. 예방접종 시 부작용을 조심해야 하는 대상은 면역 억제자, 임산부 및 가임기 여성, 약물 알레르기 반응이 있는 사람들입니다. 백혈병 등으로 치료 중인 경우와 골수 이식 후 24개월 이내에도 투여하지 말 것을 권고하고 있으나 백혈병이 완전 완화 상태이거나 화학요법 또는 방사선 치료를 한 지 3개월이 지났다면 투여가 가능합니다.

국내 현황을 보면 예방접종 이력이 있는 분들은 대부분 약독화된 생백신으로 접종을 한 경우가 많습니다. 생백신으로 추가 예방접종을 한다면 3년 정도 간격을 두는 게 좋고, 사백신으로 추가 예방접종을 한다면 피부 발진 등이 완전 치유된 이후라면 언제든지 가능합니다. 이전에 생백신을 맞았는데 추가로 사백신 접종을 한 경우와 미접종자에게 사백신 접종을 한 결과는 둘 다 비슷합니다.

사백신은 2개월 간격으로 초기 2회 접종을 권합니다. 이 접종만으로도 대상포진 예방효과가 50세 이상 성인에서 97퍼센트 정도로 나타났고, 10년 후에도 90퍼센트 정도에서 예방효과가 남아 있는 것으로 보고되어 매우 뛰어난 결과를 보여주고 있습니다. 특히, 생백신으로 예방접종을 하는 것에 제한이 많은 감염에 취약한 환자군, 18세 이상의 질병 또는 치료에 의한 면역저하자, 항암치료나 면역억제제 치료 등으로 대상포진의 위험성이 예상되는 사람들의 경우에도 사백신 예방접종이 시행 가능하며, 예방효과는 95퍼센트 이상 탁월한 것으로 알려져 있습니다.

예방주사는 대상포진 치료가 끝난 후에

지금까지 예방접종을 받은 적이 없는 환자가 대상포진에 걸려서 치료 중일 때 예방주사를 맞는 것이 좋을까요? 이러한 경우 대상포진 발진이 완전히 치유될 때까지 기다리는 것이 좋습니다. 다 나은 후에 대상포진 예방접종을 받는 것이 안전하며 향후 재발 위험을 줄이는 데도 도움이 됩니다. 이때, 대상포진에 걸린 후 몸에 형성된 항체의 효과가 얼마나 지속될 수 있는가에 따라 효과가 달라지므로 너무 늦지 않게 예방접종을 하는 것을 추천합니다.

대상포진 예방접종을 받은 환자도 면역력이 저하되면 대상포진에 걸리는 경우가 있습니다. 면역저하자의 대상포진 발생률이 일반 성인에 비해 최대 9배까지 높아진다는 사실을 보면 이상한 일은 아닙니다. 국내에서도 대상포진 생백신 예방접종을 받은 경우에도 대상포진에 걸리는 경우를 흔하게 볼 수 있습니다. 60세 이상 성인에서 생백신을 예방접종한 군에서 대상포진 발생이 51퍼센트 감소되었다는 연구보고가 있으며, 이 사실은 예방접종을 하였다 하더라도 절반 정도는 대상포진에 걸릴 수 있다는 것을 알려줍니다. 이러한 예방접종 이력이 있는 환자에서도 대상포진의 치료가 모두 끝난 후에 예방접종을 받는 것을 추천합니다.

결론적으로, 대상포진에 걸린 상태에서 예방접종을 하고 싶은 경우에 기본적으로는 대상포진 발진이 완전히 치유될 때까지 기다리는 것이 필요합니다. 미국 질병통제예방센터(CDC)는 대상포진 백신주사가 기존의 대상포진 증상을 악화시킬 수 있어 대상포진 예방백신을 추가 접종하기 전에 적어도 발진이 해결될 때까지 기다릴 것을 권장합니다. 대상포진을 앓은 경우도 예방백신의 금기증은 아니며 어느 정도 적절한 기간이 지나면 안전하고 효과적일 수 있습니다. 적절한 기간에 대해서는 논란이 많지만 생백신인 경우에는 3년 정도가 안전한 것으로 간주되고 있습니다. 이에 비해 사백신은 대상포진 증상 치유가 마무리 된 이후부터 예방접종을 시행할 수 있다고 합니다.

환문명답

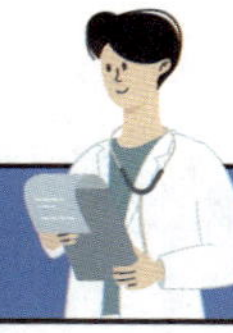

대상포진 재발율은 2~8퍼센트 정도로 알려져 있습니다. 이미 대상포진에 걸린 적이 있던 환자라도 예방접종은 필요하며, 대상포진에 걸려 치료중인 경우에는 대상포진 발진이 완전히 치유된 후에 예방접종을 하는 것이 추천됩니다.

10

대상포진 치료를 오래 받았는데 왜 계속 아프나요?

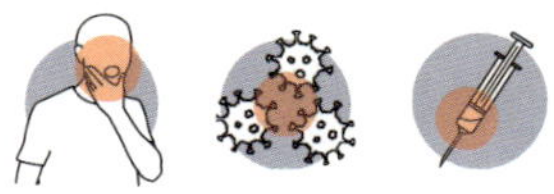

대상포진 치료 후에도 통증이 심하다면

대상포진의 가장 흔하면서도 심각한 합병증은 지속되는 통증입니다. 이 경우를 바로 대상포진후신경통이라고 합니다. 일반적으로 대상포진 바이러스에 의한 피부 물집이 무섭게 일어나거나 통증이 동반되면서 심하게 고생하다가 초기에 치료를 적절히 하면 자연스럽게 없어지게 되는데, 안타깝게도 일부 환자들의 경우 피부 물집이 완전히 사라졌는데도 불구하고 초기에 겪은 것처럼 극심한 통증이나 이상한 감각들이 지속되는 경우가 있습니다.

일반적으로 대상포진 바이러스에 의한 피부 물집이 완전히 사라졌는데도 불구하고 초기에 겪은 것처럼 극심한 통증이나 이상한 감각들이 한 달 이상 지속된다면 '대상포진후신경통'을 의심해봐야 합니다. 대상포진후신경통이라는 합병증이 진행되면 쉽게 완치되지 않는 무서운 통증질환이 될 수 있습니다.

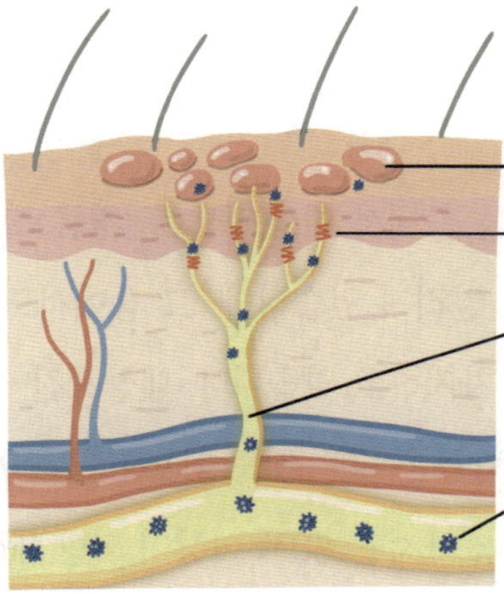

대상포진후신경통은 신경이 손상된 것이다

대상포진의 통증이 일어나는 발생 구조는 시기에 따라 다릅니다. 초기 통증은 신경의 염증에 의해서 발생하기에 염증이 누그러지면 통증도 사라집니다. 합병증인 대상포진후신경통 시기에 접어들면 피부 증상은 일어나지 않습니다. 하지만 대상포진 초기 때의 염증반응으로 인해 신경이 손상되고 변성되어 만성적인 통증이 원인이 되기도 합니다. 신경의 변성은 회복이 어렵기 때문에 대상포진후신경통의 치료가 지연되는 것은 그 이유입니다. 또한 그 중에는 신경이 파괴되어서 통증이 아니라 감각 등의 느낌이 둔해지는 경우도 있습니다.

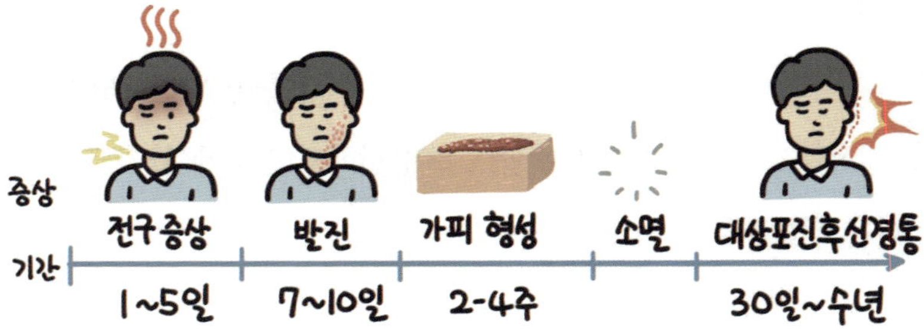

기간에 따른 증상 변화

대상포진에 걸린 사람들 중에서 대상포진후신경통으로 진행되는 경우는 약 3~15퍼센트로 알려져 있습니다. 그 중에서도 60세 이상의 사람들이 높은 비율을 차지하고 있습니다. 대상포진 자체는 20대에서도 생기지만, 젊은 사람들은 낫는 것도 빠르고 통증이 계속 이어지는 경우는 거의 없습니다. 하지만, 60세 이상이 되면 대상포진의 치료도 늦으며, 1개월 후에도 절반 가까이의 사람들에게 통증이 남습니다. 게다가 3개월 후에 약 30퍼센트, 6개월 후에도 약 5퍼센트의 사람들이 통증을 느낀다고 하며, 나이가 점점 더 많은 고령의 환자일수록 위험도가 높아집니다. 치료에서부터 1~2개월이 지나도 아플 때에는 마취통증의학과 등에서 바로 진료를 받도록 해야 합니다.

대상포진후신경통이 무서운 이유

대상포진으로 인한 통증이 얼마나 심각해질 수 있는지는 예측하기 어렵습니다. 통증의 강도는 일반 허리통증이나 암성 통증에 비해서도 훨씬 심한 것으로 알려져 있어 흔히 겉으로는 멀쩡한데 본인은 통증으로 극심하게 고통받는 경우가 많이 있습니다. 통증에 동반되어 불면증이나 소화장애, 의욕저하뿐 아니라 말로 정확히 표현하기 어려운 다양한 증상들이 나타나기 시작하면 삶의 질은 이루 말할 수 없이 떨어지게 됩니다.

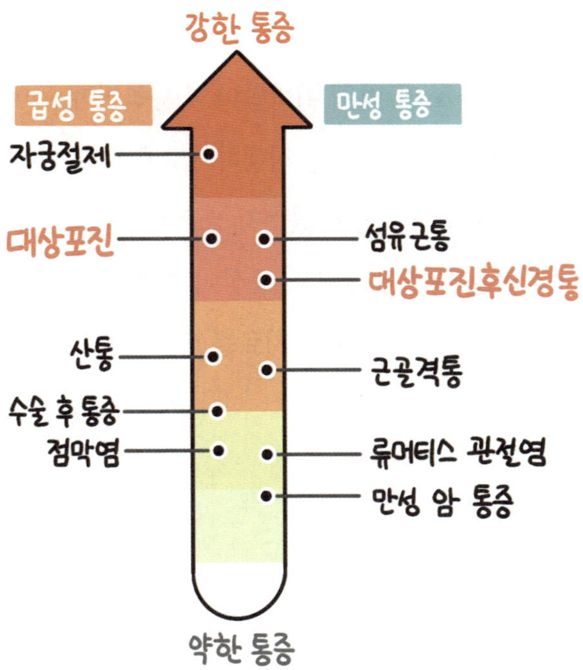

대상포진과 대상포진후신경통의 통증 강도 비교

대상포진은 증상이 변화하는 병입니다. 기본적으로는 통증과 발진에서 시작하지만 그 후의 경과는 여러 가지로 나뉩니다. 조기에 치료를 받으면 증상이 빨리 없어지는 사람도 있으며, 통증이 심해지는 사람이나 피부 증상이 악화되는 사람도 있습니다. 통증이 남아서 대상포진후신경통이 나타나는 것도 경과의 하나입니다. 각각의 경과에 따라서 치료 내용이 변하므로 자기가 어느 단계에 있는지 주치의에게 물어보는 것도 도움이 됩니다. 통증이 있으면 그 자극으로 혈류가 나빠지고, 통증은 더욱 심해집니다.

대상포진후신경통으로 이행되는 것을 막기 위해서는 통증을 없애는 것이 무엇보다 중요합니다. 그러나 진통제만으로는 통증이 좀처럼 줄어들지 않는 경우도 있습니다. 통증을 효과적으로 조절하기 위해 다양한 전문 약을 잘 맞게 처방받아 복용하여야 하며, 통증을 신속히 없애기 위해 신경차단술을 시행하기도 합니다. 대상포진후신경통으로 쉽게 진행하는 요인이 있는지 스스로 다음 사항에 체크해봅니다. 여러 개의 항목에 해당되고, 증상이 지속될 경우 마취통증의학과 등 통증치료 전문 의료진에게 치료를 받을 것을 추천합니다.

대상포진후신경통으로 쉽게 진행하는 요인들

- □ 고령(특히 60세 이상)
- □ 여성(남성보다도 약간 많이 발생)
- □ 흡연자
- □ 피부 발진이 생기기 전 통증이 극심함
- □ 물집이 대량으로 광범위하게 생기거나 핏빛을 띠며 헐어 보이는 등 피부 증상이 심각함
- □ 자극에 대하여 민감해지거나 둔감해지는 등 자극에 대한 몸의 이상반응이 있음
- □ 당뇨, 천식, 암, 신장병, 심장병 등으로 인해 면역 기능이 저하 상태임

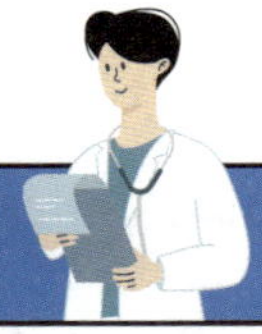

환문명답

고령의 환자나 면역력이 약해진 경우 대상포진이 발생하면 염증에 의해 신경이 여러 번 손상되고 변성되어, 염증이 가라앉고 포진이 없어져도 신경이 쉽게 회복되지 않기 때문에 통증이 지속되어 대상포진후신경통이라는 합병증으로 진행되기도 합니다.

11

통증이 심하고 잘 낫지 않는 CRPS, 완치가 가능할까요?

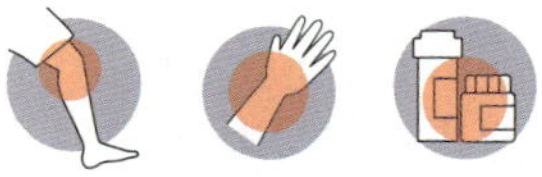

발병 후 1년 이내 치료할 때 완치 가능성이 높다

CRPS(Complex Regional Pain Syndrome, 복합부위통증증후군)는 연부조직의 손상 또는 골절 등 각종 외상 이후에 손상된 부위를 중심으로 나타나는 혈관 운동성 변화와 감각 변화를 동반한 신경병증성 통증을 특징으로 하는 만성 통증질환입니다. 직접적인 신경 손상의 증거가 없는 경우를 제 1형(CRPS type I), 직접적인 신경 손상에 의해 해당 신경지배 부위를 중심으로 증상과 징후를 나타내는 경우를 제 2형(CRPS type II)으로 분류합니다. 이런 분류는 신경 손상의 동반 여부에 따른 것이며 제 2형의 경우, 증상의 범위가 제 1형보다 손상된 신경

지배 범위에 국한되어 나타나지만 질환의 상태나 진행 과정에 큰 차이는 없으며, 진단 방법과 치료 방법도 동일합니다.

CRPS의 발병 원인과 기전은 명확하게 밝혀지지 않았습니다. 다만, 여러 가지 기전의 상호작용으로 발생하는 것으로 생각되며, 이에 대한 연구 또한 다양하게 이뤄지고 있습니다. 외상으로부터 발병하는 경우가 전체의 65퍼센트이고, 골절과 염좌가 뒤를 잇고 있습니다. 이외에도 수술, 염증에 의한 요인이 있으며 원인을 알 수 없는 경우도 있습니다. 병을 발생시키는 위험 요소들을 살펴보면 광범위한 신체의 고정, 장기간 이환된 팔다리의 사용 기피, 흡연, 유전적 요인, 심리적 요인 등을 들 수 있습니다. 만성이 되는 경우도 일부 있지만 발병 후 1년 이내에 치료하면 완치 가능성이 높으므로, 조기 진단과 더불어 꾸준히 치료받는 것이 중요합니다.

증상은 다양하게 나타납니다. 말초신경계와 중추신경계 그리고 자율신경계를 모두 포함하는 병적 반응과 그 반응의 정도와 병의 진행에 따라 달라, 손상을 입은 사지에 화끈거리는 통증을 느끼거나, 통증을 일으키지 않는 자극에 통증을 느끼는 이질통, 통각과민, 감각저하 같은 '감각기능 이상', 피부 온도 및 색깔 변화를 보이는 '혈관운동기능 이상', 손발의 부종 및 비정상적인 땀 분비, 모발, 손발톱, 피부의 '이영양성 변화', 운동 범위 감소와 근육 긴장도의 이상 등의 '운동기능 이상'이 있습니다.

CRPS에 대한 진단은 세계통증연구학회(IASP)에서 2007년에 제시된 수정진단기준에 따라 이루어지고 있으며 검사방법으로는 적외선

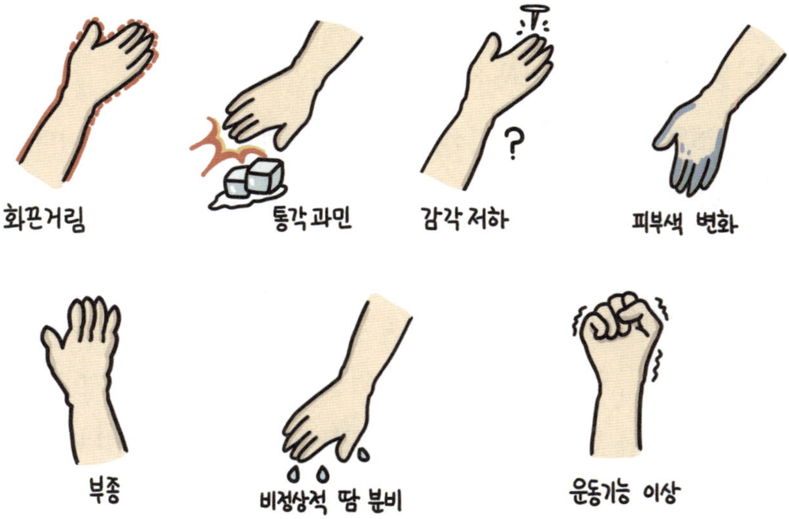

CRPS의 증상들

체열촬영 검사, 환부에 대한 단순 방사선 검사, 삼상 골스캔, 근전도 및 신경전도검사, 교감신경기능검사가 사용되고 있습니다. 환자의 증상과 징후 그리고 검사결과를 참고하여 진단을 내리게 됩니다.

증상에 따라 다양한 치료 방법

앞에서도 말한 것처럼 CRPS는 원인과 발병기전이 불명확하고 통증의 강도와 증상도 다양해서 치료법 역시 명확하게 정해진 것은 없습니다. 증상에 따라 여러 가지 복합적인 약물치료, 주사치료, 중재적 신경치료, 물리치료, 심리치료 등을 시행합니다. 이 중에서도 특히 물리치료는 관절 가동역과 유연성을 증가시키며 기능을 회복하는 데 매우 중요한 방법입니다. 움직이지 않으면 통증이 더 심해지기 때문에 재활치료와 운동치료를 꾸준히 하는 것이 좋지만 처음 운동을 시작할 땐 너무 무리하지 않고 통증을 견딜 수 있는 정도로 시작하는 것이 좋습니다.

약물요법으로는 소염진통제와 신경에 의해 유발되는 통증을 줄여주는 항경련제, 항우울제와 혈관확장제, 근이완제, 경구용 스테로이드, 케타민, 리도카인, 그리고 마약성 진통제 등을 사용하는데 약제의 선택은 환자의 증상에 따라 달라집니다.

중재적 신경치료법에는 교감신경차단술, 교감신경절제술, 교감신경 고주파치료술, 경막외신경차단술, 신경근치료술, 국소신경치료술, 말초신경치료술 등이 있습니다. 이러한 치료에도 잘 조절되지 않는 심한 통증이 지속될 경우에는 척수자극기 삽입술 등을 고려해 볼 수 있습니다.

CRPS의 치료 목표는 증상 악화를 방지하고 기능을 회복하는 데 있습니다. 아직 과학적으로 증명된 치료법이 많지 않고, 일부 환자에게 만성으로 진행되는 증상이 보이기도 하지만 초기에 빨리 치료를 시작할수록 완치 가능성이 높습니다. 나을 수 있다는 희망과 인내심을 갖고 서서히 통증을 줄여나간다는 마음으로 치료와 관리를 하는 것이 중요합니다.

환문명답

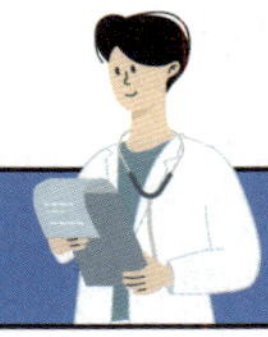

CRPS는 병의 원인과 발병기전이 명확하지 않으므로 치료가 쉽지 않지만, 조기에 치료할 경우 완치가 가능한 것으로 알려져 있습니다. 일부 만성적으로 진행하는 경우도 있지만, 발병 후 1년 이내에 조기에 치료할 경우 완치 가능성이 있으므로, 조기 진단과 함께 꾸준히 치료를 받는 것이 중요합니다.

12

차가운 손발, 혈액 순환에 문제가 있을까요?

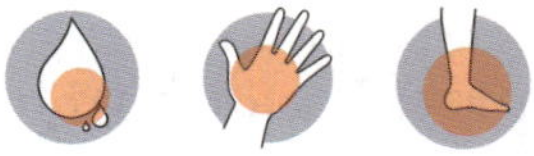

수족냉증, 무엇이 원인일까?

겨울이 되면 쉽게 손발이 차가워지는 사람들을 종종 볼 수 있습니다. 증상이 심하면 여름에도 장갑을 끼거나 두꺼운 양말을 신기도 합니다. 추위를 느끼지 않을 만한 온도에서 손이나 발이 너무 차가워지는 현상을 '수족냉증'이라 부릅니다. 증상이 심하면 손발 저림이 나타나고, 해당 부위 통증을 경험할 수도 있습니다. 만약, 말초혈관질환이 원인이라면 장시간 걸었을 때 다리가 저리고 통증이 심해져서 한참을 쉬어야 다시 걸을 수 있는 파행 증상이 나타나기도 합니다. 수족냉증은 주로 혈관과 관련한 증상이지만 굉장히 다양한 질환이 수족냉증의 원인이 될 수 있으며, 단순히 혈액 순환의 이상만으로 수족냉증을 설명하기에는 무리가 있습니다.

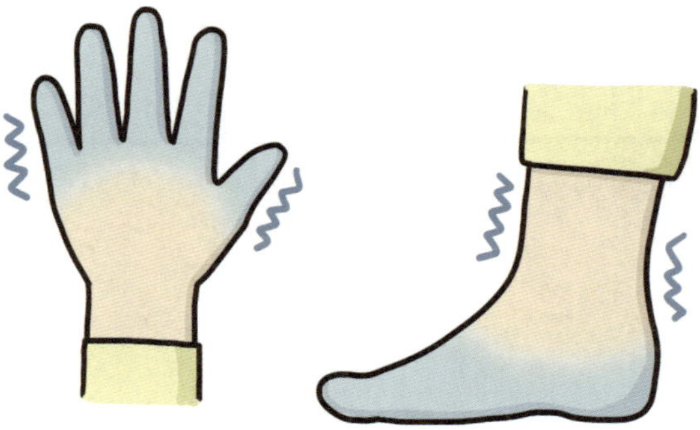

아직까지 수족냉증의 정확한 원인이 무엇인지 밝혀지지 않았습니다. 손과 발이 차가워지는 증상은 굉장히 다양한 질환에서 나타날 수 있는 일반적인 증상 중 하나일 수 있습니다. 추위와 같은 외부 자극에 교감신경이 예민하게 반응하면서 혈관이 수축하여 손발과 같은 말초 부위로 가야 하는 혈액의 공급이 줄어들어 발생하기도 하지만, 말초 혈액 순환을 방해하는 모든 원인이 손, 발을 차갑게 만들 수 있습니다.

지금까지 알려진 수족냉증의 원인 질환으로는 레이노병, 류마티스성 질환, 갑상선 기능 저하증, 당뇨병성 신경통, 말초혈관질환, 폐경기 증후군, 추간판탈출증, 손목터널 증후군 등이 있습니다. 이러한 질환은 전문의에게 상담하고 필요한 검사를 통해 진단한 뒤 치료를 시작할 수 있습니다.

수종냉증의 원인 질환 중에서도 가장 흔한 것은 레이노 현상(Raynaud phenomenon)입니다. 추위나 심리 상태에 따라 손이나 발가락 혈관이 수축되어 피부색이 창백해지고 이후 다시 혈관이 이완되면서 피부가 빨갛게 변합니다. 이와 동시에 해당 손발의 통증 및 저림, 가려움 등의 감각 변화가 동반됩니다. 보통 열 명 중 한 명은 이런 증상을 경험할 정도로 레이노 현상의 유병률은 매우 높은 편이며, 특별한 원인이나 기저 질환이 없어도 발생할 수도 있고 전신성 경화증, 루푸스와 같은 류마티스성 질환, 약물 등이 원인이 되어 이차적으로 나타날 수도 있습니다. 하지만 이러한 레이노 현상은 원인이 없이 나타나는 경우가 더 흔한 것으로 알려져 있습니다.

류마티스성 질환의 경우 레이노 현상과 함께 얼굴의 홍조나 사지의 다발성 관절염 및 피부결절 등의 증상을 동반할 수 있습니다. 추간판탈출증은 손, 발 저림이나 감각이상 또는 사지의 위약감과 함께 수족냉증이 동반될 수 있습니다. 말초동맥질환은 팔, 다리로 가는 동맥혈관 내벽에 지방이 쌓여 혈류와 산소공급이 줄어드는 것을 말합니다. 말초동맥질환이 있는 경우 손발이 차가워질 가능성이 높아집니다. 말초동맥질환의 위험인자로는 당뇨병, 고혈압, 고지혈증, 흡연 등이 있는데, 특히 당뇨병 환자의 경우 혈당조절 정도가 불량할수록 말초동맥질환의 위험도가 증가합니다. 흡연자는 비흡연자보다 말초동맥질환에 걸릴 위험이 높습니다. 또한 비만인 경우에도 혈관에 찌꺼기가 낄 위험이 높아져 말초혈관질환에 걸릴 확률이 높아집니다.

수족냉증을 진단하는 특별한 피검사나 영상검사로 명확히 알려진 것은 없습니다. 수족냉증은 다양한 질병에서 나타나는 하나의 증상일 수 있기에 해당 질병이 아닌지 의심하고 이를 검사하는 것이 필요합니다. 갑상선 질환이나 류마티스성 질환 감별을 위해 혈액검사를 시행할 수 있으며, 다른 말초혈관질환이나 신경계 이상을 감별하기 위해 혈관 검사, 근전도, 신경전도 검사 등이 필요할 수 있습니다. 또한 자세한 문진과 신체검사가 감별진단에 도움이 될 수 있습니다.

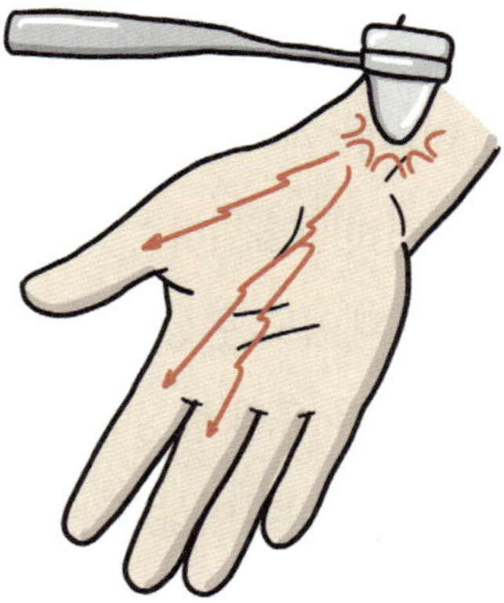

예를 들어 손목터널 증후군 환자에서는 손목 부위 정중신경을 타진했을 때 정중신경이 지나가는 1, 2, 3번째 손가락으로 찌릿한 통증이 나타나는 티넬 징후(Tinel's sign)를 확인할 수 있습니다. 양 손목을 약 1분간 굴곡시켜 증상을 유발하는 팔렌 검사(Phalen test)도 시행해 볼 수 있습니다. 이러한 손목터널 증후군 환자의 60퍼센트에서 손 시림, 레이노 현상이 함께 발생하는 것으로 알려져 있고, 갑상선 기능저하증 환자의 경우 이러한 손목터널 증후군 위험도가 2배 증가하는 것으로 알려져 있습니다.

수족냉증, 어떻게 치료할까?

수족냉증 치료는 원인 질환이 있는 경우 이것을 우선적으로 치료하며 원인이 특별히 없는 경우에는 증상을 완화시키는 방향으로 실시합니다. 원인이 없는 수족냉증은 생활습관의 개선이 필요할 수 있습니다. 평소 스트레스를 피하고, 흡연 습관이 있다면 금연해야 합니다. 또한 혈관을 수축시킬 수 있는 가능성이 있는 피임약, 편두통약, 혈압약 등의 복용이 수족냉증을 유발하진 않는지 확인해야 합니다. 적절한 운동을 통해 근육을 단련하는 노력을 하는 것도 도움이 됩니다.

증상 완화를 위해 도움이 되는 방법들은 다음과 같습니다. 첫째, 추위에 대한 노출을 최대한 피합니다. 둘째, 되도록 손발을 따뜻하게 합니다. 다른 신체 부위가 차가울 때에도 신경반사에 의해 수족냉증이 악화될 수 있으므로, 신체를 전체적으로 따뜻하게 하는 것이 좋습니다. 빨래나 설거지 등 차가운 물에 손이나 발을 노출하는 일을 할 때는, 가급적이면 고무장갑 등을 이용하는 등 추위에 직접적인 노출을 최소화하도록 합니다.

수족냉증은 원인 없이 나타나는 일반적인 증상인 경우가 많으므로 우선 생활습관 개선을 통해 증상 완화가 가능합니다. 그러나 다양한 질환에서 수족냉증이 동반될 수 있고, 원인이 있다면 이에 대한 치료가 우선 되어야 합니다. 수족냉증을 유발할 만한 다른 질환이 있는지 잘 살펴보고 증상이 악화된다면 병원에 내원하여 전문의 진료를 받아보는 것이 필요합니다.

환문명답

수족냉증은 혈액 순환 문제나 다른 원인으로 발생 가능하지만, 많은 경우에서 원인 없이 나타날 수도 있습니다. 다양한 질환에서 수족냉증이 동반될 수 있는데, 원인이 있다면 이에 대한 치료가 우선 되어야 하고, 원인이 없는 경우 수족냉증의 증상은 생활습관 개선을 통해 완화가 가능합니다. 수족냉증을 유발할 만한 다른 질환이 있는지 잘 살펴보고 증상이 악화된다면 전문의 진료를 받아보는 것이 필요합니다.

13

항암제에 의한 통증, 항암을 마치면 사라지나요?

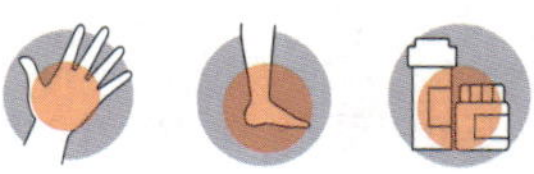

항암치료를 마치면 대부분 사라지지만 예외도 있다

항암제에 의한 통증은 항암치료 직후 또는 몇 주에서 몇 개월이 경과한 후 갑자기 발병하기도 하지만, 대부분 항암치료를 중단하면 통증이 사라집니다. 그러나 항암제 투여가 끝났음에도 몇 년 이상 심한 만성 통증을 경험하는 사람들도 있는데, 항암제 투여로 인해 말초신경 손상까지 생긴 경우 그 후유증으로 손과 발에 이상감각과 통증이 지속될 수도 있습니다.

항암치료를 받는 모든 환자가 항암제와 관련한 통증을 느끼는 것은 아닙니다. 그러나 특정 항암제가 말초신경을 손상시켜 신경병증성

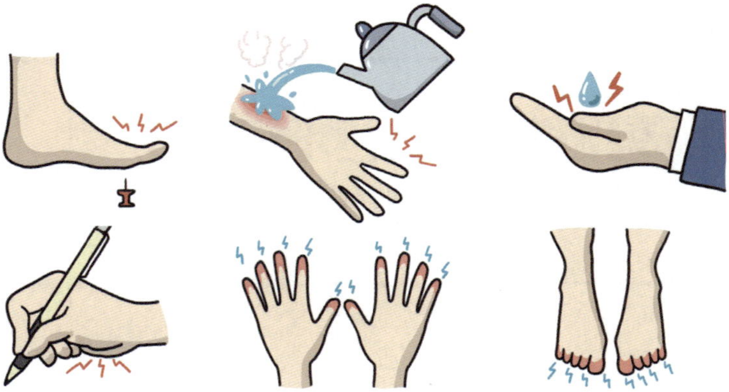

항암제에 의한 신경병증성 통증 증상들

통증이 발생하기도 합니다. 통증의 증상은 항암제의 종류와 용량, 신경 손상의 정도에 따라 다양하며, 따끔거리고 저리거나 바늘로 찌르는 듯한 통증부터 타는 듯한 통증, 감각의 저하, 찬물이나 뜨거운 물에 대한 감각이상 등이 있습니다. 항암제에 의한 통증은 특징적으로 양손, 양발, 손가락, 발가락 같은 말초 부위에서 대칭적으로 시작하여 어떤 경우에는 좀 더 중심부로 통증 부위가 넓어지기도 합니다. 운동신경이 손상되는 경우는 상대적으로 드물지만 사지의 위약감으로 인해 걷는 것이 어렵거나, 물건을 쥐는 것이 어렵기도 하고, 글씨를 쓰거나 단추를 끼우는 등의 미세한 손동작에 영향을 주기도 합니다.

통증이 발생해도 좋은 예후는 가능하다

항암제에 의한 신경병증성 통증을 치료하기 위해 다양한 약물요법이 시행되고 있습니다. 항우울제, 항경련제와 같은 약물은 신경전달 물질의 분비를 조절하고 신경세포의 흥분성을 억제하여 통증의 완화를 유도하며, 통증이 매우 심한 경우에는 다양한 진통약물의 복용이 도움이 될 수 있습니다. 그밖에 운동, 마사지, 물리치료 등의 비약물적 치료도 시행될 수 있습니다.

항암제에 의한 통증이 발병한 경우 그 예후는 다양하다고 알려져 있는데, 이는 항암제의 종류, 용량, 치료 기간과 환자의 다양한 기저 질환 및 특성에 따라 다를 수 있습니다. 전 세계적으로 다양한 통증 치료 약물을 이용한 여러 연구가 진행되고 있지만, 항암제에 의한 신경병증성 통증의 발생을 완벽히 차단하는 예방법은 아직 없는 실정입니다. 하지만 조기에 잘 발견하여 적극적인 치료를 시행하면 항암제에 의한 통증이 만성화되는 것을 예방할 수 있고, 통증이 발생하더라도 잘 치료하여 좋은 예후를 기대할 수 있습니다.

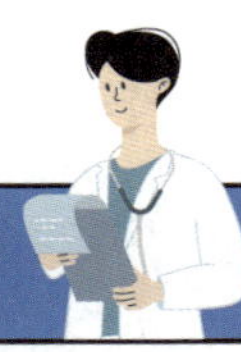

환문명답

항암제에 의한 통증은 대부분 항암치료를 중단하면 좋아질 수 있습니다. 그러나 항암치료를 재개하면 해당 통증이 재발할 수도 있고 어떤 경우에는 항암치료를 완전히 종료한 후부터 이와 같은 통증이 발생하기도 합니다. 항암제에 의한 통증의 지속기간은 매우 다양하여 수주에서, 수개월 또는 수년에 이르며, 이는 항암제의 종류에 따라 다를 수 있습니다.

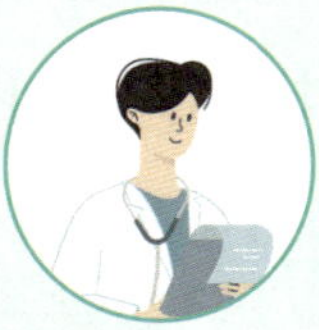

마취통증의학과는 무엇을 하는 곳인가요?

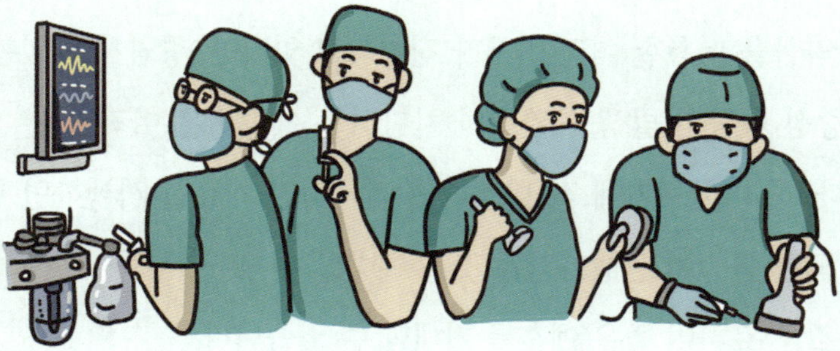

마취통증의학과는 환자의 마취, 통증관리, 중환자실 진료를 전문으로 하는 진료과입니다. 마취통증의학과의 근간이 되는 마취 업무는 수술 전이나 수술 중, 수술 후 등 전 과정을 종합적으로 관리하게 합니다. 수술 전과 마취 전에 환자 평가 과정을 통해 환자가 마취 및 수술과정을 감당할 수 있는지 사전에 판단하며, 필요한 경우 환자의 상태를 수술에 더 적합하게 준비한 다음 가장 적절한 마취 관리를 시행하고 있습니다. 수술하는 동안에는 발생할 수 있는 여러 가지 위험에 외과 의사와 함께 대처합니다. 수술이 끝나고 나면 수술 후 통증 관리에도 참여합니다.

마취통증의학과의 통증의학 전문가는 다양한 유형의 만성 통증 상태를 진단하고 치료하는 의사입니다. 이들은 수술하는 환자에게 흔히 시행하는 환자의 기도확보 및 신경차단에 따른 우리 몸의 변화 등에 효과적으로 대응하는 기술이 전문적으로 축적되어 있는 전문 의사들입니다. 마취통증의학과 전문의는 외래 및 입원환자의 모든 급성 및 만성 통증을 진단하고 치료하고 있습니다, 수술 후 통증 같은 급성 통증도 관리하지만 치료가 어려운 만성 통증질환에도 특화되어 있으며, 특히 암환자들이 흔히 겪는 암성 통증, 근골격계 만성 통증, 고령에 따른 퇴행성 관절 질환의 통증에 대해 원인 및 병태생리 연구에 오랜 기간 노력해왔습니다. 암성 통증관리에 신경치료를 도입하여 효과적으로 환자의 통증을 경감시키고 있으며 원인이 불명확한 희귀 난치성 통증질환자들의 치료에도 앞장서고 있습니다. 복합부위통증증후군 같은 환자들을 위한 다양한 치료에도 적극적으로 기여하며 치료 지침 등을 정립하고 있습니다.

통증관리가 어려운 환자들 외에도 고령에 따른 퇴행성 근골격계 만성 통증에도 마취통증의학과 전문의가 진료를 담당하고 있습니다. 만성 요통, 관절통증, 목과 어깨통증 등에 시행하는 신경치료를 중점으로 퇴행성 근골격계 만성 통증 환자들을 치료하고 있습니다.

최근 퇴행성 근골격계 통증관리에 다과적 접근이 이루어지고 있습니다. 적극적으로 환영할 만한 바람직한 변화입니다. 마취통증의학과에서 먼저 신경치료를 시행하고 필요에 따라 수술을 한 후 재활과정을 거치는 진료 경로가 발전하고 있습니다. 신경치료에 마취통증의학과 전문의의 역할이 중요한 이유는 이 치료 방법이 환자가 감수할 위험에 비해 이익은 크지만 시술 자체가 중추신경 가까운 부위여서 환자가 위험에 처할 수도 있기 때문입니다. 마취통증의학과 전문의는 이런 돌발 상황에 잘 대처할 수 있도록 훈련되어 있기에 어떠한 상황에서도 환자를 안전하게 돌볼 수 있다는 장점이 있습니다. 마취통증의학과의 통증관리 목표는 치료 과정에서 환자를 안전하게 보호하며, 가급적 빠른 시간 안에 통증에서 벗어나 일상으로 복귀할 수 있도록 근골격계의 정상적인 운동을 가능하게 하는 것입니다.

마지막으로 마취통증의학과의 중요성은 중환자관리 전문가 그룹이라는 점에 있습니다. 수술 이후 위중한 환자는 외과계 중환자실로 이송되며 이는 수술실에서 연결되는 부분이 많아 자연스럽게 수술 후 중환자 관리에 마취통증의학과 전문의들이 중환자 관리에 관여되어 왔습니다. 중환자 치료전문 마취통증의학과 의사가 중환자실에 상주하면서 환자의 주치의와 함께 협동하며 환자의 치료 및 관리에 임하고 있습니다. 일부 마취통증의학과 전문의는 중환자를 포함하여 입원 환자들의 생명이 위험에 처했을 때 신속하게 발견하여 심장마비로 진행되는 것을 막는 등 신속대응팀에서도 중요한 역할을 담당하고 있습니다.

전반적으로 마취통증의학과 전문의의 역할은 수술 과정에서 환자의 안전을 위해 책임을 다하고 암환자의 통증관리와 신경병증성 통증관리, 희귀난치성 통증치료, 퇴행성 근골격계 통증 환자들의 고통을 경감시켜 일상으로 복귀하도록 하는 것입니다. 수술 전후의 환자관리, 통증관리뿐 아니라 중환자실 환자들 중에서도 생명이 위태로운 환자들의 소생의 가능성을 높이는 등 마취통증의학과 의사는 환자의 안전과 의료의 질을 높이는 데 필수적인 역할을 하고 있는 전문진료 의사입니다.

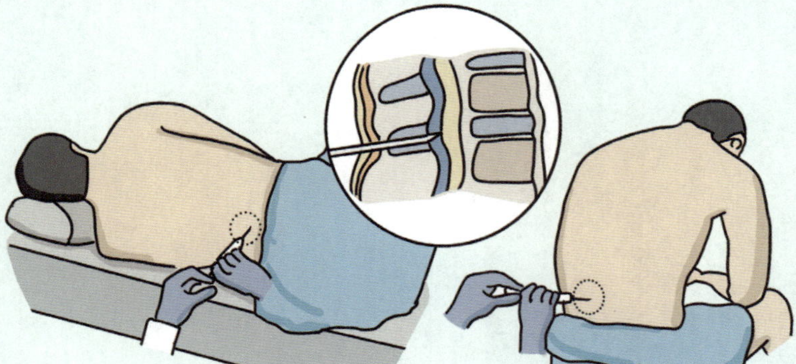

2부

통증주사와 시술, 수술

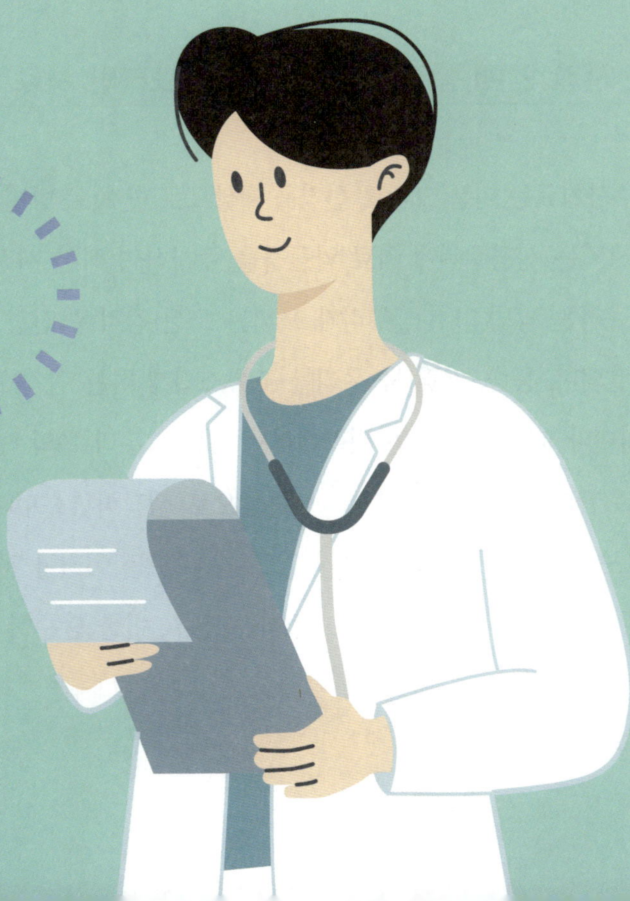

01

신경주사치료가 무엇인가요?

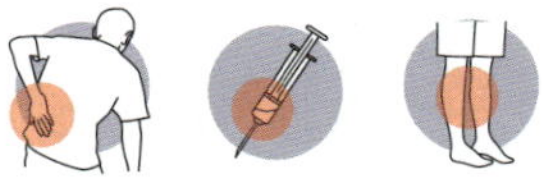

빠른 시간 안에 통증을 치료하는 대표적인 치료 방법

신경주사치료는 이름 그대로 신경을 대상으로 한 치료 방법으로 통증을 일으키는 신경주위에 치료 약물들을 주사하여 빠른 시간 내 통증을 치료하는 방법입니다. 우리가 느끼는 모든 감각은 신경을 통해 뇌로 전달되며, 통증, 저림 등 우리를 고통스럽게 하는 감각 또한 마찬가지입니다. 과거 전통적인 의학에서는 통증이 우리 몸의 해부학적인 문제로 인하여 발현되는 단순한 증상으로 생각하였습니다. 따라서 눈에 보이는 해부학적인 문제가 없을 경우 또는 이러한 문제들이 해결된 이후에도 환자가 통증을 호소하는 경우, 이를 단순히 환자의 꾀병 혹은 정신적인 문제로 간주하고, 이에 대한 치료를 간과하는 경우가 대부분이었습니다.

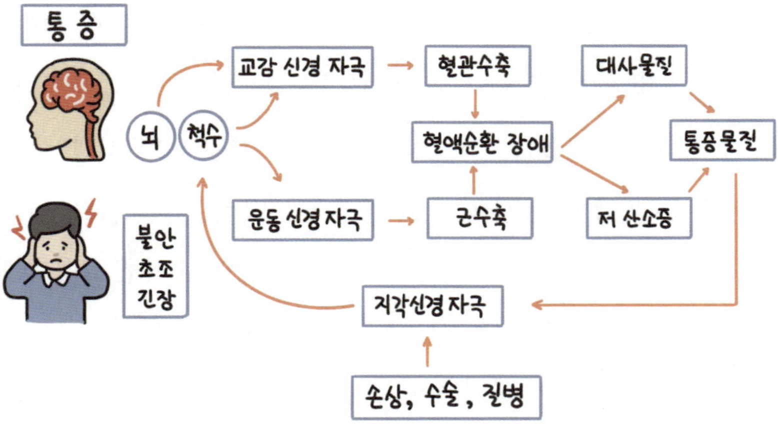

통증의 악순환

하지만 통증이라는 감각이 특정 신경 경로를 통해 전달되는 물리적 실체가 있는 현상이며, 신경세포를 통한 통증전달을 차단함으로써 급성 통증뿐 아니라 만성 통증 역시 치료할 수 있다는 개념이 20세기부터 급속히 발전해 왔습니다. 신경주사치료란, 통증이라는 감각을 뇌로 전달하는 데 관여하는 조직에 약물을 투여하여 신경세포 주변에서 신경을 자극하는 원인을 제거하거나, 비정상적인 신경세포의 활동을 차단함으로써, 통증을 치료하는 행위로 정의할 수 있습니다. 신경주사치료가 필요한 경우는 다음과 같습니다.

첫째, 장기간 지속되거나 너무 강한 통증 신호의 전달로 통증을 유발하는 원인이 제거되었음에도 신경이 계속 통증을 전달하는 형태로 변해버린 경우입니다. 예를 들면 외상 후 발생한 복합부위통증증후군이 있습니다. 둘째, 바이러스 등으로 인하여 신경에 손상이 온 경우입니다. 대상포진후신경통이 이에 속합니다. 셋째, 신경 주변의 환경으로 인하여 신경 자체가 주변 염증물질들, 유착 조직 등에 의해 계속 자극을 받거나, 신경에서의 허혈, 부종 등이 생기는 경우입니다. 척추에서의 추간판탈출증 혹은 척추 협착 등으로 인하여 생기는 척추 통증이 해당됩니다. 넷째, 처음 통증을 일으키는 원인을 제거하기 어려운 경우입니다. 난치성 췌장암으로 인한 상복부 통증 같은 경우, 적절한 신경치료를 통하여 보다 효율적으로 통증을 완화시킬 수 있습니다. 강물에 갑자기 물이 불어나서 또는 둑이 터져서 홍수가 났을 때 물길을 막는 것과 비슷한 이치입니다.

이러한 신경치료들을 위해서는 대부분 비정상적으로 활성화된 신경조직을 안정시키는 국소마취제, 신경 조직 주변의 염증을 제거하는 스테로이드 계통의 약물, 유착조직을 제거하는 약물 등이 주로 사용되며, 필요에 따라 무수알코올 또는 고주파 바늘 등을 통해 계속 통증을 전달하는 신경을 화학적 또는 물리적으로 조절 또는 파괴하는 치료 또한 행하여지고 있습니다. 필요에 따라서는 해당 신경부위에 관을 거치하여, 신경을 안정시키는 약물이 지속적으로 주입되도록 하는 치료도 있습니다. 똑같은 부위 혹은 병변에 의한 통증에 대해서 다양한 방법의 신경치료 방법들이 있을 수 있으며 치료 방법에 따라 대부분은 수회 정도 반복하여 치료가 이루어지는 경우도 있습니다.

일상생활로 복귀가 빠르고 합병증이 생길 확률도 낮아

대중매체 혹은 의사들마다 신경치료를 여러 용어로 표현하곤 합니다. 신경차단술, 신경블록, 또는 뼈주사 등의 표현을 많이 들어보셨을 겁니다. 신경차단술, 혹은 신경블록(block)은 통증이라는 감각신호가 뇌로 올라가는 것을 길목에서 차단한다는 의미의 표현이며, 뼈주사라는 표현은 관절염의 경우 통증이 있는 관절 안으로 스테로이드를 주입하는 치료를 말하는데 정확한 표현은 아닙니다만, 아픈 뼈 주변으로 주사를 한다고 해서 뼈주사라는 말로 표현하곤 합니다.

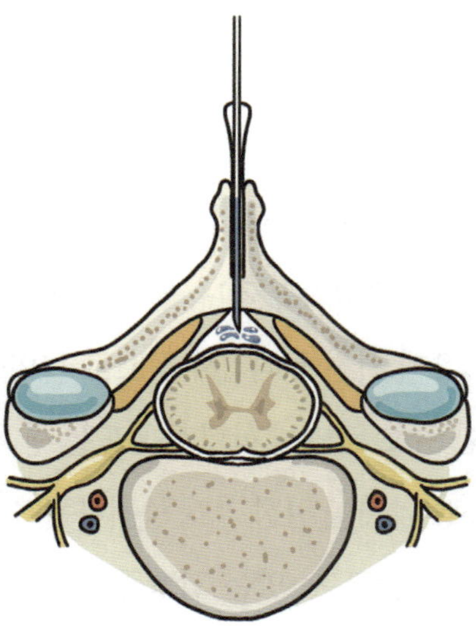

"경막외신경차단술을 해 드리겠습니다"라고 할 때는 말 그대로 경막외강이라는 공간에 약을 주입함으로써 통증을 치료하는 것입니다. 경막외강은 척추 안에서 척수를 둘러싼 공간으로 척수에서 우리 몸의

각 부위로 신경이 뻗어나가는 길목에 해당합니다. 척추관 협착증 등 척추 질환이 있으신 분들 또는 대상포진 등 척추 주변의 신경근에서의 문제로 인한 통증에 대하여 치료할 때 약물을 주입하는 중요한 공간입니다. 바늘을 경막외강으로 접근할 때는 주로 허리에서 하는 경우가 보통이지만, 흔히 꼬리뼈라고도 부르는 천추-미추 사이에서 접근하는 경우도 종종 있습니다. 이럴 때는 꼬리뼈 주사라고 표현하기도 합니다. 어떤 신경주사치료 방법이 좋을 것인가에 대해서는 신경치료에 관하여 전문적인 지식과 경험을 지닌 전문의와 함께 증상, 병력, 이학적, 영상학적 검진 결과 등을 충분히 고려한 후 결정하는 게 좋습니다.

대부분 신경주사치료는 가는 바늘을 통하여 이루어지게 되며, 최근에는 실시간 영상투시장치, 초음파 등을 이용하여 보다 안전하고 정확한 시술을 하고 있습니다. 금식 등 불편한 사전 준비 없이 시행이 가능하지만 체내에 감염이 있거나, 출혈 경향이 있는 경우에는 치료가 어려울 수 있으니 사전에 피검사 등으로 확인을 할 것을 권합니다. 또한 심장 질환 등으로 인해 항혈전제 또는 항응고제를 복용하고 있다면 치료 전 해당 약제를 일정 기간 중지하는 것이 좋습니다.

신경주사치료에 수반될 수 있는 합병증들로는 출혈과 그로 인한 혈종, 감염, 신경 손상, 기타 약제로 인한 독성 등이 있을 수 있으나, 발생할 확률은 1퍼센트 미만입니다. 신경주사치료는 신체에 큰 구조적인 변화나 손상이 없기 때문에 일상생활로 빠르게 복귀가 가능하며, 다른 장기에 미치는 영향을 최소화하면서 합병증이 생길 확률도 낮아 통증치료에 효과가 높은 방법으로 손꼽힙니다.

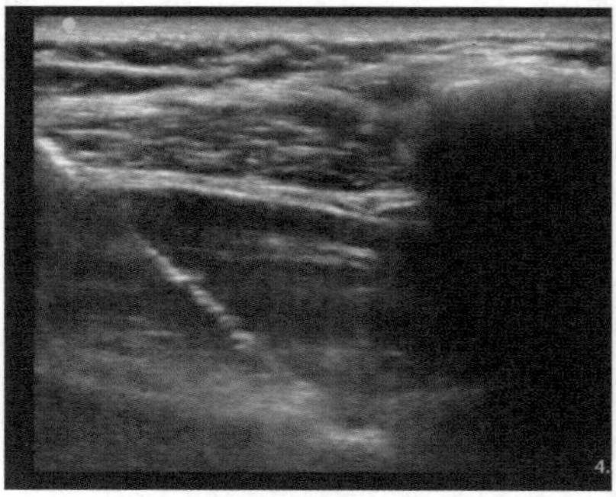
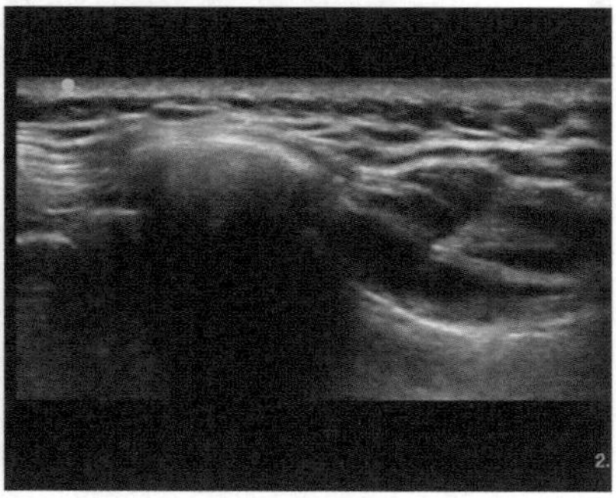

초음파 유도하 말초신경 부위에서의 신경치료
좌) 어깨위신경, 우) 늑간신경

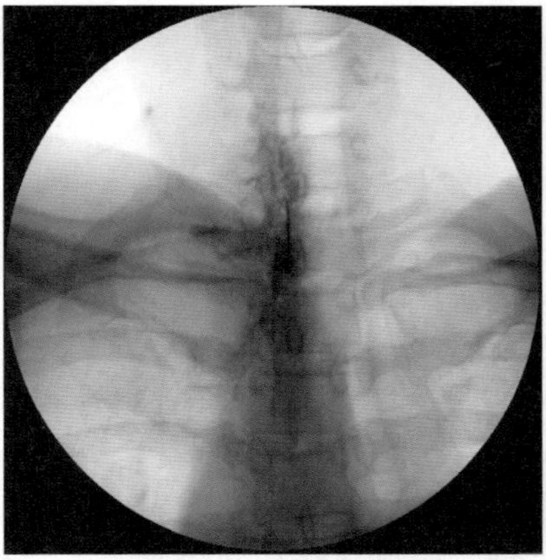
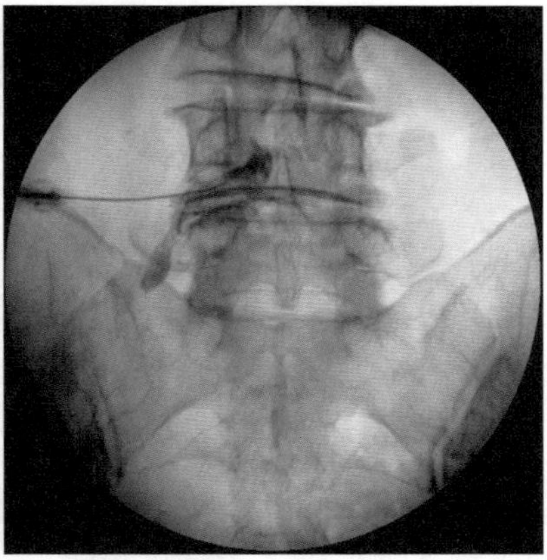

실시간 영상투시장치 유도하 경막외신경차단술
좌) 경추(목) 부위, 우) 요추(허리) 부위

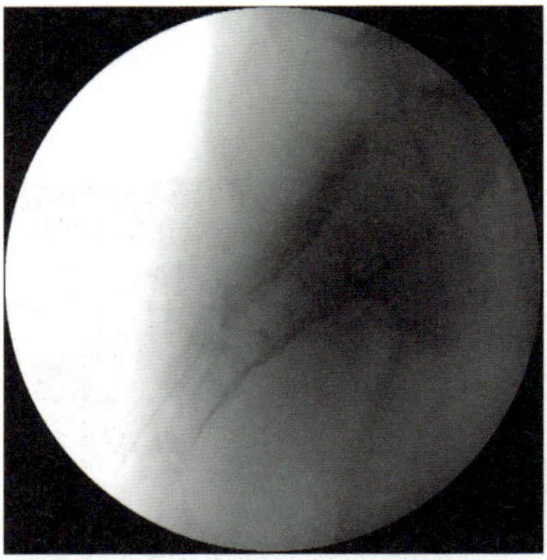
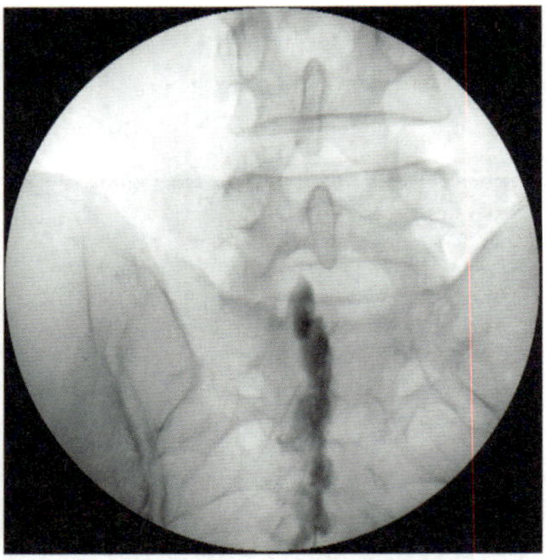

실시간 영상투시장치 유도하 꼬리뼈 공간을 통한 경막외신경차단술(꼬리뼈 주사)

환문명답

신경주사치료는 이름 그대로 신경을 대상으로 한 치료법으로, 통증을 일으키는 신경주위에 각종 치료약물들을 직접 주사하여, 신경 자극의 원인을 제거하거나 비정상적으로 흥분된 신경의 기능을 안정시켜 빠른 시간 내에 통증을 치료할 수 있는 가장 대표적인 통증치료 방법입니다.

02

신경주사, 자주 맞으면 해로울까요?

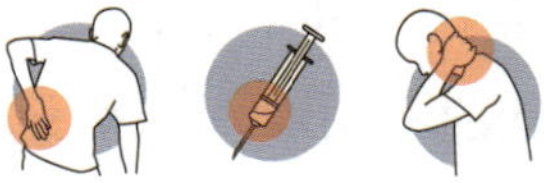

적절히 맞으면 해롭지 않다

척추 디스크질환이나 협착증이 발생하면 병변 주변의 신경에 눌림, 혈액 순환 감소, 염증 등이 생기며 장기화되는 경우 주변 조직과의 유착이 발생합니다. 척추에서의 이런 변화 때문에 허리통증은 물론 다리통증, 저림, 냉감 등의 증상이 발생하고 심한 경우 보행 장애나 마비 증상이 생기기도 합니다. 이러한 질환을 치료할 때는 통증과 염증을 감소시키는 것이 매우 중요한데, 국소마취제와 함께 염증을 감소시키는 강력한 약제인 스테로이드를 신경 주변의 병변에 투여하는 신경주사를 시행하게 됩니다.

신경주사는 크게 두 가지로 구분합니다. '스테로이드를 사용하는' 것과 '스테로이드를 사용하지 않는' 것입니다. 스테로이드를 사용하는 신경주사는 척추 스테로이드 주사 또는 뼈주사라고 불리기도 하는데 척추 스테로이드 주사는 맞지만, 엄밀히 말하면 뼈주사는 아닙니다. 과거에는 무릎관절 염증을 감소시킬 목적으로 스테로이드를 주사하는 경우가 많았는데 이러한 시술법이 환자들 사이에서 뼈주사라는 이름으로 불렸습니다. 신경주사, 즉 신경차단술은 관절강 내에 스테로이드를 주입하는 것이 아니고 신경 주변에 주입하기 때문에 엄밀히 말하면 뼈주사는 아닙니다.

스테로이드 제제를 경구 투여나 혈관으로 주입할 경우 전신적인 영향은 크지만 병변 부위에 미치는 영향은 적습니다. 그래서 전신 부작용은 줄이고 병변에서 최대의 효과를 얻기 위해 병변 부위에 직접 주사로 약제를 주입하는 신경주사가 많이 시술되고 있습니다.

모든 신경주사가 스테로이드를 사용하는 것은 아닙니다. 스테로이드를 사용하지 않고 국소마취제, 고장성 생리식염수, 포도당 용액 등을 사용하여 시행되는 신경주사도 장기적인 치료효과를 보인다는 보고들이 많습니다. 스테로이드 부작용이 우려되는 환자의 경우, 스테로이드를 사용하지 않는 신경차단술을 시행하며, 스테로이드 부작용을 염려하지 않아도 되기에 좀 더 자주 시술이 행해질 수도 있습니다.

이 시술은 시술 방법, 시술 시기, 사용 약제 등에 따라 효과 및 부작용에서 차이가 날 수 있습니다. 반드시 전문적 지식을 가지고 있는 통증 전문의와 상의 후 시술을 결정해야 합니다.

신경주사를 맞고 난 후 통증이 생긴다면

신경주사치료 후 통증이 더 심해졌다는 이야기를 가끔 들을 때가 있습니다. 이유를 살펴보면 다음과 같습니다. 첫 번째는 바늘의 직접적인 미세 손상에 의한 근육통을 생각해 볼 수 있습니다. 신경주사를 놓는 과정에서 원하는 신경에 도달하기 위해 바늘이 몸 안으로 투입될 때 피부나 근육 등의 조직을 통과하는 과정에서 미세한 손상과 출혈 등이 생기기도 합니다.

두 번째는 신경 자체의 자극 증상일 수 있습니다. 신경주사의 대상이 되는 말초신경의 경우 신경다발막(perineurium)이라는 얇은 막이 신경을 감싸고 있습니다. 바늘이 이 얇은 막을 건드리면 순간적으로 찌릿한 느낌을 받는데 여기에 주사액이 주입되면 자극 증상에 의해 통증을 느끼는 것입니다. 그러나 신경에 직접적으로 바늘이 닿지 않더라도 주사 후 통증을 느낄 수도 있습니다. 주사액에 의해 신경에 높은 압력이 전해지면 압력 자체로 인해 신경이 자극되기 때문입니다. 또한, 주사에 사용하는 국소마취제는 그 자체로 신경의 민감도를 떨어뜨리기도 하지만 종종 염증반응을 일으켜, 바늘이 신경에 직접 닿지 않더라도 주사액이 신경에 닿아 자극 증상을 유발하기도 합니다.

세 번째는 드물지만 다시 튀어 오르는 반동성이 생기는 경우입니다. 주사 약제의 염증 작용으로 인한 것이거나 신경주사가 시행되는 동안 중추신경계로 전달되지 못했던 통각신호가 신경주사치료 후 증폭되어 전달되기 때문인 경우도 있습니다.

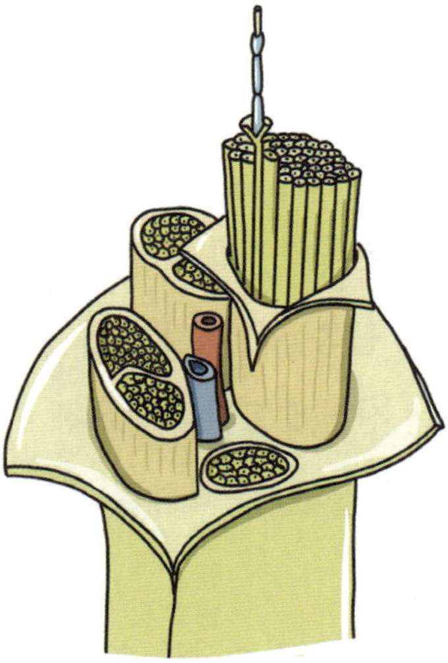

이렇게 주변 조직의 미세손상, 신경의 자극 증상, 반동성 통증 등에 의해 며칠에서 심한 경우 1-2주 정도 더 아플 수 있습니다만, 시간이 지나면서 점차 좋아집니다. 많이 불편하시면 24시간 이내에는 아이스팩을, 그 이후에는 따뜻하게 해주시는 것이 도움이 됩니다. 주사 후 통증이 극심하거나, 발열 등의 증상이 동반되거나, 오래 지속되는 경우에는 꼭 병원으로 다시 내원하는 것이 좋습니다.

환문명답

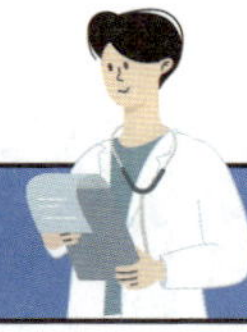

신경주사는 전문적인 교육 수련과정을 거친 의사에게 시행 받을 경우, 적절히 맞으면 해롭지 않습니다. 또한, 주사를 맞고 나서 바늘의 직접적인 미세손상에 의한 근육통, 신경 자체의 자극 증상, 드물지만 다시 튀어 오르는 반동성 통증 등에 의해 며칠 동안 더 아픈 증상이 있을 수 있지만, 시간이 지나면서 좋아집니다.

03

신경주사치료 후, 얼마나 쉬어야 할까요?

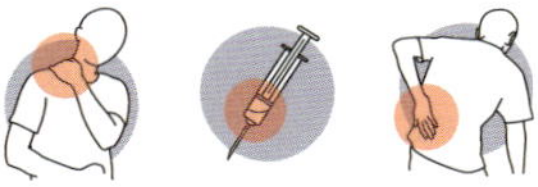

침대에서 쉬는 것보다 적절한 활동이 도움이 된다

신경주사치료를 받은 후 일상생활을 어떻게 해야 하는지에 대해서는 상황에 따라 다릅니다. 하지만 일반적으로 신경주사치료의 가장 큰 목적은 일상생활로 빠르게 복귀하기 위해서입니다. 예를 들어 디스크의 경우, 통증도 문제지만 이로 인해 일상생활을 하는 데 제약을 받게 됩니다. 이러한 제약은 다른 근육 등에 연쇄적으로 다른 통증을 유발시켜 새로운 병변을 발생시키는 단초가 되기도 합니다. 처음 통증을 유발한 디스크 문제 외에도 다른 원인들로 인하여 통증이 더 심해지는 악순환의 고리로 빠져드는 것입니다.

신경주사치료는 디스크 자체에는 직접적인 영향을 미치지는 않지만, 디스크 주변에서 신경을 자극하는 염증물질이나 유착 조직을 어느 정도 제거하기에 현재의 심한 통증이 호전되어 일상생활을 할 수 있게 되면서 악순환의 고리를 끊게 됩니다. 진통제를 적절하게 복용하면서 통증을 관리하고 일상생활을 유지할 수 있으면 대부분의 퇴행성 질환으로 인한 통증은 호전될 수 있습니다. 결국 중요한 것은 일상생활의 활동을 유지하는 것입니다. 그렇기에 신경주사치료 후에는 흔히 생각하는 침대에 누워 있는 것보다 스트레칭이나 산책 등 가벼운 활동이 예후에 도움이 됩니다.

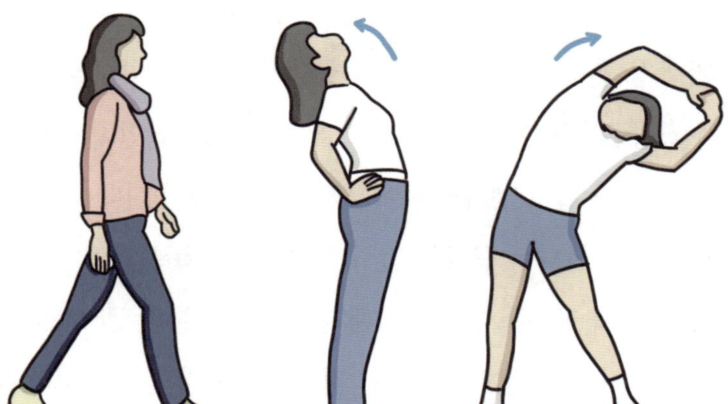

다만, 신경주사치료를 받을 정도로 통증이 심했다면 해당 조직 주변은 일정 정도 이상 약해진 상태이므로 주변의 압력을 견딜 수 있는 정도가 정상보다는 약하다는 것을 꼭 인지해야 합니다. 통증이 호전

되었다고 무거운 물건을 들기 위해 허리를 과하게 굽히는 등 몸에 무리가 가는 행동을 하면 이미 약해진 조직에 또 다른 손상을 가하게 되어 또 다른 통증을 유발하는 원인이 됩니다. 일상적인 활동을 하되 몸에 무리가 가는 행동은 절대로 피해야 합니다. 치료를 담당한 전문의에게 치료 후 할 수 있는 간단한 운동을 듣고 그대로 실천하는 게 좋으며, 통증을 느끼면 운동을 멈추고 다시 내원하길 권합니다. 대부분의 스트레칭은 도움이 되는 경우가 많으나 일정 정도 힘이 가해지는 도수 치료 등은 오히려 해가 될 때도 있으니 반드시 주치의와 상의하길 바랍니다.

신경주사치료에는 스테로이드가 사용되는 경우가 많습니다. 신경치료에 사용되는 스테로이드는 일반 정맥 혹은 경구로 투약되는 경우에 비해 용량이 매우 적으나, 간혹 혈당에 영향을 미치기도 합니다. 따라서 신경주사치료 시 스테로이드 투약 여부를 확인해서 혹시 다른 진료를 받을 일이 생기면 이야기를 하는 게 좋습니다. 식단을 별도로 조절해야 한다는 근거는 없지만, 치료 후 회복 과정에 방해가 될 수 있는 술과 담배는 피하고 야채와 수분을 충분히 섭취하도록 합니다. 신경주사치료 전에 복용하던 진통제가 있다면 주치의와 상의하되, 별도의 설명이 없다면 그대로 복용해도 괜찮습니다.

대부분 신경주사치료를 받은 부위의 경우 교감신경의 과활성화 등으로 인해 혈류가 좋지 않은 경우가 많으므로, 원래 통증이 있던 부위는 따뜻하게 유지합니다. 일시적으로 주사 부위에 발적이나 열감을 느낄 수도 있으니 이때는 단기간 아이스팩을 사용합니다.

치료 후 극심한 통증이나 발열이 지속되면 즉시 병원으로

현재 이루어지고 있는 대부분의 신경치료는 전문 의료진에 의해 실시간 영상장치 등을 이용하여 비교적 안전하고 효과적으로 이루어집니다. 치료 후 2~7일 정도 치료 부위에서의 통증이 있을 수 있으나 정상반응에 해당하므로 크게 걱정하지 않아도 됩니다. 극히 낮은 확률로 합병증이 발생할 때가 있는데 주로, 출혈 및 그에 따른 혈종의 발생, 감염, 신경손상 및 약제로 인한 부작용 등입니다.

치료 당일 혹은 치료 후 상당 기간 동안 원래 통증보다 더 극심한 통증 또는 발열 등의 증상이 동반된 통증이 발생하면 즉각 병원에 가야 합니다. 합병증을 예방하기 위해 치료 당일엔 몸을 청결하게 유지

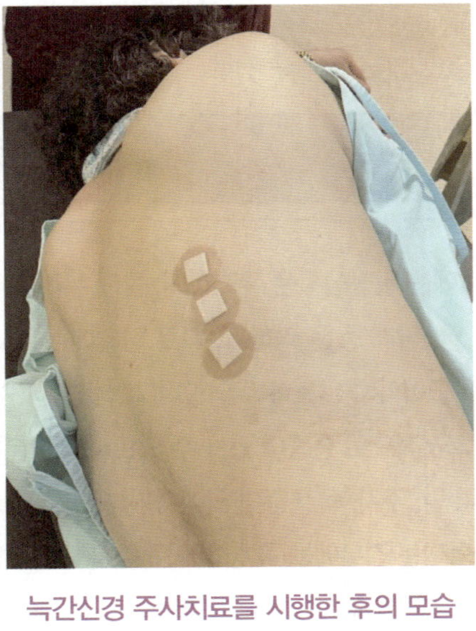

늑간신경 주사치료를 시행한 후의 모습

하고 바늘이 삽입된 곳에 물이 닿지 않도록 주의합니다. 신경주사치료 전에 필요에 따라 복용을 중지한 항혈전제나 항응고제는 치료 다음날부터 복용하는 것이 가능하지만, 전체적인 치료계획에 따라 달라질 수 있으니 주치의에게 꼭 확인하길 바랍니다.

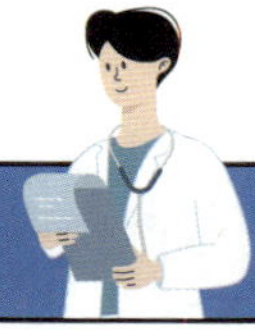

환문명답

신경주사치료 후에는 일상생활은 유지하되, 몸에 무리를 주는 활동은 피하도록 합니다. 술, 담배 등은 피하고, 치료 당일에는 주사 부위에 물을 비롯한 이물질이 들어가지 않도록 주의합니다. 신경주사치료 후 2-3일에서 일주일 정도 일시적으로 통증이 있을 수 있으나 대부분의 경우 자연스럽게 호전됩니다. 단, 주사 후 통증이 극심하거나, 발열 등의 증상이 동반되거나, 오래 지속되는 경우에는 꼭 병원으로 다시 내원하도록 합니다.

04 주사를 맞은 후 생기는 이상감각과 저림 증세, 왜 그럴까요?

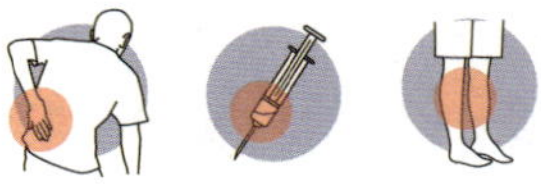

주사를 맞은 후 통증이 느껴진다면

국소마취제를 피부나 근육에 주사하면 마취효과로 인해 감각이 이상하고 피부감각이 무디게 됩니다. 국소마취제는 주입된 부위의 신경 신호 전달을 차단하여 뇌에 통증신호가 전달되는 것을 방해합니다. 신경세포의 나트륨 채널은 국소마취제의 표적이 되며, 나트륨 채널의 기능이 차단되거나 억제되면 신경세포에서 전기 신호의 생성과 전달이 방해되어 저림, 감각저하, 무감각, 마비에 이르기까지 다양한 증상이 나타날 수 있습니다. 그리고 주사액의 주입으로 인해 압박되는 느낌과 쪼이는 듯한 이상감각이 함께 나타나기도 합니다. 이러한 이상감각은 일반적으로 일시적입니다. 시간이 지날수록 약물의 효과가 점점 약해지게 되어 신경기능이 다시 정상적으로 회복되면 이상감각은 사라집니다. 경우에 따라 국소마취제의 효과가 예상보다 오래 지속될 수 있습니다.

말초신경차단 주사를 받은 후에는 저림이나 비정상적인 감각을 경험할 수 있습니다. 말초신경차단은 신체의 특정 부위, 일반적으로 주사 부위 주변에서 신경 신호의 전달을 차단하기 때문입니다. 말초신경차단은 표적신경을 둘러싼 조직에 국소마취제가 주입되어 신경기능을 차단하여 뇌에 신호를 보내는 것을 방해합니다. 이로 인해 영향을 받은 신경이 지배하는 신체 부위에서 일시적인 감각기능 저하가 발생합니다. 말초신경차단 주사 후 발생할 수 있는 다른 감각에는 얼얼함, 저림, 따뜻함 또는 차가움 등이 있습니다. 이러한 이상감각은 일반적으로 일시적이며 약물의 효과가 약해지고 신경의 기능이 다시 정상적으로 회복하면 사라집니다. 그러나 말초신경차단 주사 후 심한 통증처럼 예상치 못한 증상이 나타나면 즉시 의사의 진료를 받아야 합니다.

경막외신경주사를 맞은 후에도 저림이나 비정상적인 감각을 경험할 수 있습니다. 경막외신경주사가 신체의 특정 부위, 일반적으로 하반신의 신경 신호의 전달을 차단하기 때문입니다. 주사는 척수와 척수 신경을 둘러싸고 있는 영역인 경막외강으로 투여됩니다. 경막외강에 주입된 약물은 척수와 척추신경을 압박하면서 저리고 이상감각을 만들 수 있습니다. 그리고 신경전달 기능을 차단하여 통증 경감 효과를 유발하는 과정에서 얼얼함, 저림, 따뜻함 또는 차가움 등의 비정상적인 감각을 느낄 수 있습니다. 이러한 이상감각은 일반적으로 일시적이며 경막외강으로 주입된 약물의 효과가 약해지고 신경기능이 다시 정상적으로 회복하면 사라집니다.

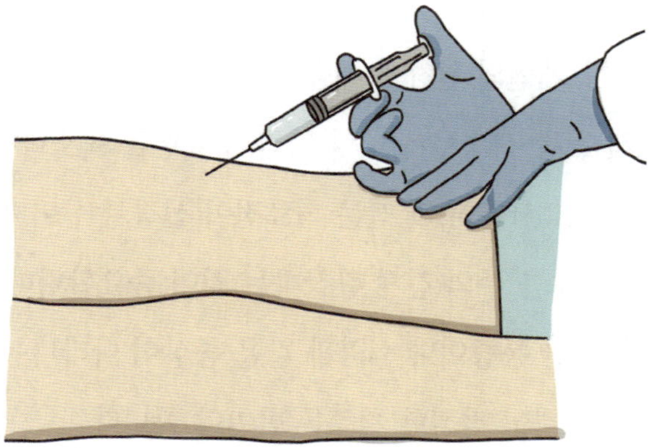

심각한 통증이 동반될 경우엔 바로 치료받아야 한다

주사로 인해 약간의 신경 자극을 경험하는 것은 드물지 않으며, 보통 며칠 안에 자연스럽게 사라집니다. 그러나 주사 후에 심한 저림이나 통증을 동반한 이상감각이 나타나는 경우 심각한 증상들과 관련이 있을 수 있으므로 즉시 의사에게 상담하고 치료를 받아야 합니다. 또한 신경차단 주사 후 통증과 이상감각이 지속적으로 나타나는 경우에는 다른 요인(감염, 압박, 혈관손상 등)에 의해 발생할 수도 있으므로 원인을 파악하고 적절한 치료를 받아야 합니다.

바늘에 의한 신경 자극은 자극의 정도와 위치에 따라 다양한 증상을 유발할 수 있습니다. 바늘에 의한 경미한 자극은 전기가 통하는 것처럼 날카롭거나 쏘는 듯한 통증을 유발할 수 있습니다. 이것은 바늘에 대한 정상적인 반응일 수 있으며 일반적으로 일시적입니다.

신경 자극 또는 부상의 심각도는 시술의 종류, 주사의 위치, 바늘의 크기와 유형, 개인의 건강 상태를 포함한 여러 요인에 따라 달라집니다. 의료 시술 중 신경 손상이나 자극의 위험을 최소화하려면 적절한 기술과 장비를 사용하고, 전문 의료진이 신경 손상이나 손상의 징후가 있는지 환자를 주의 깊게 관찰하는 것이 중요합니다. 의료 시술이나 주사 후 심한 통증이나 쇠약과 같은 증상이 나타나는 경우 즉시 의료진에게 상담하고 적절한 치료를 받아야 합니다.

환문명답

국소마취제를 피부나 근육에 주사하면 마취 효과로 인해 감각이 이상하고 피부감각이 무디게 되며, 국소마취제는 주입된 부위의 신경 신호 전달을 차단하여 뇌에 통증신호가 전달되는 것을 방해합니다. 신경세포의 나트륨 채널은 국소마취제의 표적이 되며, 나트륨 채널의 기능이 차단되거나 억제되면 신경세포에서 전기 신호의 생성과 전파를 방해하여 저린감, 감각저하, 무감각, 마비에 이르기까지 다양한 증상이 나타날 수 있습니다. 그리고 주사액의 주입으로 인해 압박되는 느낌과 쪼이는 듯한 이상감각이 함께 나타날 수 있습니다. 이러한 이상감각은 일반적으로 일시적입니다. 시간이 지날수록 약물의 효과가 점점 약해지게 되어 신경기능이 다시 정상적으로 회복되면 이상감각은 사라집니다. 경우에 따라 국소마취제의 효과가 예상보다 오래 지속될 수 있습니다.

05

국소마취제, 잠깐 마취하는 건가요?

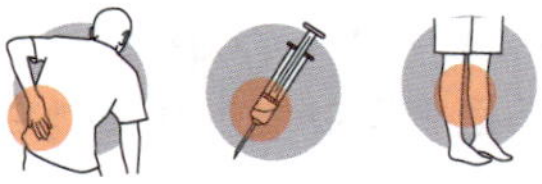

장기적인 치료효과를 위한 것

국소마취제를 마취제로만 인식하는 경향이 있지만 통증의학 영역에서는 주로 신경치료제로 사용됩니다. 국소마취제는 통증을 감소시킬 뿐 아니라 신경의 흥분성을 줄이고 염증을 줄이며 혈액 순환을 개선시키고 근육을 이완시키는 등 다양한 기능을 가지고 있습니다. 단순 마취제가 아니라 장기적인 치료효과를 위해 자주 사용되는 이유입니다.

해외 연구논문 중에 만성 척추통증에서 경막외신경차단술 시, 국소마취제만 투여한 경우와 국소마취제-스테로이드 혼합액을 투여한

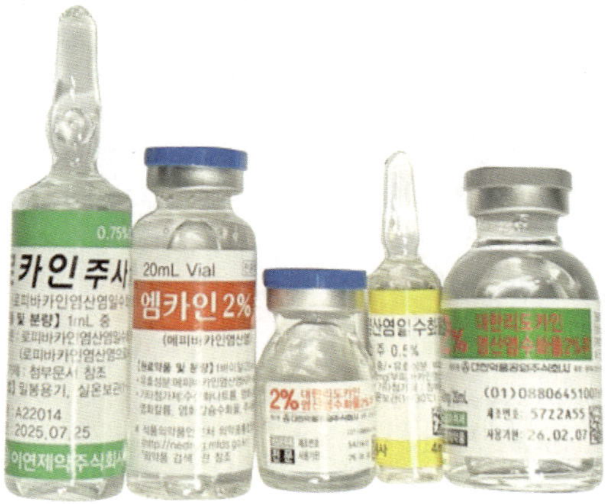

국소마취제 약품

경우의 장기치료효과를 비교한 내용이 있습니다. 경막외신경차단술 시행 후 통증 개선 정도와 기능 개선 정도를 살펴본 연구인데 국소마취제를 투여한 경우와 국소마취제-스테로이드 혼합액을 투여한 경우 모두 3개월 이상의 장기 치료효과를 보였다는 결과가 나왔습니다.

또 다른 연구에서는 만성 척추통증에서 경막외신경차단술 시, 가장 널리 쓰이는 국소마취제인 리도카인(lidocaine)만 투여한 경우에도 시술 후 6개월, 12개월까지도 장기 치료효과를 보였습니다.

이처럼 신경주사치료에 사용되는 국소마취제는 다양한 기능을 통해 장기적인 치료효과를 갖고 있습니다. 스테로이드를 혼합하여 사용할 경우 스테로이드의 치료효과도 함께 기대할 수 있기 때문에 흔히 두 약제를 혼합하여 사용합니다. 다만, 전문의의 판단 아래 스테로이드의 사용이 적절하지 않거나 부작용이 우려될 경우 스테로이드를 빼고 국소마취제만 사용하기도 합니다. 결론적으로 신경주사치료에 사용하는 국소마취제는 잠깐 마취하기 위해서가 아니라 장기적인 치료효과를 위해 사용합니다.

환문명답

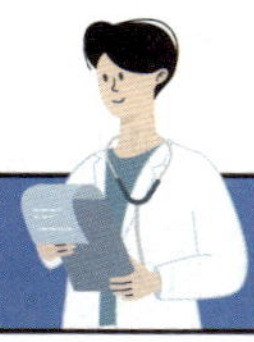

신경주사치료에 사용하는 국소마취제는 잠깐 마취하기 위해 사용하는 것이 아니라, 장기적인 치료효과를 위해 사용합니다.

06

다리가 아픈데 왜 허리에 주사를 놓나요?

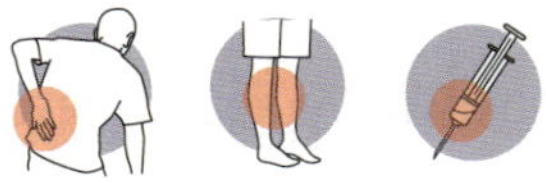

다리가 아플 때 허리에 주사를 놓는 이유

다리가 아파서 병원에 갔는데 허리에 주사를 놓는 경우, 목적은 크게 두 가지입니다. 첫 번째는 정확한 진단을 하기 위해서입니다. 다리통증의 원인은 여러 가지가 있을 수 있습니다. 무릎이나 다리 자체가 원인일 수도 있으나, 허리에 있는 다리의 감각을 담당하고 있는 신경 이상으로 다리에 통증이 발생할 수 있습니다.

다리통증의 원인을 밝히기 위해서는 먼저 철저한 문진과 이학적 검사를 통해, 어느 정도 원인을 유추해 보기도 합니다. 예를 들면, 최근 허리에 무리가 가는 작업을 수행한 적이 있거나 허리를 숙이거나 젖힐 때 통증이 심해진 적이 있다면 원인이 허리에서 비롯되었을 가능성이 높다고 생각할 수 있습니다. 그러나 이러한 문진과 이학적 검사는 항상 정확한 진단으로 이어지는 것은 아닙니다. MRI와 같은 영상학적 검사가 진단에 큰 도움이 되지만, 가격 부담이 만만치 않으며, 영상학적 검사 또한 병변과 증상이 항상 일치하는 것은 아닙니다. 허리의 MRI 영상에서 요추 3/4번간 그리고 4/5번간 추간판의 돌출이 관찰되는 경우, 다리의 통증이 추간판의 돌출에 의하여 다리의 감각을 지배하는 신경을 자극하는 것이 원인일 수도 있으나, 다른 근육이나 인대, 혹은 척추관 협착에 의한 것일 수도 있습니다.

이런 경우 원인으로 생각되는 부위에 주사를 통해 조영제를 투입해서 퍼지는 모양을 관찰하면 진단을 할 때 도움이 됩니다. 만약, 조영제가 그 부위에서 잘 퍼지지 않거나, 조영제가 그 부위를 지날 때 고통 받던 부위에 통증이 유발되면 바로 그 부위가 통증의 원인이 될 가능성이 높습니다.

두 번째는 치료를 하기 위해서입니다. 추간판의 돌출로 신경이 자극받고 있는 경우, 그 부위에 염증이 생기면서 신경이 붓고 흥분하게 됩니다. 염증이 지속되면 주변부에 섬유질이 증식하여 주변 조직과 유착이 생기면서, 신경이 자극받아 통증이 점점 심해집니다. 이때, 염증이 생긴 신경 주변에 약물을 투여하여 염증을 감소시키고 주변 조직과의 유착을 치료할 수 있습니다. 가정에서 세면대가 막혔을 때 세면대를 분해부터 할 게 아니라 원인이 되는 이물질을 녹이는 제품을 투여하는 것처럼, 주사치료는 원인이 되는 염증과 유착을 제거하는

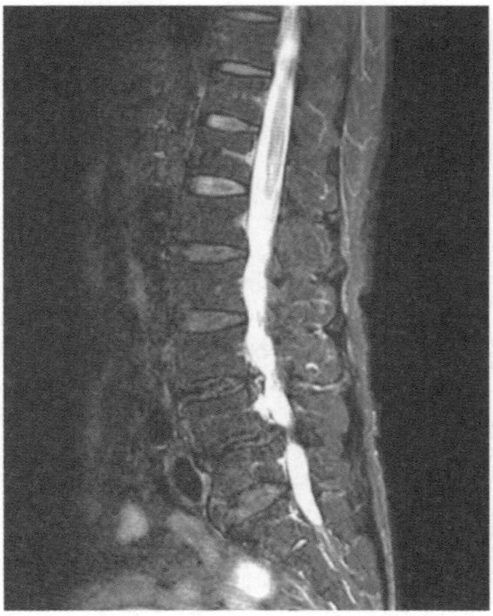

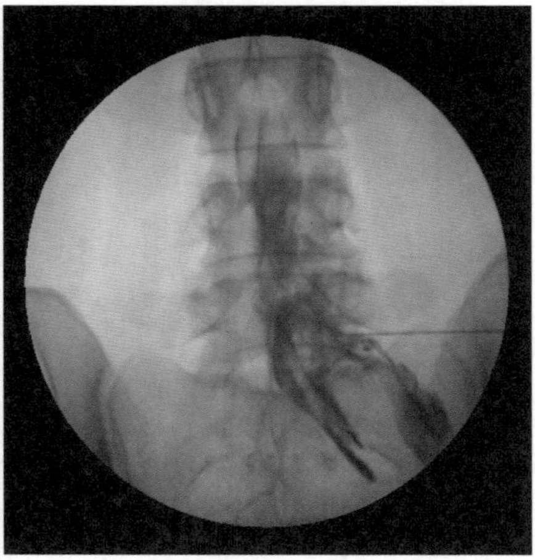

좌) 요추 4번과 5번 사이의 추간판 탈출 및 척추체 전위 등을 보이는 MRI 사진
우) 신경블록을 수행하여 조영제가 퍼지는 모양을 관찰한 사진

약을 투여하는 것과 유사합니다.

이렇게 치료를 해도 통증이 지속되는 경우에는 신경성형술이나 내시경 치료 등을 시도할 수 있습니다. 어느 정도 호전이 있다면 반복해서 시도를 하고, 일시적인 효과도 전혀 없다면 현재 증상의 원인이 다른 원인에 의한 것일 가능성을 생각해 볼 수 있습니다.

허리에 의해서 다리에 통증을 느끼는 질환은 추간판질환이나 척추관 협착에 의한 것만 있는 것이 아닙니다. 허리를 지지해주는 요근과 같은 근육은 심한 염좌를 일으키면, 다리로 가는 요신경총을 자극하여 다리 쪽으로 통증을 동반할 수 있습니다. 그 외에 다리의 감각신경 자체의 손상이나 병변이 있거나, 드물게 척수 손상이 있는 경우에도 다리의 통증이 지속될 수 있습니다. 발끝까지 이어지는 경우는 드물지만, 허리의 다른 여러 관절이나 근육들도 다리 쪽으로 증상을 초래하기도 합니다. 이러한 경우 해당 기관을 목표로 주사치료를 수행하여 진단과 치료를 동시에 추구합니다.

일반적으로 주사치료는 일시적으로 증상을 개선하기 위해서 하는 것이라고 생각하는 분들이 많습니다. 그러나 이것은 잘못된 편견입니다. 주사치료의 목적은 '진단과 치료를 동시에 수행하기 위해서'입니다. 혹시 효과가 제한적이더라도, 보다 효과적인 치료를 진행하기 전에 치료의 성공률을 높이는 방식이기도 합니다. 주사치료를 통해 불필요한 시술이나 수술을 줄이고, 부작용을 최소화하며, 보다 적은 비용으로 최대의 효과를 얻을 수 있습니다.

환문명답

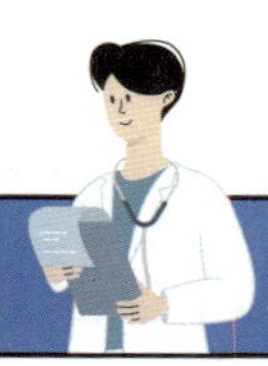

다리가 아플 때 허리에 주사를 놓는 이유는 다리가 아픈 원인을 찾기 위한 진단과 치료 목적으로 시행하는 것입니다.

07

연골주사, 효과가 있나요?

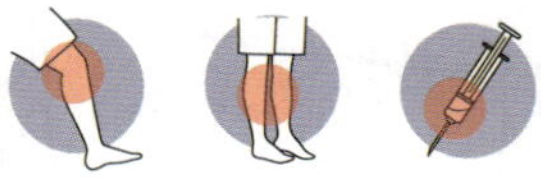

관절치료에 효과적인 연골주사

연골주사는 관절 내로 약물을 주입하는 치료 방법입니다. 관절에 전해지는 충격을 완화하고 관절이 부드럽게 움직이는 데 도움이 됩니다. 퇴행성 변화가 주요 원인인 퇴행성 관절염의 경우 관절 부위에 염증과 통증, 부종 등의 증상이 동반됩니다. 증상이 나타나는 각 관절과 해당 관절의 연골 손상의 정도에 따라 진행 정도를 구분합니다. 예를 들어 무릎관절의 경우 연골 손상 정도에 따라 1~4기로 진단하며 1~3기에는 약물치료, 물리치료, 주사치료 등을 시행합니다. 그러나 연골 손상이 심한 4기, 즉 관절염 말기에는 인공관절 치환술 등

수술적 치료를 고려해야 할 수도 있습니다. 치료를 위해서 사용되는 관절강 내 주사에 사용하는 약물의 종류는 다양합니다. 염증을 줄일 목적으로 스테로이드를 주입하거나 국소마취제, 진통제 성분의 약물을 주입하기도 합니다. 스테로이드를 주사하는 경우 흔히 뼈주사라고 하여 거부감을 나타내기도 하는데, 연골주사는 스테로이드나 국소마취제를 쓰지 않고 윤활 작용을 하는 약물을 주입합니다.

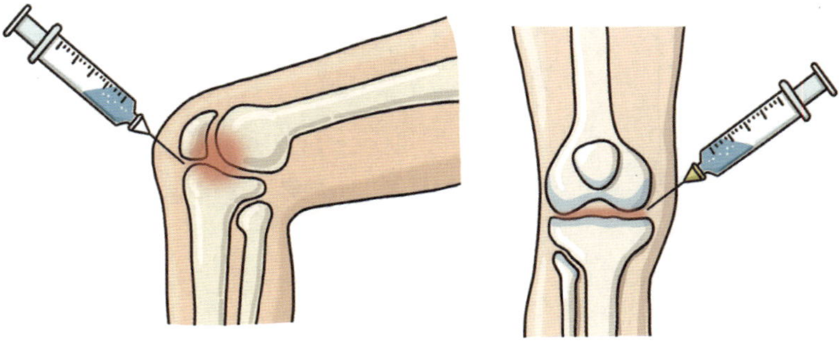

무릎관절 연골주사

원래 관절 속에는 관절액이 존재하여 윤활 작용을 하는데 퇴행성 관절염이 발생하면 관절액의 양이 부족해지고 성분에 변화가 생겨 충분한 윤활 작용이 어려워지며, 기계적인 마찰이 많아져서 염증 반응이 증가하고 통증이 발생합니다. 이때 히알루론산 또는 폴리뉴클레오티드라는 성분을 주입하여 윤활 작용을 도와주는 치료 방법이 바로 연골주사입니다. 이 성분들은 많은 양의 물을 흡수할 수 있는 특징이 있어 완충작용 및 관절의 윤활 작용을 유지해주는 데 도움이 됩니다. 또한 손상된 연골의 마모를 더디게 하고 뻣뻣해진 관절을 좀 더 부드럽게 움직이도록 해주는 역할도 기대할 수 있습니다.

연골주사는 보통 6개월 간격으로 시행하는데 약물의 종류에 따라 1회 투여한 후 경과를 관찰하기도 하고, 일정한 간격을 두고 연속적으로 3~5회에 걸쳐 투여하기도 합니다. 증상에 따라서는 6개월 후 연골주사를 반복할 수도 있습니다.

다만 연골주사는 완충 작용과 윤활 작용을 통해 통증을 경감시키는 치료일 뿐 연골을 재생시키는 효과가 있는 것은 아닙니다. 한번 손상된 연골은 다시 재생되지 않으며 현재까지 연골을 재생시키는 것으로 의학적으로 충분히 입증된 치료나 약물은 없으므로 통증을 줄이고 관절을 잘 관리하여 질병의 진행을 늦추는 것이 최선입니다.

연골주사는 주로 무릎관절과 같이 관절염이 생기는 부위에 많이 시행하지만, 관절 부위에 따라 효과가 충분히 입증된 부위도 있고 그렇지 않은 부위도 있습니다. 드물게 히알루론산 또는 폴리뉴클레오티드 제제에 과민 반응을 보이는 분들도 있으니 치료 전 전문의와 충분히 상의하시기 바랍니다.

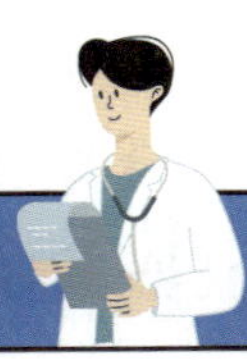

환문명답

연골주사는 관절 내로 약물을 주입하는 주사치료 중 하나로, 관절에 전해지는 충격을 완화하고 관절을 부드럽게 움직일 수 있도록 도와주는 치료입니다.

08 스테로이드 주사, 여러 번 맞아도 되나요?

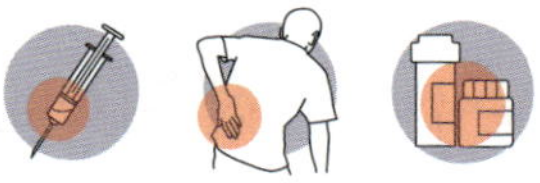

스테로이드의 효과

환자의 상태나 치료 부위에 따라 스테로이드 주사의 양이나 횟수는 달라집니다. 1년에 사용횟수를 제한하여 사용하도록 권고되고 있지만, 환자마다 컨디션 및 동반 질환이 다양하므로 부작용이 발생하지 않도록 조절하는 것이 가장 중요합니다. 일반적으로 알려진 스테로이드의 작용기전과 각 관절에 대한 효과와 권장사항에 대해 알아보겠습니다.

스테로이드의 작용기전은 복잡합니다. 가장 큰 역할은 염증을 유도하는 매개체와 염증세포수를 줄임으로써 결과적으로 관절 내의 염증을 줄이는 것입니다. 관절염에서 염증반응은 연골의 손상을 진행시키므로 관절 안에 스테로이드를 주사해 염증반응을 줄이는 것입니다.

무릎에 직접 맞는 스테로이드 주사의 경우 미국 및 유럽 등의 해외 전문학회 지침에 따르면, 운동이나 체중감량, 경구 혹은 경피적 약물요법으로도 무릎통증이 지속될 때 3~6개월 정도까지 통증 완화 효과를 기대할 수 있다고 보고되었습니다. 그러나 관절 내에 스테로이드 주사를 맞았던 무릎관절염 환자에게서 좀 더 많은 연골 소실이 나타났다는 연구결과도 일부 있으므로 남용하지 않도록 주의해야 합니다. 스테로이드 주사에만 의존하지 않고 무릎 주변의 근력 강화 및 체중 조절을 통해 건강하게 무릎통증을 관리하는 것이 중요합니다.

고관절에 실시하는 스테로이드 주사는 여러 학회에서 제시한 가이드라인에는 단기간의 통증 호전과 기능 회복에는 효과가 있으나 장기간의 효과에 대한 연구는 부족하다고 보고되고 있습니다. 견관절 및 기타 관절에서 실시하는 스테로이드 주사도 일부 연구에서는 수개월간의 효과를 보고하고 있지만, 그 기간이나 장기간의 효과에 대해서는 아직 근거가 제한적입니다.

관절염 환자에게 스테로이드 주사는 통증과 붓기를 완화시키고 기능 회복을 도와주는 치료제 역할을 합니다. 그러나 개인별 관절 상태 및 고혈압, 당뇨병 같은 기저 질환도 다르므로 일 년에 맞는 횟수를 획일적으로 정하는 것보다 전문의와 상담 후 시행 여부를 결정하는 것이 중요합니다.

잘 쓰면 약, 과하면 독

스테로이드를 고용량으로 장기간 그리고 자주 사용하지 않도록 주의해야 합니다. 그 이유는 상당히 많은 스테로이드의 부작용 때문입니다. 그러나 필요한 부위에 적정 용량을 사용하면 부작용을 최소화할 수 있습니다.

의사가 어떤 치료를 환자에게 적용할 때는 그 치료를 통해 얻을 수 있는 이득과 치료로 인해 발생할 수 있는 부작용을 동시에 고려하게 됩니다. 이것을 '위험편익비(risk-benefit ratio) 분석'이라고 합니다. 치료의 위험이 이득보다 크다면 그 치료를 해서는 안 되며, 반대로 치료의 이득이 부작용보다 크다면 부작용을 감수하고 치료를 진행하게 됩니다. 예를 들어 항암제를 투여 받는 암환자들을 보면, 독한 항암제 때문에 머리카락이 다 빠지고, 구역과 구토 때문에 아무것도 먹지 못하게

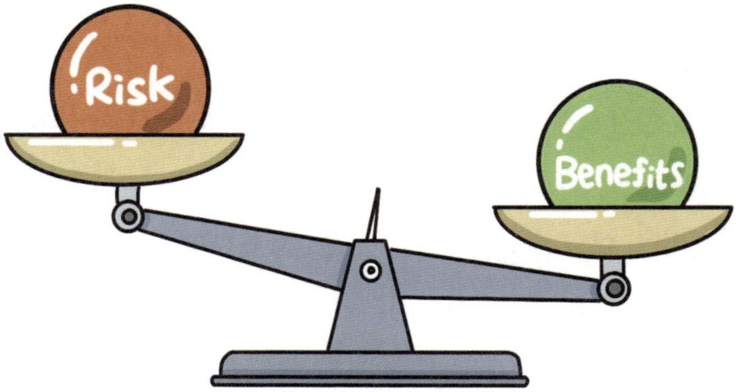

되지만, 암세포를 소멸시키기 위해서 어쩔 수 없이 사용하게 됩니다. 스테로이드를 의학적으로 사용할 때도 이런 위험편익비를 고려합니다. 스테로이드를 썼을 때 예상되는 효과나 부작용을 충분히 고려하여, 사용기간이나 사용량을 정해야 합니다.

의학 분야의 역사에서 스테로이드의 발견은 페니실린의 발견과 견주어질 만큼 큰 사건이라고 합니다. 1950년에 스테로이드를 발견한 과학자들에게 노벨 생리의학상까지 주어졌습니다. 스테로이드는 매우 강력한 항염증, 항알레르기 효과를 갖고 있기 때문에 류마티스성 질환, 천식, 아토피피부염 등과 같은 질환의 치료 분야에서 없어서는 안 되는 중요한 약물입니다. 통증의학 분야에서 스테로이드를 사용하는 이유도 강력한 항염증 효과 때문입니다.

그러나 스테로이드의 드라마틱한 치료효과만큼 치명적인 단점이 있습니다. 다양한 부작용이 나타날 수 있으며 흔하지는 않지만 매우 중대한 합병증도 유발시킬 수 있습니다. 우리 몸은 부신이라는 장기에서 스스로 스테로이드를 만들어냅니다. 그러나 외부에서 투여되는 인위적인 스테로이드가 과도하면 인체 내부의 정상적인 스테로이드 생성이 억제됩니다. 이런 작용이 지속되면 부신기능부전이 발생할 수 있는데, 심한 경우 생명에 영향을 미치기도 합니다. 스테로이드는 혈당을 높일 수 있기 때문에 당뇨 환자들에게는 특히 주의를 요합니다. 혈당이 높아지는 시기는 스테로이드 주사를 맞은 직후부터 1~7일까지로 알려져 있으며, 이 중 주사 이후 21~72시간 사이가 가장 혈당이 높게 올라가는 기간입니다. 그 밖에 쿠싱증후군, 골다공증, 생리불순 등의 다양한 합병증이 발생할 수 있기 때문에 스테로이드 주사에 대한 환자들의 거부감이 적지 않은 것도 사실입니다.

그러나 이런 부작용은 드물게 발생한다고 알려져 있습니다. 특히 통증치료를 하면서 경막외강이나 관절강처럼 국소적인 부위에 스테로이드를 주사하는 경우는 종류마다 차이는 있지만 대개 1퍼센트 내외로 부작용이 발생하고, 많아도 5퍼센트를 넘지 않습니다. 또한 대부분의 부작용들은 스테로이드의 양이나 치료 기간과 관련이 있기 때문에 스테로이드의 부작용을 잘 아는 의사들에게 제한적으로 치료를 받는다면, 부작용이 발생할 가능성은 현저히 감소됩니다.

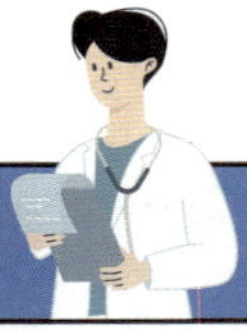

환문명답

환자의 기저 질환 및 관절 상태에 따라 스테로이드 주사의 양이나 횟수는 다를 수 있습니다. 중요한 것은, 환자마다 컨디션 및 동반 질환이 다양하므로 부작용이 발생하지 않도록 스테로이드를 주사하는 횟수와 용량을 조절하는 것입니다.

09

수술을 안 하고 싶은데 신경 치료로 좋아질 수 있을까요?

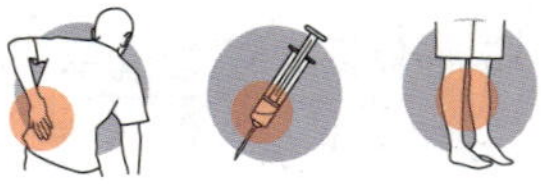

수술, 꼭 해야 할까?

마비, 보행 장애 등 신경학적 증상이 악화하면 수술적 치료를 고려해야 합니다. 하지만, 다양한 주사나 시술로도 장기간 효과를 기대할 수 있습니다. 치료 방법을 선택할 때는 본인에게 가장 효과적인 것이 무엇인지, 얼마나 치료를 받아야 하는지 혹은 수술을 해야 하는지 전문의와 충분히 상의한 후 결정하도록 합니다.

척추는 관절, 인대, 뼈, 근육 등 다양한 구조로 복잡하게 이루어져 있습니다. 외상을 입거나 퇴행성 변화가 생기면 다양한 양상의 통증이 발생합니다. 크게 척추 질환과 관절 질환으로 구분할 수 있는데 대표적인 척추 질환에는 '추간판탈출증'과 '척추관 협착증'이 있고 관절 질환에는 '후관절증후군'이 있습니다.

추간판탈출증은 일명 '디스크'로 불리는 질환입니다. 추간판은 바깥에 질긴 섬유륜, 안쪽에 젤리 같은 수핵으로 구성됩니다. 다양한 이유로 구조적 손상과 분자생물학적 변화가 생기면 염증성 물질이 분출되어 인접 신경을 자극하고, 수핵이 섬유륜 밖으로 흘러나와 주변 신경을 압박시킵니다. 이로 인해, 경요추통 및 저리거나 바늘로 콕콕 찌르는 듯한 상하지 방사통이 발생합니다.

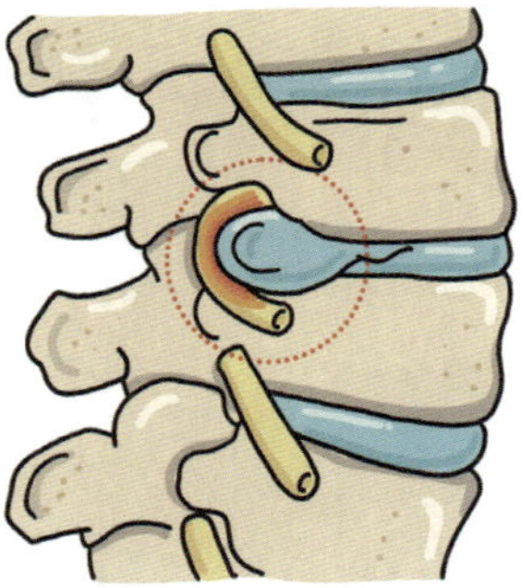

추간판탈출증

척추관 협착증은 뼈 일부가 자라거나 인대가 두꺼워져 척수신경이 지나가는 척추관이 좁아지면서 발생하는 질환입니다. 척추관이 좁아지면 신경에 분포한 혈관이 눌리면서 혈액공급에 문제가 생기고 영양분 공급도 줄어듭니다. 대표적인 증상은 상하지 통증, 저림증, 보행장애 등입니다. 요추인 경우 허리를 구부리거나 앉으면 통증이 완화되는데, 일시적으로 척추관이 넓어지기 때문입니다.

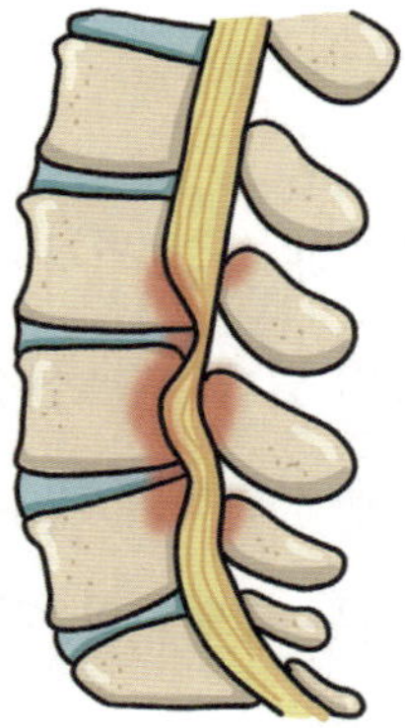

척추관 협착증

후관절증후군은 척추의 후관절 부위의 퇴행성 관절염이나 염좌, 불안정 등에 의해 후관절을 지배하는 신경이 자극되어 발생하는 질환입니다. 경요추통과 어깨나 등(경추후관절) 및 엉덩이나 대퇴후면(요추후관절)부위로 통증이 넓게 나타나기도 합니다. 척추의 정중선에서 약간 외측 부위를 누르면 압통이 발생하고, 대체로 뒤로 젖힐 때 통증이 악화됩니다.

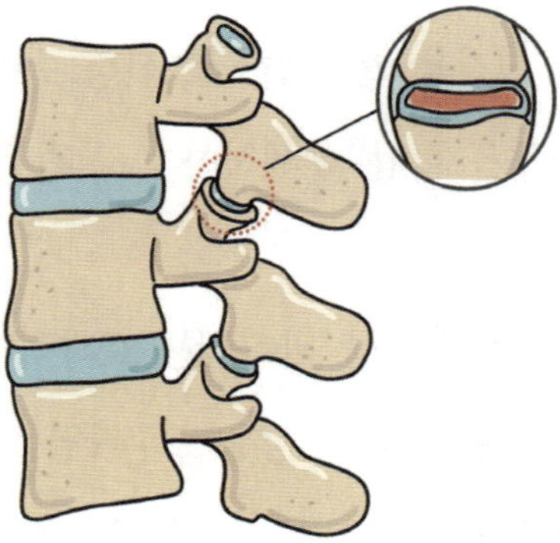

후관절증후군

신경치료의 장점

신경치료는 신경주사치료와 같은 주사치료와 고주파열응고술, 경막외신경성형술 같은 시술이 있습니다. 신경주사치료는 바늘을 통증의 원인이 되는 신경 주변에 정확하게 거치시킨 후 국소마취제를 포함한 다양한 약제를 주입하는 것입니다. 각 약제의 기전은 다양합니다. 대체로 국소마취제는 신경 자극으로 발생하는 통증 경로를 차단하여 중추신경계가 통증을 예민하게 느끼는 것을 감소시킵니다. 스테로이드는 신경 주변의 염증반응을 감소시켜 통증을 완화하고, 신경 주변의 혈류를 증가시켜 대사를 촉진시키며 염증 유발물질을 제거합니다. 척추 질환 및 관절 질환에서 다양한 종류의 신경주사치료를 시행할 수 있습니다.

척추통증을 유발하는 대표적인 원인은 신경의 염증반응과 부종, 허혈성 변화입니다. 신경주사치료는 병변 부위에 직접 약제를 주입함으로써 통증을 유발하는 원인을 보다 효과적으로 제거합니다. 비정상적으로 과흥분된 신경을 안정화하고, 신경 주변의 부종과 염증을 완화하며, 염증물질들을 희석 및 세척하고, 신경 주변의 혈액 순환을 호전시킵니다.

신경주사치료는 단기간 통증 완화에는 효과적이나 시간이 지날수록 효과가 감소하기도 합니다. 이 경우 고주파열응고술, 경막외신경성형술 등을 고려할 수 있습니다. 고주파열응고술은 바늘 끝에 고주파를 가할 수 있는 특수 바늘을 이용하여 신경 주변에 바늘을 거치시킨 후 고주파를 이용하여 열로 응고시키는 치료법입니다. 가해진 열로 인해 신경은 가역적 혹은 비가역적으로 변성되어 통증을 느끼는 경로가 차단됩니다. 또한, 바늘 끝에서 발생하는 전자기장이 유전자를 변화시켜 통증 전달 과정을 변화시킴으로써 통증을 완화시킵니다. 척추 및 관절 질환에 장기적인 효과를 보입니다.

경막외신경성형술은 꼬리뼈를 통해 특수 제작된 바늘 등을 삽입한 후, 신경을 싸고 있는 경막외공간이라는 부위에 발생한 유착을 물리적으로 박리하고, 화학적으로 용해하여, 약물을 보다 효과적으로 투여하는 치료법입니다. 최근 10년간 추적한 결과 경막외신경성형술은 장기간 통증을 감소시키고, 기능의 개선에도 효과적이라고 보고된 바 있습니다. 이러한 이유로 다양한 척추 질환에서 시행되고 있습니다.

신경치료는 효과가 높지만 부작용이 전혀 없다고는 할 수 없습니다. 감염, 출혈, 시술 부위의 일시적인 통증 증가, 약물의 혈관 내 주입, 신경 손상, 이상감각 등이 발생할 수 있지만 대부분 일시적이고, 경미합니다.

환문명답

마비, 보행 장애 등 신경학적 증상이 악화하면 수술적 치료를 고려해야 합니다. 하지만, 다양한 신경치료법으로 장기간 효과를 기대할 수 있습니다. 따라서, 환자 본인에게 가장 효과적인 신경치료법이 무엇인지, 얼마나 치료를 받아야 하는지 혹은 수술적 치료를 받아야 하는지에 대해 통증치료를 전문으로 하는 마취통증의학과 전문의와 충분한 상의 후 치료 방침을 결정해야 하겠습니다.

10

디스크, 신경주사치료로 줄어들까요?

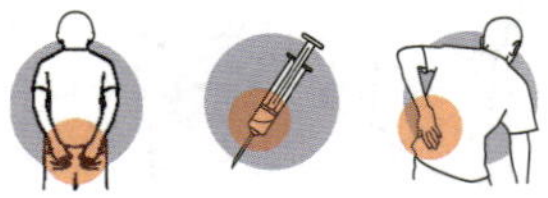

튀어나온 디스크를 줄일 수는 없어도 치료효과가 뛰어나다

척추에서 신경이 압박되는 경우는 여러 가지입니다. 튀어나온 디스크뿐 아니라, 신경 뒤에 있는 황색인대가 비대해져서 신경을 누르는 경우, 신경 뒤쪽의 척추후관절의 비대로 신경이 눌리는 경우, 신경 주변 뼈의 퇴행성 변화로 골증식이 발생하면서 신경을 누르는 경우 등 이 모든 경우 신경을 누르게 되면 신경에 자극이 발생할 수 있고 통증을 비롯해 다양한 증상이 생깁니다. 그러나 신경이 눌리는 모든 경우에 증상이 발생하는 것은 아닙니다. 디스크탈출증의 경우 신경이 눌리는 것에 의해서도 증상이 발생할 수 있지만, 튀어나온 디스크에 의한 염증반응이 신경근의 통증을 유발하는 데 많은 기여를 하기도 합니다.

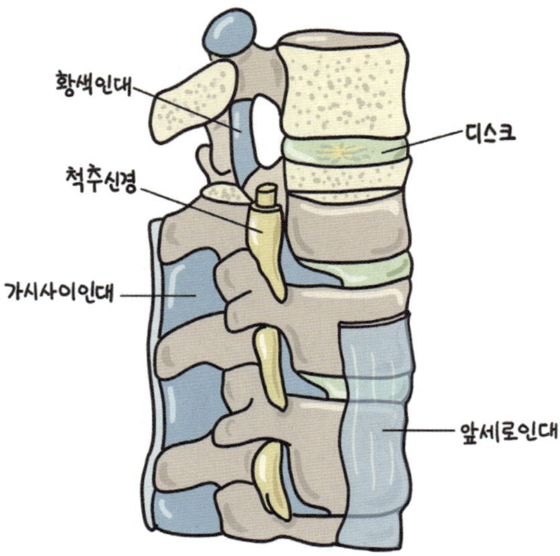

디스크와 그 주변 인대 및 구조물

디스크는 구조적으로 안에 있는 비교적 말랑한 젤리 같은 수핵이 있고 이 수핵을 단단한 인대(섬유륜)가 둘러싸고 있습니다. 인대가 정상일 때에는 디스크에 압력이 가해져도 안에 있는 수핵이 튀어나와 신경을 누르지 않습니다. 디스크 뒤쪽에는 뒤세로인대라고 불리는 후종인대가 신경과 디스크 사이에 자리하고 있습니다. 노화와 퇴행성 과정에 의해 인대가 약해지고 찢어진 부위가 발생하고, 후종인대에도 손상이 발생하게 되면 디스크 안에 있는 수핵이 튀어나오는데 이것을 '디스크탈출증(추간판탈출증)'이라고 합니다. 다행히 수핵이 나온 정도가 덜하고 신경을 누르지 않는다면 증상이 거의 없지만, 튀어나온 수핵이 신경을 누를 경우 눌리는 신경근과 관련한 목이나 팔, 허리나 하지에 저리고 찌릿찌릿한 증상 등 다양한 통증을 느낍니다. 심한 경우 감각 이상이나 감각저하, 근력약화 등이 동반되기도 합니다. 또한 튀어나온 수핵으로 인해 염증이 생기면 주변이 붓거나 신경에 대한 압박이 더 심해질 수도 있습니다.

신경주사치료는 디스크가 누르고 있는 신경 근처에 바늘을 위치시켜 약물을 주입하는 방법입니다. 튀어나온 디스크를 줄일 수는 없어도, 과민해진 신경을 안정화시키고, 신경 주변의 염증을 가라앉힐 수 있으며 주변의 부종도 감소시킬 수 있습니다.

디스크 탈출 정도가 심하면 통증을 비롯한 증상이 더 심한 경우가 많습니다. 그러나 디스크 탈출이 있다고 해서 모든 환자에서 증상이 있는 것은 아닙니다. MRI 등의 영상검사를 해 보면 디스크가 탈출되어 있지만, 관련 증상이 전혀 없는 경우도 흔하지 않게 볼 수 있습니다. 연구에 의하면 영상검사에서 디스크가 나와 있는 것이 확인되었지만 무증상인 경우가 상당수에서 있고 그 비율은 연령대가 높을수록 더 높은 비율의 사람들에게서 증상이 없었다는 보고가 있었습니다. 예를 들어 젊은 성인에서는 디스크가 나와 있는 사람의 20퍼센트 정도가 무증상이었지만, 70세 이상에서는 75퍼센트 이상의 사람에서 디스크가 나와 있었음에도 증상이 전혀 없었다고 합니다.

탈출된 디스크는 자연적으로 흡수되기도 한다

탈출된 디스크가 자연적으로 흡수된 경우에 대한 보고들도 있습니다. 1945년 '디스크의 자연 흡수'에 대해 학계에 보고된 이후 여러 연구자에 의해 비슷한 경우들이 보고되었습니다. 디스크의 자연 흡수에 대해서는 88퍼센트가 12개월 내에 탈출된 디스크 크기가 50퍼센트 이상 감소되었다는 보고가 있었고, 척수강의 절반 이상을 차지할 정도로 심한 디스크탈출증 환자 15명에서 14명은 평균 1년 후 디스크 크기가 극적으로 감소하였다는 보고도 있었습니다. 우리나라에서 시행한 연구에서도 운동신경 손상이 없으면서, 디스크 탈출정도가 심한 30명의 환자에서 보존적인 통증치료를 시행한 결과, 평균 9개월이 경과한 시점에서 탈출된 디스크 크기가 평균 59퍼센트로 감소하였고, 이들 중 5명은 탈출된 디스크가 완전히 사라졌다고 보고하였습니다. 디스크가 자연 흡수되는 이유는 무엇일까요? 인체는 탈출된 디스크를 외부 이물질로 인식하여, 이와 관련한 자가면역 반응으로 대식세포의 식세포 활동이 발생합니다. 탈출된 디스크가 클수록 주변 혈류 공급에 더 많이 노출되어 대식세포의 식세포 활동이 더 잘 일어날 수 있습니다. 종합해보면, 디스크탈출증이 있는 환자에게서 디스크가 자연 흡수될 수도 있는데, 83~88퍼센트의 환자들은 평균 9~12개월 정도 경과한 시점에서 상당 부분의 탈출된 디스크 크기가 감소하였습니다.

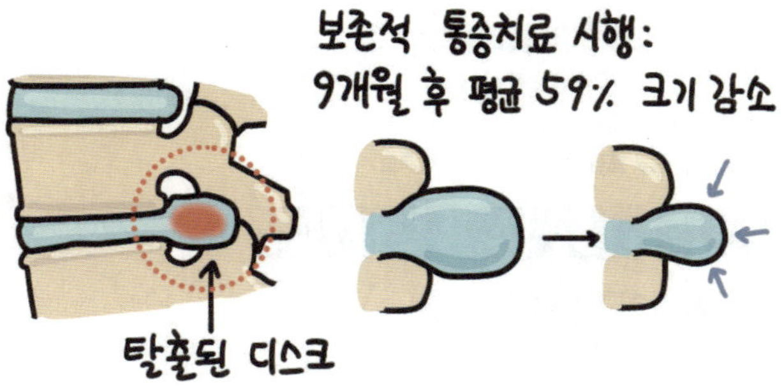

명확한 수술적 적응증이 아니라면 신경주사치료를 통해 증상을 조절하고 일상생활을 영위할 수 있으며, 디스크탈출증의 경우 시간이 지나면서 자연 흡수되는 경우도 많으므로 반드시 수술적 치료를 시행하지 않아도 됩니다. 신경주사치료가 튀어나온 디스크의 크기를 줄여주는 것은 아니지만, 주변부의 염증을 감소시키고, 통증을 유발시키는 흥분된 신경을 안정시킬 뿐 아니라, 운동을 비롯한 일상생활의 영위를 가능하게 한다는 면에서 효과가 큽니다.

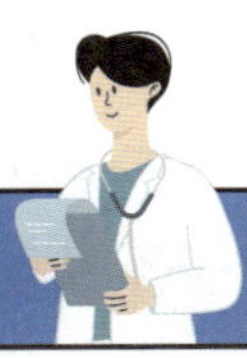

환문명답

디스크 환자에서 신경주사치료는 디스크 크기를 줄여주는 것은 아니지만, 디스크 증상과 관련된 염증을 줄여주고 효과적으로 통증을 줄여줄 수 있습니다.

11

약물치료 없이 주사치료만 받아도 괜찮을까요?

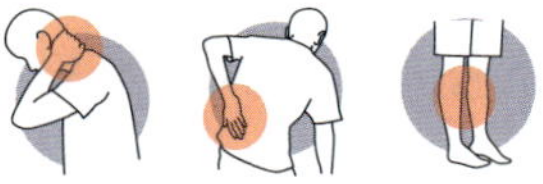

효과가 빠르고 경제적으로도 부담이 덜한 치료 방법

환자가 가진 원인 질환이나 개인의 특성에 따라서 차이는 있겠지만 약물치료 없이 주사치료만 받는 것도 가능합니다. 특히, 신경주사치료는 통증을 발생시키는 원인으로 추정되는 신경에 가장 근접하게 약물을 주입하는 치료법입니다. 디스크에 의한 신경 압박 증상이 있는 환자의 경우, 통증 부위와 MRI 등의 영상검사 소견 등을 종합적으로 판단하여 돌출된 디스크에 의해서 압박되고 있다고 판단되는 신경에 필요한 경우 영상장치 등을 이용하여 바늘을 해당 신경 부위에 가능한 가깝고 정확하게 위치시키고 치료 약물을 투여합니다.

이 때 투여되는 약물은 주로 저농도의 국소마취제와 소량의 스테로이드 성분을 혼합해서 사용합니다. 염증과 통증을 낮추고, 신경의 유착을 개선하고 방지하며 즉각적인 통증 완화나 저린 증상 등을 개선하는 효과가 있으며 경제적으로 부담스럽지 않고 시술 시간 또한 오래 소요되지 않습니다. 게다가 시술 이후에 빠르게 일상생활로 복귀할 수 있다는 장점이 있습니다. 허리 외에도 관절이나 말초신경 등 다양한 부위에 적용할 수 있으므로 효과적인 치료 방법입니다. 디스크나 척추관 협착에 의한 요통과 하지방사통, 급성 대상포진이나 대상포진후신경통에 의한 통각과민이나 이질통, 무릎과 어깨관절염과 관절 주위 주머니염, 인대 및 힘줄염 등에 효과가 있습니다.

상황에 따라 선택하자

약물치료는 주사치료에 비해 치료에 대한 효과를 환자가 느끼기까지 시간이 오래 소요됩니다. 약제가 가지는 부작용 때문에 최대 치료효과를 나타내는 적절한 용량까지 약제를 증량하는 데 오랜 시간이 걸리는 경우라면 더욱 더 기다림의 시간이 필요합니다. 게다가 통증 완화를 위해서 투여하는 진통제에 대해서도 일시적인 효과만 있을 뿐 위장에 부작용을 초래할 수 있다는 잘못된 인식으로 의사가 처방한 대로 복용하지 않거나 임의로 중단하는 경우도 많습니다. 장기간 복용은 몸에 해롭다고 생각해 약물치료를 지속하는 것보다

간헐적으로 주사치료만 받기를 원하는 분들도 있습니다.

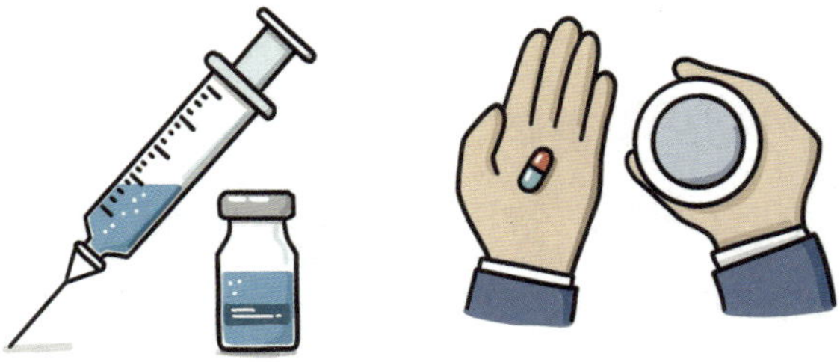

하지만 주사치료의 효과성이 높다고 무조건 이 방법만 고집하는 것은 잘못된 생각입니다. 주사치료는 심한 통증을 완화시킴으로써 통증으로 인한 활동 제약, 그리고 이에 따른 근육 감소와 통증 악화라는 악순환의 고리에서 벗어나기 위한 것입니다. 경우에 따라서는 통증을 유발하는 해부학적 요인을 파악하거나 연관통과 같은 통증을 진단할 때, 그리고 통증이 발생하는 척수신경이 정확히 어디인지 확인하고자 하는 진단적인 목적으로도 시행됩니다.

그러므로 원인이 되는 생활습관은 그대로 유지한 채 반복적으로 주사치료만 받는 것은 장기적으로 바람직스럽지 않은 방법입니다. 통증완화에 도움이 되는 다양한 약물을 병용하는 것이 더욱 효과적입니다. 통증 원인을 고려하여 효과적인 물리치료를 추가하거나 잦은 스트레칭과 간단한 운동 등으로 근력을 유지하고, 잘못된 자세나 생활습관을 바로잡아 재발을 방지하는 것이 중요합니다.

환문명답

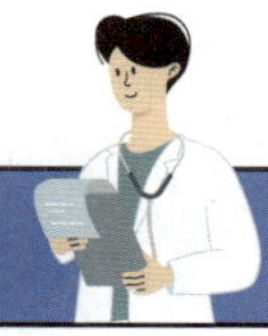

환자가 가진 원인 질환이나 개인의 특성에 따라서 차이는 있겠지만 약물 치료 없이 주사치료만 받는 것도 가능합니다. 그러나 통증 완화에 도움이 되는 다양한 약물치료를 병용하는 것이 필요할 수도 있습니다.

12

주사치료, 근본적인 효과가 있나요?

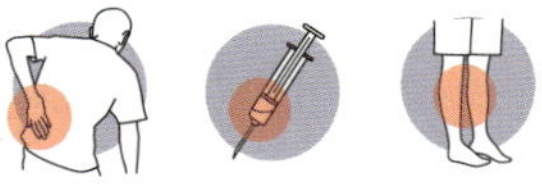

주사치료의 세 가지 치료효과

통증은 인체의 조직이나 신경자체가 손상되거나 자극을 받을 때 신호가 신경을 타고 뇌로 전달되어 느끼게 됩니다. 통증에 관여하는 신경의 종류는 체성신경(뼈, 피부, 근육, 관절 등을 담당), 내장신경(위, 콩팥, 장 등 내장을 담당) 그리고 교감신경 등이 있습니다. 신경주사치료와 같은 의미로 쓰이기도 하는 '신경차단술'이라는 용어는 신경을 자르거나 제거한다는 것이 아니고 신경을 타고 전달되는 신호(감각, 통증, 운동 등)를 일시적으로 차단하여 통증을 조절하는 것을 말합니다.

일반적으로 주사치료는 통증의 원인을 근본적으로 치료하지 못하는 '보존적 치료'로 여겨집니다. 보존적 치료란 통증의 원인을 제거하지는 못하고 증상만을 치료하는 경우를 말하며 대표적인 예로 안정을 취하거나 진통제를 복용하는 것입니다. 그럼에도 통증을 전문으로 치료하는 의사들이 주사치료의 근본적인 효과를 주장하는 이유는 크게 세 가지입니다.

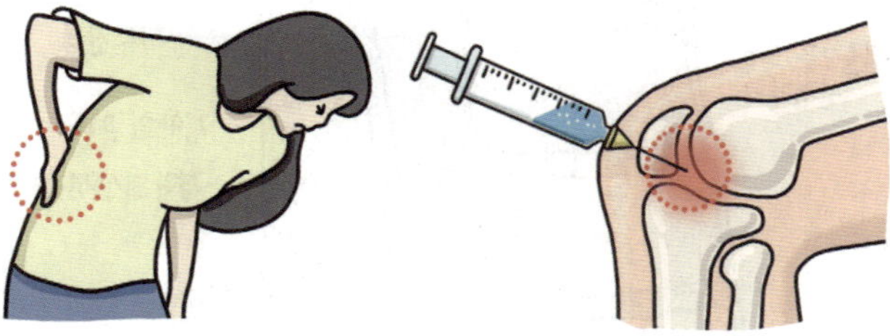

첫 번째는 통증의 만성화를 예방한다는 것입니다. 극심한 급성 통증이 발생하거나 통증이 오래 지속되는 경우 주사치료를 통해 몸에서 통증을 뇌로 전달하는 신경계의 손상을 예방할 수 있다는 사실이 최근 많은 연구결과로 입증되었습니다.

두 번째는 신경을 포함한 주위 조직의 염증을 가라앉히는 데 효과적이라는 점입니다. 허리 디스크탈출증이나 협착증의 경우, 튀어나온 디스크나 좁아진 신경 구멍에서 신경이 눌려 염증이 발생하거나 신경이 부어서 통증이 나타나고, 혈액 순환이 저하되어 다리가 저리게 됩니다. 주사치료에서 사용하는 스테로이드는 염증을 씻어주고 신경의 붓기를 가라앉혀서 신경이 디스크 등에 의해 자극받지 않도록 합니다. 반면, 허리 수술은 디스크를 제거하거나 신경 구멍을 넓혀서 신경이 자극받지 않도록 하는 것입니다. 물론 주사치료는 반복해서 하는 경우가 많지만 수술을 하지 않고도 비슷한 효과를 볼 수 있습니다. 디스크탈출증의 경우 주사치료를 시행한 후 어느 정도 시간이 경과하면 터지거나 튀어나온 디스크가 인체에 흡수되어 자연 치유되는 경우가 많습니다.

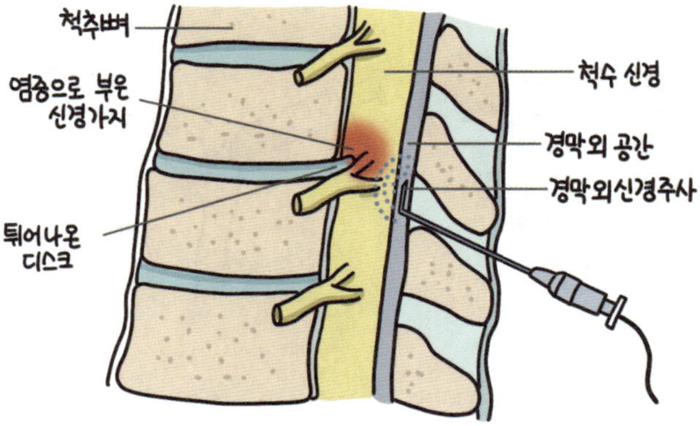

경막외신경주사의 치료효과

디스크 탈출에 의해 신경이 눌리면 염증이 발생하여 신경이 붓고 통증이 발생한다. 대표적인 신경차단술의 하나인 경막외신경주사는 염증을 치료하여 디스크 수술을 하지 않아도 근본적인 치료효과를 보일 수 있다

세 번째는 통증과 관련된 신경을 파괴하거나 마비시키는 역할입니다. 이런 신경파괴술의 경우는 신경을 파괴하여도 팔다리를 움직이거나 감각을 느끼는 데 지장이 없거나 그것을 감수할 수 있을 때 시행합니다. 대표적인 예로 암 환자에서 내장신경이나 교감신경을 파괴하면 암성 통증을 근본적으로 치료할 수 있습니다.

한편 신경 자체 외에도 근육, 인대, 관절 등에 주사하여 통증을 치료하는 경우도 많습니다. 흔히 근육통증으로 부르는 근근막통증은 다치거나 무리한 활동, 나쁜 자세, 스트레스, 그리고 퇴행성 등의 원인으로 근육이 긴장하거나 뭉쳐서 통증이 발생하는 질환입니다. 근골격계 통증의 경우 근근막통증을 동반하는 경우가 많습니다. 증상은 몸이 유연하지 못하고 어깨나 허리 근육에 통증이 있고 누르면 시원하기보다 통증이 심해집니다. 이때 맞는 주사를 대개 진통제 주사로 알고 있지만 진통제 주사와 다른 점은 근육이 뭉친 곳에 주사한다는 점입니다. 근근막통증의 경우 통증의 원인이 되는 통증유발점에 주사를 놓아 통증을 제거하면 근본적인 치료가 됩니다. 또한 염증을 치료하는 스테로이드 외에도 통증의 원인인 조직 손상을 치유할 수 있는 여러 약물들이 사용되고 있습니다. 대표적인 예로 증식치료는 흔히 프롤로 주사(prolotherapy)라고 합니다. 증식치료는 말 그대로 자라게 한다는 것인데, 포도당 등의 물질을 주사하여 인대 등을 강화하는 것입니다. 노화로 느슨해지거나 손상을 입은 인대를 강화하는 목적으로 개발되어 허리와 무릎 등의 안전성을 유지하고 통증을 치료하는 방법입니다.

환문명답

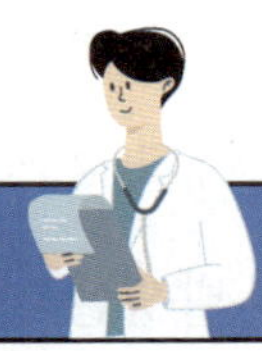

신경주사치료 등 주사치료의 경우에도 환자에 따라 근본적인 치료효과를 기대할 수 있습니다.

13

주사치료의 효과, 얼마나 오래 지속되나요?

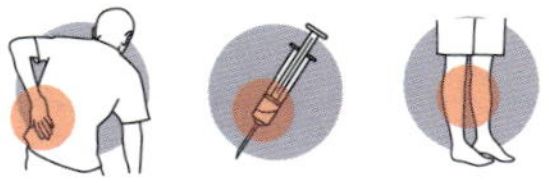

과거와 달리 효과가 짧게 지속된다면

예전에는 한번 주사 맞으면 오랫동안 안 아팠는데 요즘은 몇 달 안가서 아프다는 이야기를 들을 때가 있습니다. 주사치료의 효과가 예전과 달리 효과가 짧게 지속되는 경우가 종종 있을 수 있습니다. 질환 자체가 나빠진 경우, 받은 치료의 종류가 다른 경우, 다른 질환이 발생한 경우 등 여러 가지 원인은 다양합니다.

예전과 비슷한 증상으로 다시 주사치료를 받았는데 효과가 짧게 지속되는 경우, 가장 흔히 하는 질문은 "내성이 생긴 것이 아닌가?"하는 것입니다. '내성'이라는 개념은 주로 항생제에 사용되는 개념으로

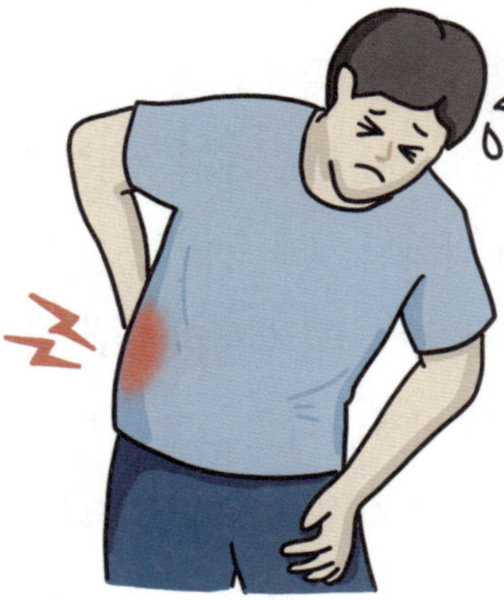

스테로이드를 제외하고는 일반적으로 통증주사치료에 사용되는 약물과는 무관한 개념인 경우가 대부분입니다.

주사치료의 효과가 달라지는 이유

환자에 따라 상황에 따라 그리고 주사 방식에 따라 다양한 상황이 있을 수 있지만 효과가 이전과 다르다고 생각되는 이유는 크게 세 가지입니다.

첫 번째, 질환 자체가 나빠진 경우입니다. 증상은 동일하다고 느낄 수 있으나 실제 질환 자체가 악화된 경우 이러한 느낌을 많이 받을 수 있습니다. 근골격계 질환의 경우 MRI 등의 검사결과에서 큰 차이가 없더라도 내부적으로는 질환이 악화되는 경우가 있을 수 있으며 근력이 약화된 경우에도 검사결과와 무관하게 증상이 악화되는 상황이 있을 수 있습니다. 고가의 검사라도 모든 것을 완벽하게 알려주진 않습니다. 주사의 종류도 영향을 미칩니다. 힘줄 부위에 스테로이드 주사를 반복적으로 맞을 경우 주사 부위의 퇴행성 변화가 더욱 심해져서 질환 자체가 악화된 것과 동일한 결과를 초래할 수 있습니다. 신경 질환의 경우 시간이 지남에 따라 또는 병변이 악화됨에 따라 신경의 변성이 심해지면 이전과 다른 느낌을 받을 수 있습니다.

두 번째, 이전에 받았던 시술(주사)의 종류와 이번에 받은 치료의 종류가 다른 경우입니다. 주사요법의 종류는 일반적으로 생각하는 것보다 훨씬 더 많으며 상당수의 주사요법이 환자가 시술 부위를 볼 수 없는 자세에서 시행되고 설령 볼 수 있다 하더라도 어떠한 시술을 받는지 정확히 알기 힘듭니다. 동일한 증상이더라도 병원에 따라, 의료진에 따라 다른 방식의 주사요법을 사용하는 경우도 있습니다. 그렇기에 병원을 변경하여 치료받는 경우에는 이전 병원에서 받은 시술 내역을 알려주시면 더욱 효과적인 치료를 받을 수 있습니다. 위에 언급한 것처럼 주사요법의 종류는 매우 다양하기 때문에 그냥 '주사 맞았다'는 표현으로는 어떠한 치료를 받았는지 알기 힘듭니다. 드물게는 이번에 받은 시술(주사)이 정확히 시행되지 않아 그럴 수도 있습니다.

세 번째, 이전과 동일한 증상으로 생각되나 실제로는 다른 질환 또는 이유로 인한 경우입니다. 동일한 질환으로 인한 동일한 증상이라고 생각되는 경우에도 사실은 완전히 다른 원인으로 인한 경우가 종종 있습니다. 이를 구분하여 찾아내는 것은 의료진의 임무이지만,

치료를 위해서라도 무조건 이전과 같은 증상이니 같은 주사를 놔달라고 하기보다 번거롭더라도 다시 한 번 증상을 설명하는 것이 도움이 됩니다. 이러한 이유로 추가 검사가 필요한 경우도 있습니다.

이외에도 이전과 주사 효과가 다를 수 있는 이유는 매우 많습니다. 주사치료는 꾸준히 받아야 좋아지는 경우도 있지만 그렇지 않은 경우도 있으므로 이전과 효과가 다른 경우 그 이유에 대해 담당 의료진과 충분히 상의해볼 것을 권합니다.

환문명답

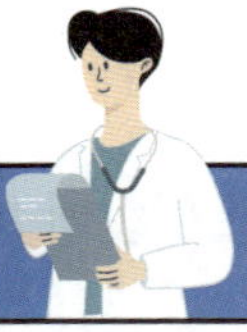

주사 효과가 이전과 다르게 효과가 짧게 지속되는 경우가 있습니다. 이는 질환 자체가 나빠진 경우, 받은 치료의 종류가 다른 경우, 이전과 다른 질환이나 다른 이유로 인한 경우 등 여러 원인이 있을 수 있으니 담당 의료진과 충분히 상의해볼 것을 권합니다.

14

주사, 시술, 수술의 차이는 무엇인가요?

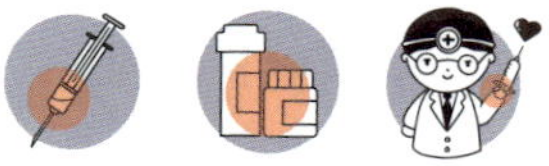

주사

주사(injection)는 통증을 유발하는 원인이 되는 부위에 바늘과 주사기를 사용하여 약물을 주입하는 방법입니다. 일반적으로 통증의 발생 원인에 따라 여러 부위에서 시행될 수 있습니다. 주로 경추, 흉추, 요추 등의 척추에서 나오는 신경이나 관절, 그리고 근육이나 인대 등으로부터 발생하는 통증을 줄이기 위해 시행됩니다. 국소마취제나 스테로이드 그리고 여러 가지 약물들을 사용하여 해당 부위의 염증을 줄이거나, 신경 활동을 억제하여 통증을 줄이거나 완화시키는 것이 목적입니다.

척추에서 나오는 신경을 치료하는 주사의 경우 '신경차단술', '신경블록', 또는 '신경치료술', '신경주사' 등으로 다양하게 불리고 있는데, 대한통증학회에서는 환자와 의사의 이해를 돕기 위해 '신경주사치료'라는 용어로 통일하여 사용하고 있습니다. 또한 주사의 목표가 되는 부위에 따라 경막외주사, 경막외블록, 경추간공신경블록, 경추간공신경주사 등의 표현을 사용하고 있습니다.

신경주사치료에 사용하는 약물은 국소마취제, 스테로이드, 생리식염수 등의 약제들입니다. 국소마취제는 신경 활동을 억제하여 통증을 완화시키는 목적으로 사용하고, 스테로이드는 염증과 부종을 줄이기 위한 목적으로 사용하며, 생리식염수는 염증을 씻어내는 목적으로 사용됩니다. 이 외에도 각기 다른 목적에 따라 여러 가지 약물들이 사용됩니다.

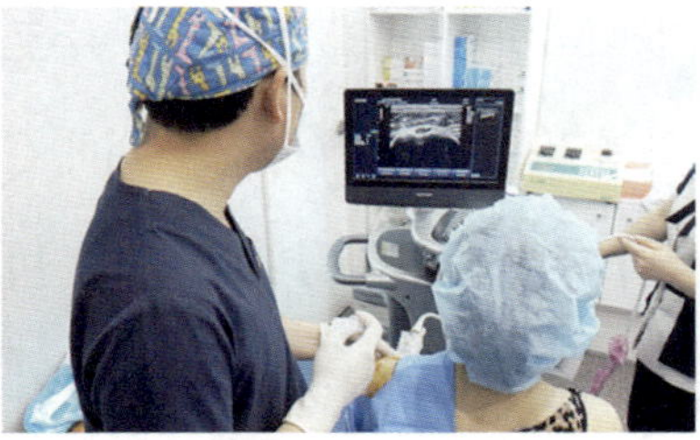

초음파를 이용한 치료

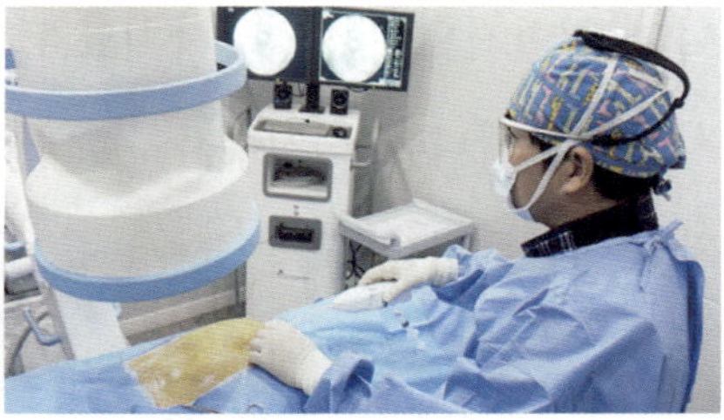

C자형 영상투시장치를 이용한 치료

신경주사치료를 할 때는 초음파나 C자형 영상투시장치라는 X-ray 장비를 사용하여 통증을 유발하는 원인이 되는 부위에 정확하게 약물을 투여합니다. 신경주사치료는 치료적인 목적 이외에도 통증의 원인을 파악하기 위한 진단적인 목적으로도 사용되는데, 소량의 국소마취제를 주사하여 통증이 호전되는지를 판단하여 통증의 원인을 파악하기 위해서입니다.

시술과 수술

시술(procedure)은 통증이 유발되는 부위를 신경주사치료보다 더 정확한 위치에 약물이 퍼질 수 있도록 적극적으로 진단 또는 치료하는 방법입니다. 주로 특수 제작된 바늘이나 작은 관 등의 도구들을 이용하여 통증이 유발되는 부위에 직접 약물을 투여하기도 하고, 풍선(balloon)을 이용하여 유착된 부위를 박리하기도 합니다. 내시경을 이용하여 통증이 유발되는 부위를 직접 확인하면서 치료하기도 합니다. 일반적으로 신경주사치료효과가 미미하거나 일시적일 때 주로 시행하게 됩니다. 신경주사치료와 마찬가지로 정확한 시술을 위해 C자형 영상투시장치라는 X-ray를 사용하여 시행하게 됩니다. 최근, 비수술적 통증치료를 위해 다양한 시술 방법들이 지속적으로 연구, 개발되고 있습니다.

수술(surgery)은 통증이 유발되는 원인이 되는 부위를 외과적으로 직접 제거하는 방법입니다. 꼭 필요한 경우에는 수술을 해야 하지만, 흉터를 남기고 주변 조직과 유착을 일으키는 등 조직 손상이 많기 때문에 통증치료에서는 가장 마지막 수단으로 사용합니다. 신경이 심하게 눌려서 근육이 위축되거나 하지 근력이 심하게 저하된 경우, 감각에 심각한 문제가 생기고 통증이 극심한 경우, 그리고 대소변의 조절장애가 생기는 경우 수술적인 치료를 고려하게 됩니다. 수술은 상담을 통해 전문적인 의료진이 수행하며, 수술하는 방법이나 종류도 다양합니다. 최근에는 내시경을 통한 수술도 많이 시행되고 있습니다. 수술 후 일정기간의 치료와 회복에 대한 관리가 필요합니다.

환문명답

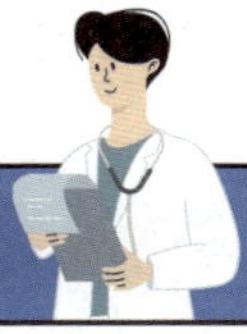

주사는 의사가 통증을 유발하는 원인이 되는 부위에 바늘과 주사기를 사용하여 환자에게 약물을 주입하는 방법이고, 시술은 통증이 유발되는 부위를 신경주사치료보다 더 정확한 위치에 약물이 퍼질 수 있도록 적극적으로 진단 또는 치료하는 방법입니다. 수술은 통증이 유발되는 원인이 되는 부위를 외과적으로 직접 제거하는 방법이라고 볼 수 있습니다. 통증의 원인과 정도, 치료의 목적에 따라 의료진이 판단하여 진행하게 됩니다.

15 주사나 시술, 얼마 간격으로 몇 번이나 받을 수 있나요?

질환의 종류, 환자의 상태에 따라 다르다

시술은 침습적인 방법을 이용하여 통증을 줄여주는 중재적 치료를 말하며 일반적으로 '비수술적 요법', '비수술척추치료'로 알려져 있습니다. 척추 질환에 시행되는 시술에는 경막외차단, 척추 후지내측지차단, 후관절 주사, 통증유발점 주사 등이 있으며, 각 시술의 시행 방법이나 시행 횟수는 아래와 같습니다.

경막외차단은 주로 척추 부위의 경막외공간이라는 특수한 곳에 국소마취제, 스테로이드와 여러가지 특수 약제를 투여하여 통증을 조절하는 방법으로, 일반적으로 '디스크'로 알려진 추간판탈출증,

신경뿌리병증, 척추관 협착증 등의 다양한 척추 질환에서 시행됩니다. 경막외차단은 치료 바늘의 접근방법에 따라 추궁판간 접근법, 경추간공 접근법, 미추강내 접근법으로 나눌 수 있습니다. 질환의 종류, 환자의 상태, 이전 시술에 대한 환자 반응, 사용된 약제에 따라 시행 횟수나 간격이 달라지기에 시술 간격을 일률적으로 특정할 수 없습니다.

경막외차단 접근법

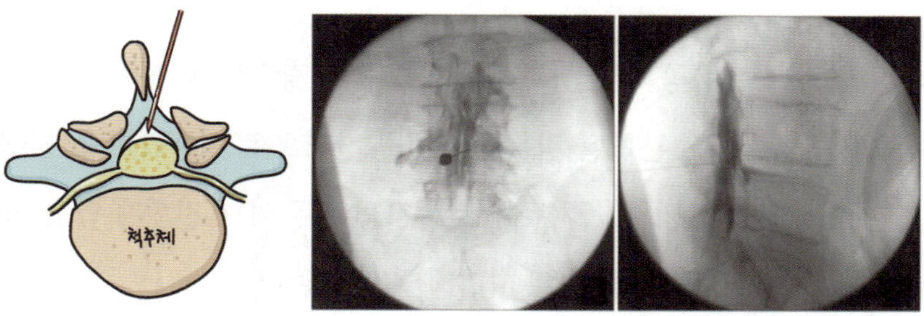

추궁판간 접근법

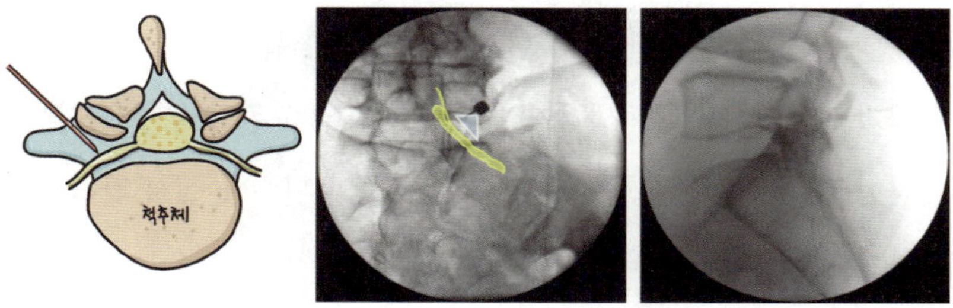

경추간공 접근법

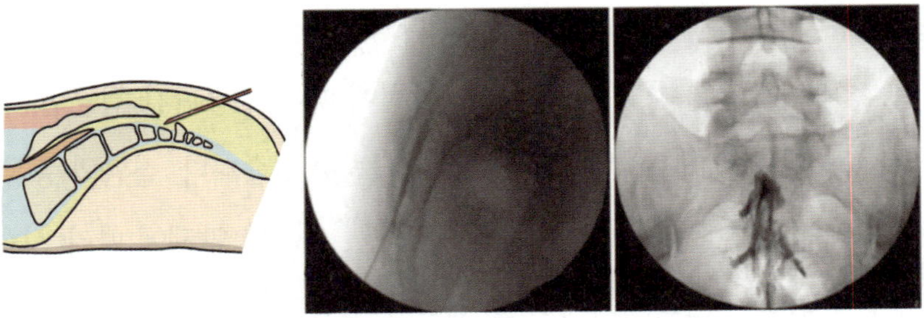

미추강내 접근법

환자의 상태 및 반응에 따라 다르게

일반적으로 통증의 급성기에는 1~2주 간격으로 시행하며, 이후 통증이 어느 정도 완화된 경우 1~2개월 간격으로 시행합니다. 일정 기간 이상의 경막외차단 치료에도 환자의 통증이 호전되지 않을 경우 다음 단계인 신경성형술을 고려해볼 수 있습니다.

경막외차단은 일반적으로 국소마취제에 스테로이드(부신피질호르몬제)와 다른 치료 약제들을 섞어서 사용하며, 이들 약제 중 스테로이드는 장기간 자주 사용할 경우 혈관이 확장되고 몸이 붓고, 당 수치가 올라가고, 생리 변화가 생기거나 심각할 경우 고관절 무혈성 괴사나 골다공증을 유발할 위험이 있으므로 시술의 횟수나 실시 간격을 엄격하게 제한하고 있습니다.

척추 후지내측지차단이나 후관절 차단술은 후관절증후군(facet joint syndrome)에서 시행하게 되는데, 후관절증후군은 일종의 척추 노화현상인 척추증(spondylosis)으로서 신경뿌리병증과 연관된 하지 방사통

보다는 주로 요통 및 하지 연관통을 호소하는 질환입니다. 허리를 뒤로 젖히거나 젖힌 상태에서 뒤틀면 통증이 심해지고 굽히면 완화되는 특징이 있으며 아침에 일어날 때 허리가 뻣뻣하나 움직이면 차차 호전됩니다. 이런 후관절증후군은 후지내측지 차단이나 후관절 차단으로 통증이 사라지면 진단하게 됩니다. 시술 간격은 환자의 상태 및 반응에 따라 간격 및 횟수가 달라집니다. 척추 후지내측지의 경우는 장기간 통증치료 효과를 기대하고 고주파열응고술을 시행할 수도 있습니다.

척추 후관절 및 후지내측지 차단술

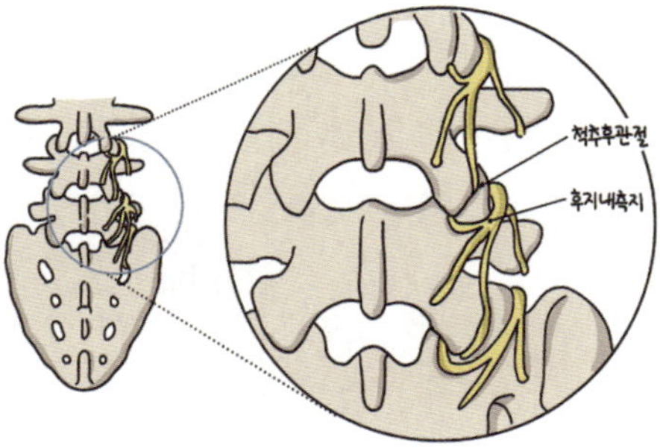

해부

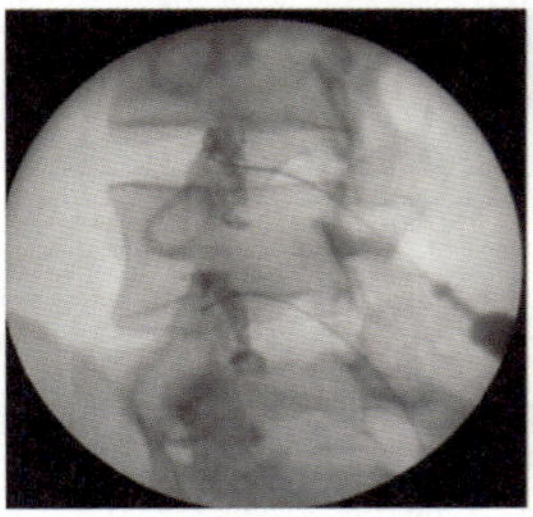

후관절 차단술

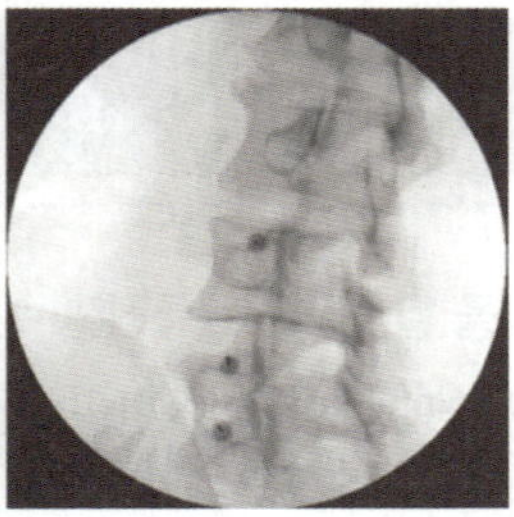

후지내측지 차단술

통증유발점 주사는 척추 부위 근근막통증증후군에서 시행합니다. 근근막통증증후군은 근육의 과다한 사용, 외상, 스트레스, 기타 척추 질환으로 인해 근육조직에 통증유발점이 발생되고, 이와 관련된 연관통을 특징으로 합니다. 통증유발점 주사의 시행 간격은 다른 시술과 마찬가지로 일률적으로 그 기간을 정하기 어렵습니다. 통상 3~7일 간격으로 시행하나, 환자의 상태 및 이전 치료에 대한 반응을 고려하여 기간을 결정해야 하며, 시술 이후 스트레칭을 병행합니다.

관절주사 시에는 일반적으로 국소마취제, 스테로이드와 히알루론산(hyaluronic acid) 등을 사용하는데, 스테로이드는 장기간 자주 사용하면 여러 가지 부작용이 생기므로 반드시 주의해야 합니다.

환문명답

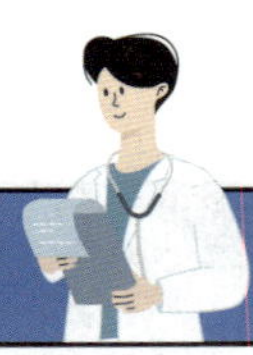

주사나 시술의 시행간격을 일률적으로 특정할 수는 없습니다. 질환의 종류, 환자의 상태, 이전 시술에 대한 환자 반응, 사용된 약제에 따라 시행 횟수나 간격이 달라집니다.

16

신경성형술, 효과가 좋다는데 받아도 되나요?

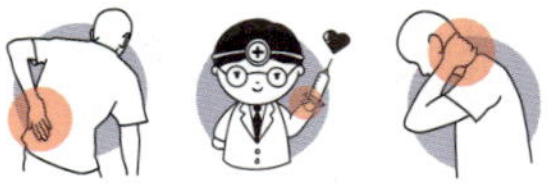

효과적인 비수술 치료 방법

허리통증에 적용하는 신경성형술은 통증을 유발하는 신경 부위에 약물을 주입하는 시술이며 비수술적 치료 방법입니다. 신경성형술은 꼬리뼈 부위에 있는 해부학적인 구멍을 통해 초소형 카테터를 넣어 손상 부위에 생리식염수로 염증 부위를 세척하고, 염증을 치료하는 약물을 병변 부위에 직접 투입하게 되어 신경 유착을 풀어줍니다. 시술 시 C자형 영상투시장치를 통해 시술 부위를 실시간 확인할 수 있어 카테터를 통한 신경 유착의 물리적 박리도 가능합니다. 시술 시간은 30분~1시간 내외로 짧은 편이며, 피부 절개를 하지 않는 최소침습적인 치료법으로 수술 후 통증이나 출혈의 위험이 적습니다. 수술 후 일시적인 시술부위 통증, 이상 감각, 시술 중 또는 시술 후 뇌압상승에 의한 두통, 감염, 저림, 경막 천공으로 인한 뇌척수액 누출이 발생할 수 있으나 대부분 일시적이고, 자연 치유됩니다.

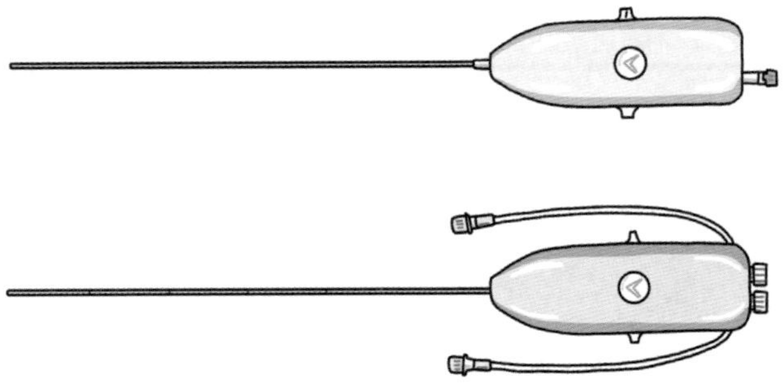

신경성형술용 카테터

최근 신경성형술에 대한 연구들과 임상 경험이 축적되면서 이 시술에 대한 의학적 근거가 점차 확고해지고 있습니다. 요통의 원인이 척추불안정증이나 전방전위증이 있거나 척추관 협착증이 심한 경우에는 신경성형술의 효과를 기대하기 어려울 수 있으나, 척추 부위 시술에서도 언급했듯이, 최근의 연구에서 6개월 이상의 요통이나 척수신경근통이 약물치료, 요추부위 주사치료 및 물리치료로 호전되지 않을 경우 신경성형술을 추천하고 있습니다.

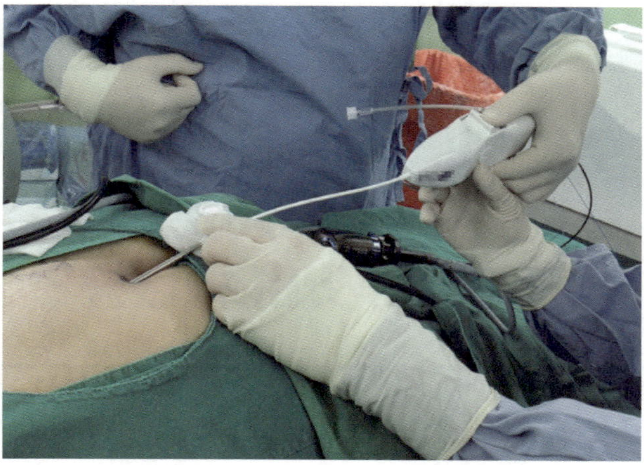

신경성형술용 카테터를 이용하여 신경성형술을 시행하는 장면

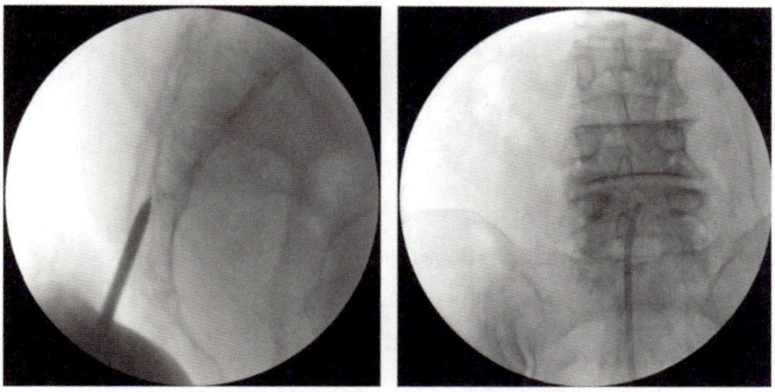

영상투시장치를 이용한 카테터의 위치 확인 사진

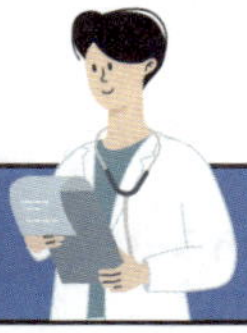

환문명답

신경성형술은 약물치료, 신경주사치료 및 물리치료로 호전되지 않거나 수술을 원치 않는 경우, 이전에 척추수술을 받았으나 통증이 지속되는 척추수술후통증증후군 환자 등에게 시행할 수 있습니다.

17

수술 외에 통증을 효과적으로 치료하는 방법에는 무엇이 있나요?

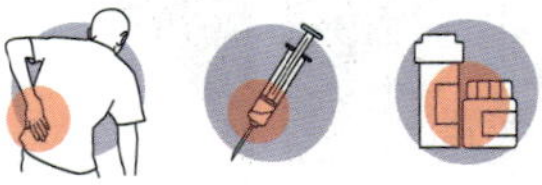

다양한 보존적 치료 방법

통증을 조절하는 방법을 크게 두 가지로 나눠보면 수술적 치료(침습적 치료)와 비수술적 치료(보존적 치료)가 있습니다.

수술적 치료는 통증의 원인을 제거하기 위해 인체 조직을 변형하거나 복구하는 방법으로서 신체를 절개하는 경우가 많습니다. 수술적 치료를 최우선으로 시행하지 않는 이유는 보존적 치료에 비해 합병증과 부작용이 상대적으로 위중하며 영구적일 가능성이 있기 때문입니다. 특히 치료가 실패한 경우에는 더 악화될 가능성도 높습니다. 따라서 일반적으로는 증상의 정도에 따라 초기에는 비수술적 치료를 먼저 시행하게 됩니다.

비수술적 치료에는 통증관련 시술, 약물치료, 정신의학적 치료, 물리치료, 재활치료 등이 있습니다.

이 중 우선 약물치료에 대해 알아보면 통증을 치료하기 위해 사용되는 진통제는 해열진통제, 소염제부터 항우울제, 항불안제, 항경련제, 근이완제, 그리고 마약성 진통제에 이르기까지 종류가 다양합니다. 진통제에 지나치게 의존하는 분들도 있고, 반대로 만성 통증으로 악화되었는데도 불구하고 부작용에 대한 걱정으로 거부하시는 분들도 있습니다. 진통제는 통증의 원인과 증상 그리고 각 개인의 나이나 전신 상태에 따른 부작용을 고려하여 사용합니다. 예를 들어 신경 자체가 손상되어 따갑고 찌르는 듯한 발작성 통증이 특징인 대상포진 후신경통에는 항경련제가 효과가 좋습니다. 소염진통제는 관절통에 효과가 좋지만 위장 장애의 부작용 때문에 장기 복용은 권장하지 않습니다. 마약성 진통제는 우리나라의 경우 비교적 사용량이 적었는데 최근 오남용이 심각한 사회적 문제로 대두되고 있으며, 의사와 잘 상의하여 반드시 필요한 경우에만 사용해야 합니다. 혈액 순환제 등의 보조 약물은 의사의 처방으로 사용하며 안전성과 효과를 어느 정도 인정받은 약물입니다.

비수술적 치료 중 정신의학적 치료에는 행동치료, 인지행동치료, 최면치료, 바이오피드백 등이 있습니다. 만성 통증은 우울증, 수면장애 등의 증상을 유발하므로 가능하면 정신의학적 치료를 병행하는 것을 권장합니다.

통증 관련 시술

비수술적 치료 중에 주사치료 외의 통증 관련 시술에는 '신경성형술', '디스크성형술', '척추뼈성형술', '고주파열응고술' 등이 있습니다. '시술'이라고 부르는 이유는 단순히 약물을 주입하는 '주사'보다는 피부를 약간 절개하거나 통증을 유발하는 조직을 제거하거나 몸 안에 기계를 삽입하는 등 '수술에 가까운 치료'이기 때문입니다.

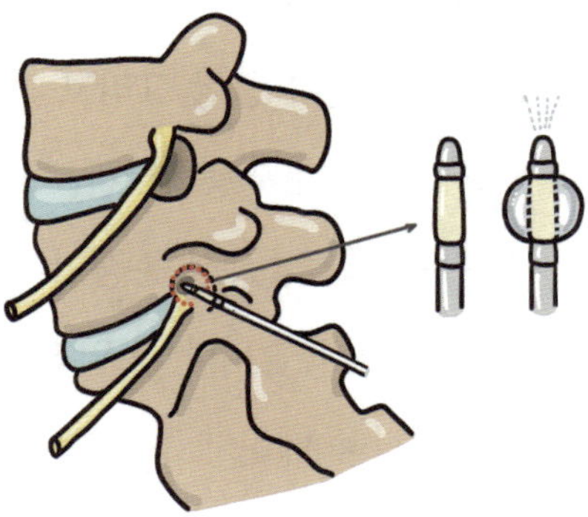

'신경성형술'은 풍선감압술, 경막외유착박리술과 서로 비슷한 시술입니다. 디스크나 협착증이 오래되거나 척추수술 후유증으로 척추 구조에 염증이 생기면 신경과 신경주위가 붓고 충혈됩니다. 이러한 염증 상태가 오랜 시간 지속되면 경막외공간에 섬유화와 유착이 발생하여 기존의 탈출된 디스크나 협착증을 악화시키고 몸의 움직임에 따라 신경이 당겨지거나 눌려 통증이 매우 심해집니다. 유착이 심하면 일반 신경차단술로는 약물이 잘 퍼지지 않아서 효과가 좋지 않은데, 이러한 유착을 제거하고 약물을 주입하는 것을 유착박리술 혹은 신경성형술이라고 합니다. 신경 자체를 성형하는 것이 아니라 신경 주위를 성형해서 풀어주는 방식입니다. 염증과 유착이 발생한 부위를 풍선이나 카테터로 제거하여 신경이 눌리거나 엉킨 것을 느슨하고 자유롭게 만드는 것입니다.

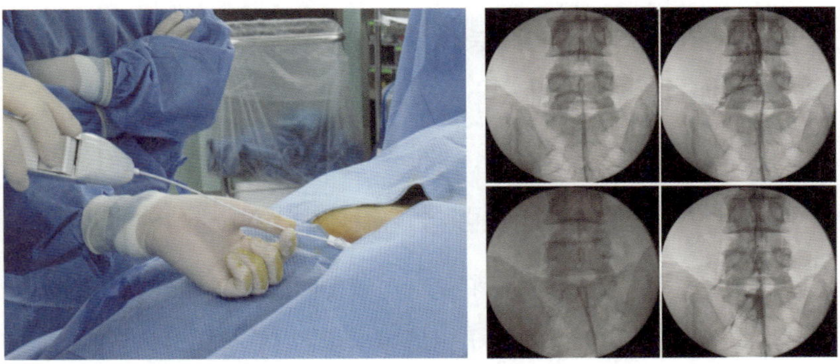

특수 카테터를 이용한 신경성형술

'디스크성형술'은 찢어지거나 튀어나온 디스크에 관을 넣고 그 안으로 고주파를 발생시키는 선을 삽입하여 디스크의 수핵을 증발시키고

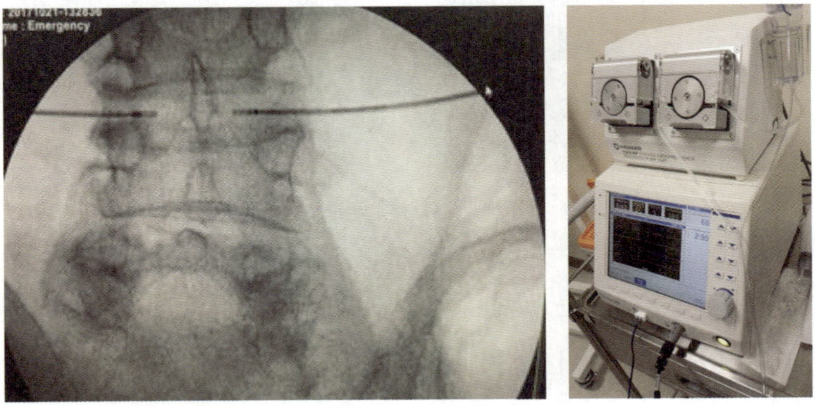

디스크성형술

인접한 디스크 바깥쪽 부분을 열로 응축하여 디스크의 압력을 낮추고 통증을 유발하는 신경도 제거하는 시술입니다.

'척추뼈성형술'은 압박 골절된 척추뼈에 바늘을 넣고 의료용 시멘트를 주입하여 척추뼈를 보강하고 통증을 완화시키는 시술입니다. 골다공증이나, 암이 척추뼈로 퍼져서 뼈가 매우 약해지면 크게 다치지 않아도 척추 골절이 쉽게 발생할 수 있습니다. 척추뼈는 부서져서 분리되기 보다는 금이 가거나 찌그러지기 쉬운데 심한 경우 꼼짝하기도 힘든 통증이 발생합니다. 대개 3개월이면 굳어서 호전되는 경우가 많지만, 누워만 있으면 폐렴 등 다른 합병증이 발생할 수 있습니다. 척추뼈성형술은 효과가 빠르고 시술 후 수일내에 거동이 가능한 경우가 많아, 특별한 합병증이 없다면 주치의와 상의하여 조기에 퇴원하는 것도 가능합니다.

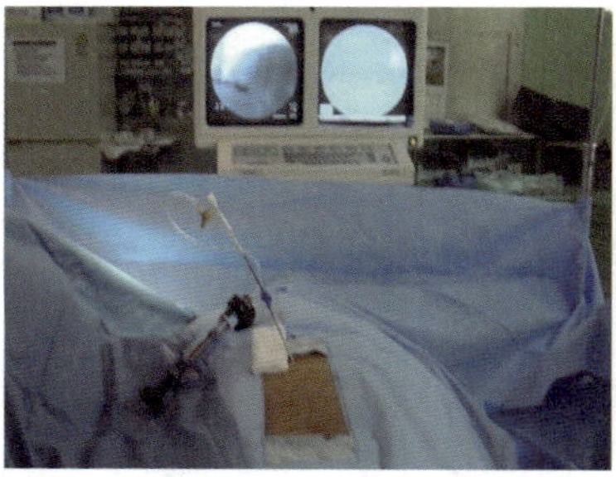
척추뼈성형술

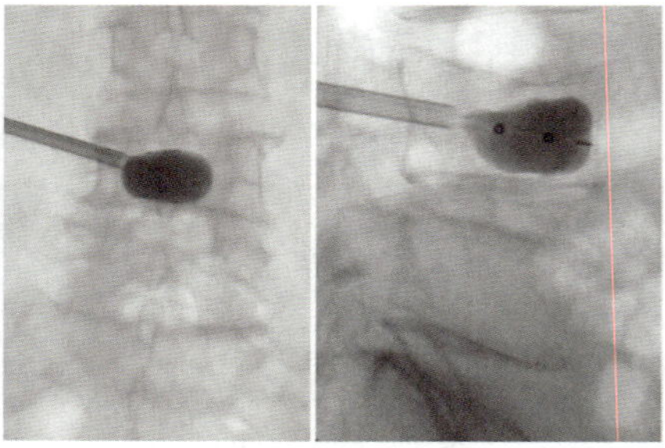
풍선척추성형술

'고주파열응고술'은 고주파의 열에너지와 전기장 등을 이용하여 신경의 이상신호를 억제시켜줌으로써 통증을 조절하는 방법입니다.

주사치료나 여러 가지 시술로도 효과가 부족하다면 강한 진통제를 처방합니다. 하지만 심한 부작용이 있거나 효과가 부족하여 극심한 통증으로 일상생활이 어려운 경우에는 진통 기계를 몸속에 삽입하기도 합니다. 이러한 기계는 크게 두 종류인데 하나는 척수신경을 자극하는 '척수자극기'이고, 다른 하나는 진통제를 직접 척수신경에 주입하는 '척수 약물 펌프'입니다. 몸에 기계를 삽입한다는 점이 꺼려질 수 있지만, 수술도 할 수 없는 난치성 통증이나 암성 통증 환자에서 고려해 볼 수 있습니다. 그러나 부작용의 위험도 있기 때문에 반드시 전문의와 충분히 상의한 후 결정해야 합니다.

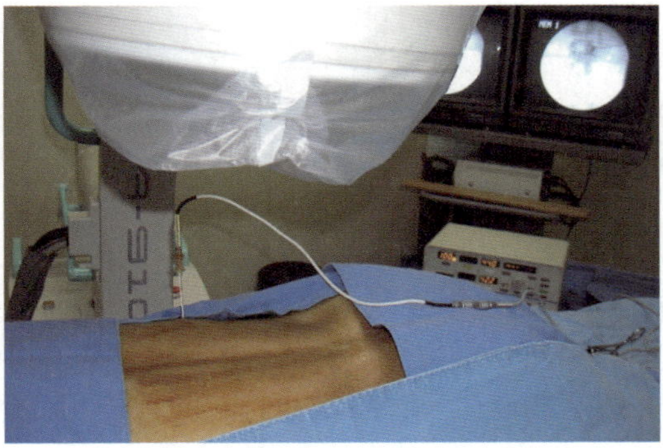

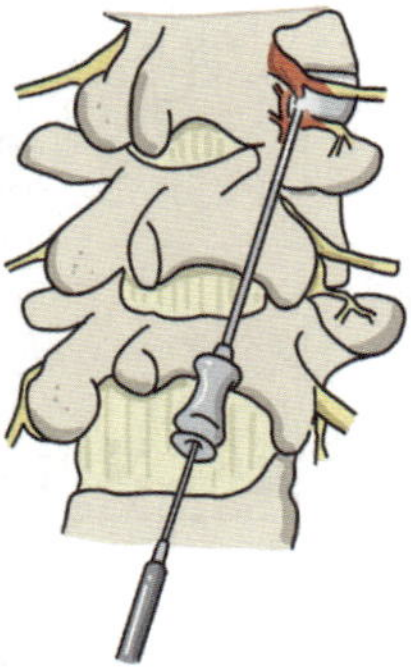

고주파열응고술

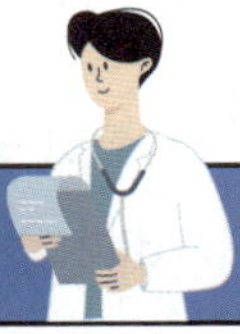

환문명답

수술적 치료 외에 통증의 원인을 치료하는 다른 방법으로는 비수술적 치료로서 주사치료를 포함한 통증관련 시술, 진통제를 포함한 약물치료, 정신의학적 치료, 물리치료, 재활치료 등이 있습니다.

18

무릎에 물이 자꾸 차는데, 수술을 해야 할까요?

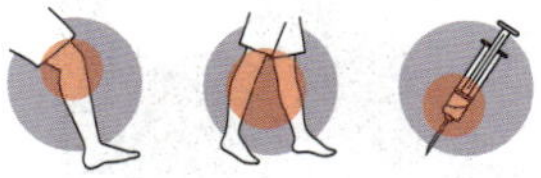

무릎에 물이 차는 이유

무릎에는 무릎의 움직임을 부드럽게 하고자 정상적으로 윤활막에서 만들어진 윤활액이 관절 내에 존재합니다. 무릎 주위에는 기름과 같은 윤활액이 들어 있는 주머니 모양의 구조물인 윤활낭이 여러 개 있으며 이중 일부는 무릎관절과 통해져 있습니다. 관절 내 공간과 관절 윤활낭에 물 같은 성분들이 찰 수 있는데 아주 적은 양은 건강한 사람에게서도 존재하지만 외상, 과사용, 감염, 전신적 원인 또는 골관절염의 변화가 이러한 관절 내 물이 차게 할 수 있습니다.

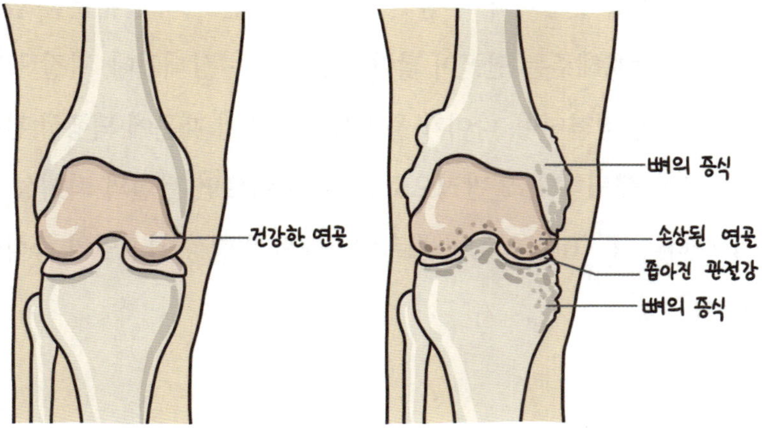

건강한 무릎(좌측)과 골관절염 무릎(우측)

무릎에 물이 차면 부종, 뻣뻣함, 열감, 통증을 호소하며 운동 범위가 감소합니다. 무릎은 외상, 염증, 감염 및 퇴행성 변화로 인해 부상을 입기 쉬운 관절이며 무릎에 물이 차는 원인은 급성 외상부터 만성 전신 질환까지 다양합니다. 무릎에 물이 차는 흔한 원인으로는 골관절염, 외상, 통풍으로 알려져 있습니다. 무릎관절에 생기는 물은 염증성 또는 비염증성, 외상성 또는 만성 질환으로 인해 발생할 수 있습니다. 최근에 다치고 나서 물이 차는 경우는 인대 또는 반월상 연골 파열과 같은 무릎 내부 손상의 가능성이 높으며, 외상 병력이 없는 경우는 골관절염이나 감염, 전신 질환을 의심할 수 있습니다.

무릎에 물이 많이 차서 부종과 통증이 발생 시에는 정확한 진단과 치료를 위해 영상의학적 검사 및 신체검사가 필요합니다. 관절액을 뽑아서 검사를 진행하기도 합니다. 물이 차는 경우 골관절염이 원인인 경우가 가장 흔합니다. 무릎의 골관절염이란 뼈의 끝부분을 덮고 있어 뼈를 보호해주는 연골이 닳아서 없어지는 상태인데, 관절 질환 중 가장 흔한 질환이며, 나이가 들면서 증가하기 때문에 퇴행성 관절염이라고도 불립니다. 일반적으로 40세에 이르면 관절의 퇴행성 변화가 나타나며, 60대의 50퍼센트 이상에서 퇴행성 관절염의 증상이 나타납니다.

수술은 신중하게 선택해야 한다

무릎관절을 감싸고 있는 관절낭의 안쪽에 얇은 막이 존재하는데 골관절염 환자에서는 이 막에 염증이 동반되는 경우가 많고 물이 반복적으로 차는 경우가 흔히 있습니다. 물이 많이 차게 되면 관절강 내 압력이 증가하면서 통증과 열감, 부종이 생기고 무릎관절 주위 근력을 약화시키므로 무릎의 물을 뽑아주는 것이 증상 완화에 도움이 됩니다. 시술은 비교적 안전한 것으로 알려져 있지만 반복적으로 할 경우 무릎 주위 인대의 손상으로 인한 약화와 무릎관절강 내 감염의 위험이 증가합니다. 증상 및 건강 상태에 따라 치료가 달라지므로 시술 전에 반드시 전문의와 상의하시는 것이 좋습니다.

무릎에 물이 반복적, 지속적으로 발생한다고 해서 수술을 먼저 고려하지는 않으며 수술적 치료는 제한적으로 시행됩니다. 하지만 원인이 중증의 골관절염인 환자의 경우, 일반적인 운동 치료 및 소염진

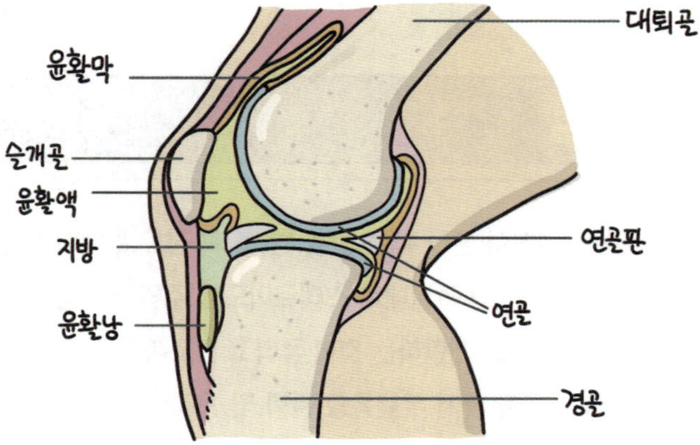

무릎관절의 해부학적 구조

통제, 보존적 치료에 반응하지 않고 반복적으로 물이 차고 심한 통증과 더불어 일상생활에 많은 제약이 생긴다면 무릎 인공관절 수술을 고려해 볼 수 있습니다. 그러나 정확한 진단을 통해 원인을 파악하고 그에 맞는 적절한 치료를 해서 반복적으로 물이 발생하지 않도록 관리하는 것이 더욱 중요합니다.

현재까지 무릎관절에서 물을 빼는 것을 연 몇 회 정도로 해야 안전하다는 명확한 근거는 없지만 관절 안으로 스테로이드를 주입하는 경우를 기준으로 1년에 수회 정도로 제한하는 것이 좋다고 권고하고 있습니다. 필요한 경우 무릎에서 물을 빼서 무릎통증 완화 및 움직임에 많은 도움이 될 수 있지만 무릎 주위 인대의 손상 및 드물지만 감염, 관절 내 피가 차는 것 같은 합병증이 발생할 수 있으므로 자주 시행하는 것은 위험성이 더 크다고 판단됩니다.

환문명답

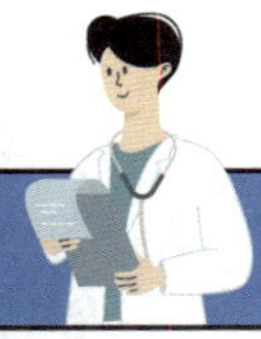

현재까지 무릎관절에서 물을 빼는 것을 연 몇 회 정도로 해야 안전하다는 명확한 근거는 없지만 관절내로 스테로이드를 주입하는 경우를 기준으로 1년에 수회 정도로 제한하는 것이 좋다고 권고하고 있습니다. 필요한 경우 무릎에서 물을 빼서 무릎통증 완화 및 움직임에 많은 도움이 될 수 있지만 무릎 주위 인대의 손상 및 드물지만 감염, 관절내 피가 차는 것 같은 합병증이 발생할 수 있으므로 자주 시행하는 것은 위험성이 더 크다고 판단됩니다. 무릎에 물이 반복적, 지속적으로 발생한다고 해서 수술을 먼저 고려하지는 않으며 수술적 치료는 제한적으로 시행됩니다.

19

시술 받은 허리가 또 안 좋아졌어요. 수술을 해야 할까요?

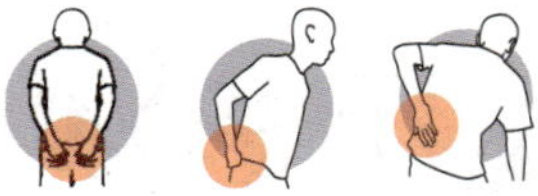

수술적 치료를 고려하는 경우

시술 받은 허리가 또 안 좋아졌다고 반드시 수술을 받아야 하는 것은 아닙니다. 다양한 비수술적 치료법으로 환자의 증상이 완화될 수 있기 때문입니다. 하지만 모든 보존적 치료에도 증상의 호전이 없고, 마비, 보행 장애 등 신경학적 증상이 악화되면 수술적 치료를 고려해야 합니다.

수술적 치료를 고려하는 대표적인 경우가 있습니다. 경추는 척수신경이 척추관 내 공간의 대부분을 차지하기 때문에 척수신경을 직접 압박하는 경우가 많은데, 척수신경의 압박이나 손상으로 인해 손이나 팔의 근력약화와 함께 섬세한 손가락 놀림이 어려워지고 하지의 균형감각 소실과 보행 장애 등 마비 증상을 동반할 경우 수술을 고려해야 합니다. 또한, 마미증후군은 허리 척추뼈 아래 부위에 있는 여러 다발의 신경근이 압박을 받아 생기는 질환으로 요추 추간판탈출증에서 많이 발생하는데, 회음부 감각이 없거나, 대변 또는 소변을 자신의 의지대로 조절할 수 없거나, 혹은 새롭게 발생하거나 진행하는 감각과 근력이 비정상적일 때 응급 수술을 필요로 하게 됩니다.

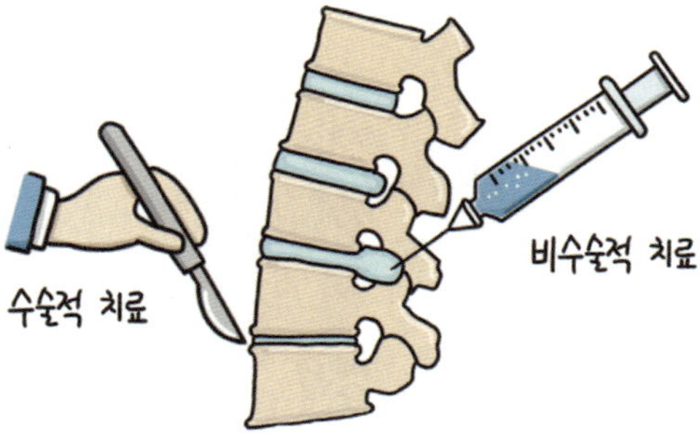

수술적 치료와 비수술적 치료에 관한 비교 연구는 오랫동안 다양하게 진행되었는데, 그 결과는 연구마다 다소 상의합니다. 세계 최고 권위의 의학 저널인 NEJM에 2007년도 발표된 연구에 의하면, 엉덩이부터 대퇴부 뒤쪽, 종아리, 발의 통증과 저림증을 보이는 좌골신경통을 동반한 추간판탈출증에서 조기 수술과 보존적 치료를 비교한 결과 1년 후 결과는 두 군에서 유사하다고 보고하였습니다. 추간판 내부가 변성되거나 섬유륜이 찢어진 질환인 추간판내장증, 추간판 높이 감소 및 뼈가 자라는 등의 소견을 보이는 퇴행성 추간판질환 등

추간판질환에서 6개월까지는 수술적 치료를 받은 경우에서 통증 감소가 우월하지만, 1년 후에는 수술을 받지 않은 경우와 차이가 없다고 보고하였습니다. 반면, 퇴행성으로 척추가 인접하는 밑의 척추에 비해 비정상적으로 앞으로 빠져 있는 척추전방전위증을 동반하는 척추관 협착증, 요추 추간판탈출증에서 8년 동안 추적한 결과 비수술적 치료를 받은 환자보다 수술적 치료를 받은 환자에서 통증 및 기능의 개선, 환자의 만족도가 우월하다는 연구도 있습니다.

수술 후 발생할 수 있는 합병증으로 재발이 있습니다. 재수술이 필요할 정도의 재발은 2~5퍼센트 정도이고, 감염은 2~3퍼센트, 혈종은 약 4퍼센트에서 발생할 수 있습니다. 드물지만 수술 중 주요 혈관 손상이 발생할 수 있고, 수술 후 척추 불안정성도 생길 수 있습니다. 이외에 척추수술후통증증후군이라는 질환이 있는데, 척추수술 후에도 통증이 지속하거나 저리며 증상이 다시 발생하는 질환입니다. 대략 15퍼센트 정도로 보고되고 있으며, 수술 중 통증의 원인이 제대로 제거되지 않거나, 수술 후 유착 및 척추에 삽입된 기구에 의해 통증이 발생할 수 있습니다. 척추수술후통증증후군은 약물요법, 재활치료, 신경치료 등 다양한 치료법이 시행되지만, 아직 병인이 명확하지 않기 때문에 치료가 어려운 경우가 많고, 극심한 통증이 지속할 경우 척수자극기를 몸속에 삽입하기도 합니다. 척수자극기는 척수 주위에 전극을 삽입하고, 여기에 전기 신호를 보내 통증을 상쇄시켜주는 치료법입니다. 또한, 척추를 고정한 수술을 한 경우 고정된 관절 위, 아래 척추관절에서 새로운 병변이 나타날 수 있습니다.

비수술적 치료

비수술적 방법 중에서 신경주사치료는 바늘을 통증의 원인이 되는 신경 주변에 정확하게 거치시킨 후 약물을 직접 병변에 주입함으로써 통증을 보다 효과적으로 완화시킵니다. 경요추 추간판탈출증, 척추관 협착증에서 2~3주 간격으로 반복적으로 시행한 경우 좋은 임상 결과를 보였다는 연구가 있습니다. 경막외신경성형술은 신경을 싸고 있는 경막외공간이라는 부위의 유착을 특수제작된 바늘을 이용하여 치료하는 방법으로 추간판탈출증, 척추관 협착증, 척추수술후통증증후군 등 다양한 질환에서 시행됩니다. 환자의 상태에 따라 반복적으로 시행할 수 있습니다.

하지만 비수술적 치료법도 100퍼센트 완벽하다고 볼 수는 없습니다. 경미한 부작용에서부터 심한 후유증을 남기는 심각한 부작용도 발생할 수 있습니다. 시술 받은 허리가 또 안 좋아졌다고 수술을 받아야 하느냐는 질문에 대한 정답은 없습니다. 환자마다 증상이 다르고, 척추 질환의 종류와 중증도가 상이하며, 환자의 나이와 기저 질환 등 고려할 점이 매우 많기 때문입니다. 개개인에 맞춰서 다양한 요소들이 신중히 고려되어야 하므로 수술적 치료에 앞서 전문의와 충분히 상의할 것을 권해드립니다.

환문명답

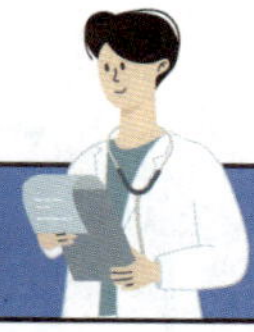

시술 받은 허리가 또 안 좋아졌다고 반드시 수술을 받아야 하는 것은 아닙니다. 다양한 비수술적 치료법으로 환자의 증상이 완화될 수 있기 때문입니다. 하지만, 모든 보존적 치료에도 증상의 호전이 없고, 마비, 보행 장애 등 신경학적 증상이 악화하면 수술적 치료를 고려해볼 수 있습니다.

20

나이 들면 척추수술이 어렵다는데, 미리 수술을 받는 게 나을까요?

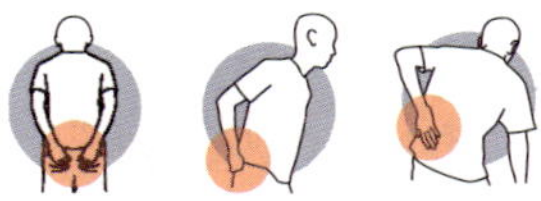

나이 때문에 수술을 미리 할 필요는 없다

척추수술은 미리 예상하고 받는 것이 아닙니다. 필요한 경우에는 수술을 받아야 하겠지만, 반드시 필요한 경우가 아니라면 수술의 선택은 신중해야 합니다. 의사들 중 나이 들면 수술을 하기 힘들기 때문에 수술이 필요하지 않음에도 미리 수술을 받으시라고 권하는 분은 없으리라 생각합니다. 척추수술의 명확한 적응증은 정해져 있습니다. 디스크탈출증의 경우 디스크에 의해서 발생한 마미증후군이 동반된 경우에는 빠른 시일 내에 수술적 치료를 받아야 합니다. 그 외에 디스크탈출증 증상에 대해 약물치료 또는 주사치료 등의 보존적 치료에도 불구하고 증상의 호전이 없어 치료가 어려운 척수신경근통이 있는 경우에도 수술적 치료가 필요할 수 있습니다. 또한 척추관 협착증 환자의 경우 일반적으로 보존적 치료에도 불구하고 증상의 개선이 없는 경우 시행을 고려해 볼 수 있습니다.

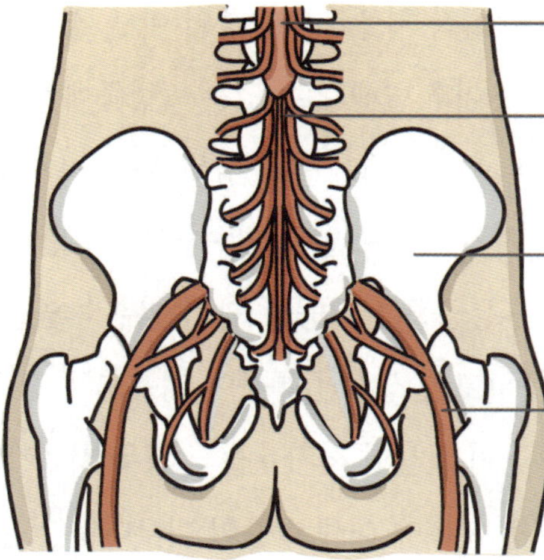

마미증후군이란 허리 아래부위의 척추관 내에 있는 마미(말총)라는 신경다발의 손상으로 인해 발생하는 신경학적 이상 상태를 말합니다. 마미라고 불리는 신경다발을 통해 뇌에서 보내는 여러 가지 신호가 골반이나 하지로 내려가게 되고 이를 통해 사람은 앉고 서고, 걷고 움직이는 동작을 할 수 있습니다. 뿐만 아니라 대변이나 소변의 조절, 장의 운동 등에도 이 신경다발이 관여하고 있습니다. 만약 디스크 탈출 정도가 심해서 이 신경다발이 심하게 눌리는 경우에는 뇌와 연결된, 골반이나 하지의 감각과 운동에 장애가 발생해 영구적인 하지 마비가 발생할 수 있고, 방광이나 장운동, 성기능 등에도 문제가 발생해 대소변 조절이 되지 않는 등 심각한 문제가 영구적으로 지속될 수 있습니다. 마미증후군이 의심될 경우에는 가능한 빠른 시간 내에 수술적 치료로 심각한 영구적 합병증이나 마비를 방지할 수 있습니다.

수술적 치료는 그 적응증이 되는 환자들에게 최선의 선택일 수 있습니다. 그러나 명확한 수술적 치료의 적응증이 아닌 경우에는 수술적 치료를 받기 전에, 수술 이후 발생할 수 있는 합병증에 대해서도 고려가 필요합니다. 수술 후 뇌척수액이 새는 경우, 혈종이나 감염 등이 발생할 수도 있고, 여러 가지 이유로 인해 재수술이 필요한 경우도 있습니다. 특히, 척추수술후통증증후군 등과 같이 척추수술을 받은 이후 좋은 결과를 얻지 못하고 만성적인 통증이 지속되는 경우입니다.

척추수술후통증증후군이 발생한 환자분들의 경우 치료가 쉽지 않습니다. 기존의 척추 병변 부위에 대해 수술이 이루어져 있음에도 불구하고 통증이 지속되는 경우들인데, 통증 감소를 위해 척추 주사치료를 시행하려고 해도 수술을 시행한 부위의 척추는 수술을 시행하지 않은 척추와는 달리 주변 조직의 반흔, 유착, 구조적 변형 등으로 인해 시술이 어려운 경우가 많기 때문입니다. 시술을 위해 바늘을 통증과 관련된 신경 근처에 위치시켜도 신경 주변이나 경막외공간의 유착 등으로 인해 약제가 병변 부위나 통증의 원인이 되는 신경에 충분히 퍼지지 않는 경우가 많습니다. 이 경우 동일한 시술을 시행하더라도 수술을 받지 않은 분에 비해 효과가 떨어지는 경우가 많고, 고가의 다른 시술이나 치료를 시행해야 할 가능성이 높아집니다. 결국 여러 가지 치료에도 불구하고 증상이 지속되는 환자분들 중에는 척수자극술 등의 치료를 선택하기도 합니다.

실제 디스크탈출증이나 척추관 협착증 등이 있는 환자분들 중 많은 경우는 약물치료나 운동, 신경주사치료 등의 보존적 치료로 증상이 호전될 수 있습니다. 통증으로 인해 운동을 하기 어려운 경우도 있지만, 보존적 치료로 통증이 개선되면 운동을 시작하고 통증과 관련된 질환을 관리하면서 일상생활을 영위할 수 있습니다.

보존적 치료에도 효과가 없을 때 신중하게 선택하자

나이가 들면 수술을 받기도 어렵고 체력이 떨어져서 정작 필요할 때 수술을 받지 못하게 되는 것이 아니냐는 걱정에 대해서는 충분히 이해가 갑니다. 그러나 수술을 고려할 때에는 신중할 필요가 있습니다. 주사치료는 해당 병변 부위를 찢거나 구조적으로 많은 변화를 야기하는 치료법이 아니지만, 수술은 병변 부위에 도달하기 위해 피부를 절개하고 병변 부위를 절개하여 제거하거나 신경이 눌리는 부분의 구조물들을 갈아내거나 잘라내는 경우도 있고, 그 과정에서 척추의 불안정성이 발생할 수 있어 척추에 여러 개의 금속 나사와 구조물을 설치하는 경우도 있습니다. 척추 구조의 변화는 한번 시행하면 다시 이전으로 돌릴 수 없다는 점을 고려해야 합니다. 척추수술 후 증상이 좋아지면 다행이지만, 증상의 개선이 없거나 오히려 통증이 더 심해지고 만성화되는 경우도 있습니다. 실제 수술로 인해 구조적 변화가 야기된 경우, 척추의 불편함 외에도 만성 통증이 함께 동반되어 수술을 후회하는 분들도 일부 계십니다.

수술적 치료의 명확한 적응증에 해당하는 경우가 아니라면 약물치료나, 운동, 물리치료, 신경차단술 등의 주사치료를 먼저 받아 보시기를 권해드립니다. 증상의 개선 여부에 따라서 보존적 치료를 지속하면서 2~3개월 이상의 보존적 치료에도 불구하고 증상의 개선이 별로 없거나 통증이 심한 경우에는 수술을 고려해 볼 수 있겠습니다.

증상이 전혀 없음에도 불구하고 고령의 사람들의 척추를 CT나 MRI 등으로 찍어보게 되면 무증상성 디스크나, 척추관 협착증, 척추 관절증 등이 발견되는 경우가 상당히 많습니다. 이 분들은 이러한 병변이 영상검사에서 확인이 되지만 증상이 없이 일상생활을 잘 살아가고 있습니다. 병변이 확인이 되더라도 잘 관리가 된다면 수술적 치료나 별다른 치료 없이 지내는 경우가 상당히 많이 있다는 것이 여러 연구에서 밝혀진 바 있습니다. 수술적 치료가 꼭 필요한 경우도 있지만 선택은 신중해야 하고 꼭 필요한 경우에만 시행하는 것이 좋습니다.

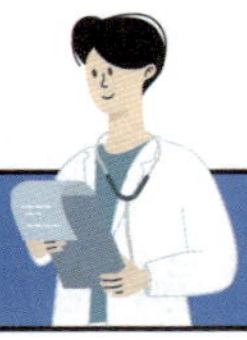

환문명답

미리 척추수술을 받을 필요는 없습니다. 척추수술은 미리 예상하고 받는 것이 아닙니다.

21 심한 허리통증, 수술만이 답일까요?

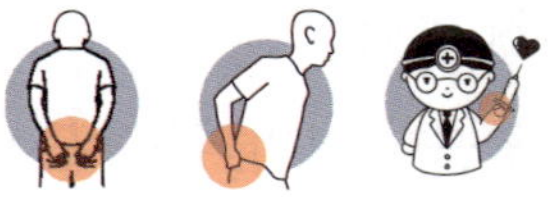

허리통증의 원인부터 파악하자

전체 인구의 84퍼센트가 일생에 한번은 허리통증을 경험한다고 합니다. 그만큼 흔한 질병이지만 그렇기 때문에 수술은 매우 신중하게 결정해야 합니다. 일반적으로 급성 허리통증의 경과는 양호한 편이지만, 12주 이상 지속되는 극심한 만성 요통의 경우 완전히 호전되는 데에는 3개월 이상이 걸린다고 알려져 있습니다. 물리치료, 운동요법, 보존적 약물요법, 허리 시술 등을 적절히 병행하면 많은 경우에서 수술을 받지 않더라도 허리통증이 완화됩니다.

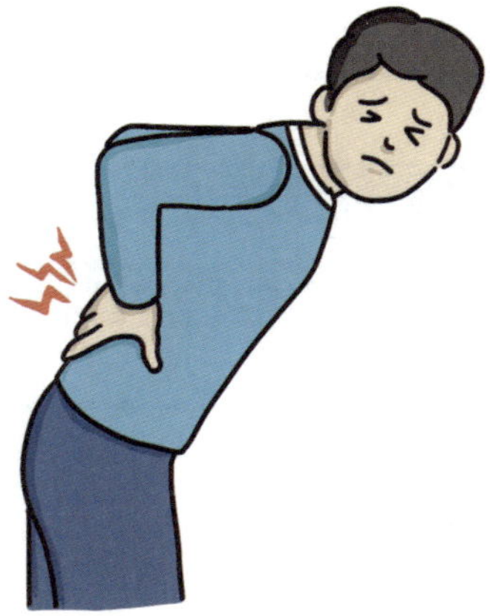

그러나 하지 근력저하를 동반하면서 점차 심해지는 허리통증과 배변 및 배뇨기능 장애까지 동반한 마미증후군을 경험하는데, 이 때는 응급 수술이 필요할 수 있습니다. 마미증후군은 허리척추뼈 아래 부위에 있는 여러 다발의 신경근이 압박을 받아 생기는 병으로 허리통증, 양측 하지의 통증 및 감각이상, 근력저하, 회음부 및 그 주변 부위의 감각이상, 배변 및 배뇨기능 장애 등의 복합적인 증상을 일으키는 질환입니다.

허리통증은 척추관 협착증, 전방전위증 등의 질환뿐 아니라 허리관절 증후군, 천장관절 기능장애로 인해서도 발생할 수 있기 때문에 그 원인을 먼저 확인해야 합니다. 드물지만 종양이나 척추감염에 의해서도 허리통증이 발생할 수 있기 때문에 원인을 파악하는 것이 중요합니다.

허리통증의 원인을 파악하고 치료계획을 세우는데 신체검진 및 영상촬영이 중요하지만, 진단적 신경차단술을 통해 정확한 진단 및 통증의 원인을 확인하기도 합니다. 허리통증의 진단 및 치료목적으로 실시하는 시술로는 신경차단술, 요추관절 차단술, 천장관절 차단술, 자극성 추간판 조영술 등이 있습니다. 요추관절이 통증의 원인으로 의심스러운 경우 진단적 후지 내측지 차단술 후 고주파열응고술로 신경을 차단시키는 방법도 있습니다.

허리에 신경차단술을 시행할 때는 국소마취제와 함께 스테로이드를 혼합하여 신경 주변에 주입하는 것이 가장 흔한 방법입니다. 지금까지 보고된 바에 의하면, 스테로이드를 사용하여 경막외신경차단술을 실시했을 때 많은 경우에서 허리통증을 완화시키고 수술 시행율을 낮추는 것으로 분석되었습니다. 시술의 부작용은 드물지만 경막천자, 감염, 출혈, 일시적인 신경 자극 증상 등이 있을 수 있습니다. 또한, 함께 주입된 스테로이드의 부작용으로 혈당 상승, 혈압 상승 및 소화기 증상이 있을 수 있다고 알려져 있습니다.

환자마다 기저 질환이 다르고 허리통증의 원인이나 그 상태가 다르므로 신경차단술을 실시할 때 스테로이드를 사용할지, 얼마나 사용할지 등은 전문의와 충분히 상의한 후 결정하는 것이 중요합니다. 이상적인 스테로이드 시술 간격은 2주 간격을 두는 것이 추천되나, 환자의 상태 및 반응에 따라 간격 및 횟수가 달라질 수 있으므로, 담당 진료의에게 최근 사용여부 및 부작용 등에 대한 정보를 제공하고 간격을 조율받는 것이 권고됩니다.

보존적 치료가 수술적 치료보다 우선

허리통증의 원인은 매우 다양하기 때문에 다양한 통증치료 시술들을 고려할 수 있습니다. 예를 들어 통증이 있는 허리 부위를 눌러 통증을 심하게 느끼는 근육 부위에 주사를 시행하는 통증유발점 주사는 국소마취제만으로 시술하여도 허리통증에 효과가 있다고 보고되고 있습니다. 좌골신경통과 같은 증상을 나타내는 이상근 증후군의 경우도 척추 신경차단술보다는 엉덩이 하단에 위치하는 이상근을 치료하여 호전될 수 있습니다. 이처럼 허리통증을 진단하고 치료할 때 그 원인을 면밀히 살피는 과정이 있어야 하고 영상의학적 접근(X-ray, CT, MRI)으로는 어려운 경우도 많기 때문에 전문의와 잘 상의해야 합니다.

이러한 보존적 치료나 시술을 열심히 받았는데도 허리통증이 지속된다면 최종적으로 수술을 고려할 수 있는데, 허리 수술의 대상이 되는 대표적인 질환으로 디스크탈출증과 척추관 협착증이 있습니다. 디스크탈출증인 경우 증상이 심하지 않거나 진행되는 신경학적 증상이 없다면 우선적으로 수술을 고려할 필요는 없습니다. 척추 협착증이나 척추전방전위 같은 질환에서 충분한 기간 동안 보존적 치료로도 통증이 호전되지 않는다면 추궁 절제술이나 유합술을 고려할 수 있습니다.

결론적으로 허리통증은 그 경과가 양호한 편으로 치료를 선택할 때 보존적 치료가 수술보다 우선 고려되어야 하며 일부 환자에서 마미증후군이 발생하거나 보존적 치료로도 허리통증 및 기능저하가 악화될 경우에만 신중하게 수술을 생각해야 합니다.

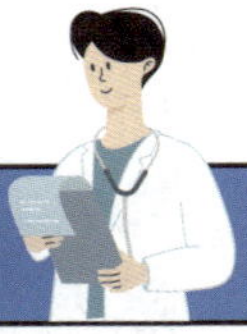

환문명답

일반적인 허리통증은 물리치료, 운동요법, 보존적 약물요법, 허리 시술 등을 적절히 병행하면 많은 경우에서 수술을 받지 않더라도 완화됩니다. 그러나 소수의 환자에서 하지 근력저하를 동반하면서 점차 심해지는 허리통증과 배변 및 배뇨기능 장애까지 동반되는 경우 응급 수술이 필요할 수 있습니다.

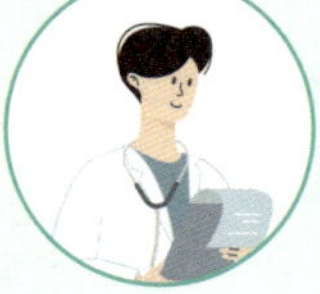

신경차단술은 어느 과에서 받아야 하나요?

신경차단술은 원래 부위마취에서부터 시작되었습니다. 마취의 발전 과정은 전신마취에서 시작하여 부위마취를 거쳐 신경차단술로 발전해왔는데, 신경차단술은 하반신 혹은 한쪽 팔이나 다리만을 마취하는 부위마취 기법이 발전하여 선택적으로 개별 신경에 주사를 하는 방법으로 발전한 것입니다. 신경차단술은 영상투시장치나 초음파 영상을 보면서 개별 신경에 정밀하게 주사를 하는 방법입니다. 마취를 위한 목적만 있는 것은 아니라, 다양한 약제와 주사 방법을 통하여 치료 목적으로 사용되고 있습니다.

신경차단술은 신경의 기능적인 이상을 정상화시키는 것을 목적으로 하고 있습니다. 이를 위해서는 신경의 기능적 이상에 대한 지식과 신경차단술을 시행했을 때 신경의 기능적 변화에 대한 지식이 필수적입니다. 마취통증의학과 의사는 전공의 수련 과정부터 전신마취와 부위마취, 그리고 신경차단술에 대해 풍부하게 경험하고 깊이 있는 지식을 습득합니다. 또한 마취통증의학과에서는 척추신경뿐만 아니라 팔다리의 신경과 두경부 신경에도 신경차단술을 시행하고 있으며, 대상포진후신경통, 삼차신경통, 복합부위통증증후군 등에 대한 신경차단술도 전문적으로 시행하고 있습니다.

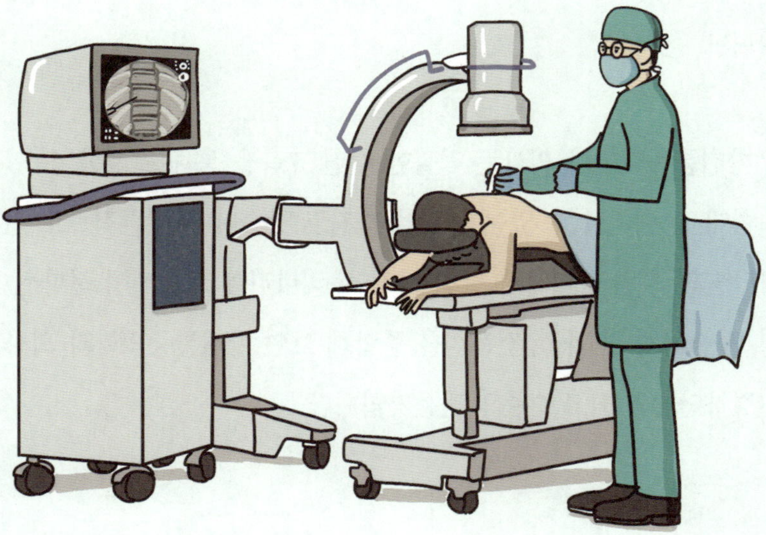

우리나라에서 신경차단술을 가장 먼저 도입하여 시행하고 교육한 전문 진료과가 마취통증의학과이고 이후 다른 진료과로 전수되어 신경차단술이 널리 퍼지게 되었습니다. 신경차단술은 드물기는 하지만 주입되는 마취 약제에 의해서 현기증 등의 경미한 부작용뿐만 아니라 실신, 호흡 곤란, 신경 마비 등의 응급 상황이 발생하는 경우도

있습니다. 이러한 응급 상황에서 기도 삽관 등의 조치가 필요할 때도 있습니다. 마취통증의학과 의사는 수련 기간 동안의 교육과 경험을 통해서 이러한 응급 상황에 대처하는 능력이 뛰어납니다. 모든 대학병원 응급구조팀에 마취통증의학과 의사가 반드시 포함되어 있다는 사실은 위급 상황에 대한 마취통증의학과 의사의 대처 능력을 보여줍니다.

마취통증의학과 의사는 적절한 수련 교육을 통해 발생할 수 있는 위험에 잘 대처할 수 있는 능력을 가지고 있습니다. 결론적으로 신경차단술의 기원과 역사적 발전 과정, 우리나라에 도입되어 전파된 과정, 전공의 수련 과정, 전문성을 종합해 보면 마취통증의학과 의사가 신경차단술의 최고 수준의 전문가입니다.

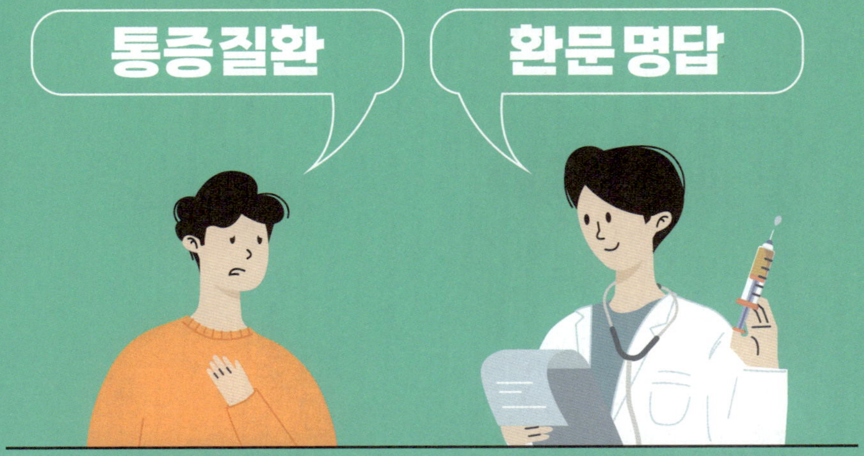
통증질환
환문명답

3부

검사와 약물

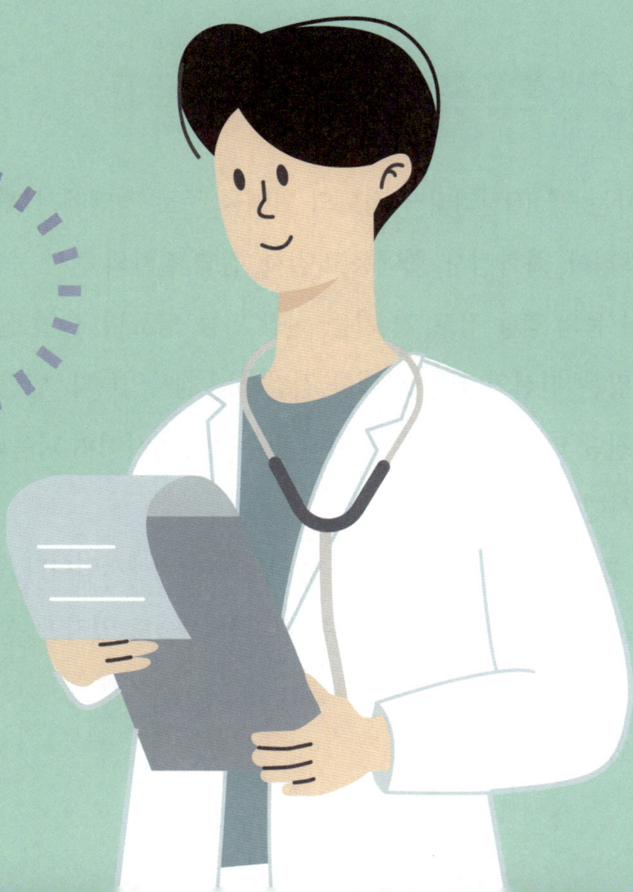

01

피검사, 왜 하는 건가요?

통증 진단 및 안전한 치료에 필수

피검사는 약 10밀리리터 정도의 혈액을 주로 정맥에서 채혈하여 일반혈액검사, 화학검사, 혈액응고 검사, 감염 질환의 검사 등을 통해 감염이나 몸의 염증 정도, 간 기능, 신장 기능, 당뇨병, 출혈 질환이나 빈혈과 같은 전신의 건강 상태를 점검하는 검사입니다. 일반적으로 통증의 진단 및 안전한 치료를 위해 필수적인 검사이며 다음과 같은 이유로 시행합니다.

첫째, 통증 중재 시술을 안전하게 시행하기 위해서입니다. 통증 중재 시술은 출혈의 위험이 거의 없는 간단한 시술도 있지만, 상대적으로 침습적인 척추 시술 같은 경우에는 출혈이 발생할 수 있기 때문에, 시술 전 빈혈이나 응고 장애 등의 혈액 질환 여부를 파악하는 것이 중요합니다. 만일 지혈이나 혈액응고에 영향을 줄 수 있는 이상 소견이 발견된다면, 혈액검사 결과에 따라 수혈이나 약물치료와 같은 사전 처치를 실시할 수 있고 이를 통하여 안전한 시술이 가능합니다. 특히 아스피린, 와파린 등의 항응고제를 복용하고 있는 환자라면 출혈의 위험도가 더욱 증가할 수 있으므로 사전에 반드시 의료진에게 알려야 하며, 가능한 경우 약물 복용을 일시적으로 중단하거나 약제를 변경하고, 혈액검사 결과에 따라 적절한 처치가 필요합니다.

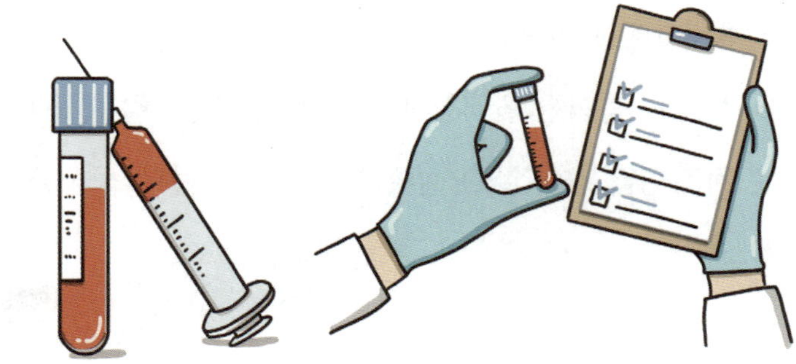

둘째, 감염 질환의 진단이나 예방을 위해서입니다. 환자의 통증의 원인이 척추나 관절, 연부조직의 세균 감염에 의한 경우에는 백혈구 수치가 크게 증가합니다. 혈액이나 관절액의 배양검사, 항생제 치료 등의 적절한 처치가 반드시 필요하므로 사전에 혈액검사를 통하여 감염 질환의 가능성을 배제해야 합니다. 또한 비정상적으로 혈액의 백혈구 수치가 감소되어 있는 경우에는 혈액 질환을 시사하거나 감염에 취약할 수 있으므로 주의해야 합니다.

셋째, 진통약물의 복용이 필요할 때 환자의 안전을 지키기 위해서입니다. 우리가 복용하는 대부분의 약물은 간이나 신장을 통해 대사되고 배설되는데, 심한 간기능 장애 또는 신기능 감소가 있을 때에는 이러한 약물의 대사와 배설이 지연될 수 있습니다. 사전에 혈액검사를 통해 환자의 간과 신기능을 평가함으로써 투약할 수 있는 약물의 종류를 결정하고, 용량을 안전하게 조절함으로써 통증을 안전하고 성공적으로 조절할 수 있습니다. 특정 약물을 복용하는 경우에는 정기적인 혈액검사가 좀 더 자주 필요합니다. 예를 들어, 카르바마제핀 같은 약물은 삼차신경통 치료를 위한 약물인데, 정기적으로 혈구수치, 간수치, 전해질 이상 등을 혈액검사를 통해 평가해야 합니다. 이와 더불어 좀 더 특화된 혈액검사를 통해 백혈병과 같은 혈액암, 류마티스 및 자가면역질환, 골수 질환 등을 진단하는데 도움을 줄 수 있습니다.

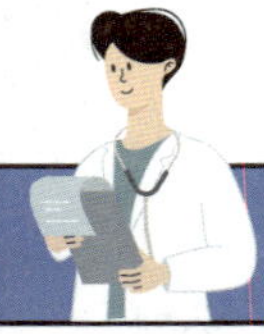

환문명답

통증 환자에게 피검사는 통증의 진단 및 안전한 치료를 위해 매우 중요합니다. 일반적으로 피검사시 약 10밀리리터 정도의 혈액을 정맥에서 채혈하여 일반혈액검사, 화학검사, 혈액응고 검사, 감염 질환의 검사 등을 통해 감염이나 몸의 염증 정도, 간기능, 신장기능, 당뇨병, 출혈 질환이나 빈혈과 같은 전신의 건강상태를 점검하게 됩니다.

02

비싼 MRI, 꼭 찍어야 할까요?

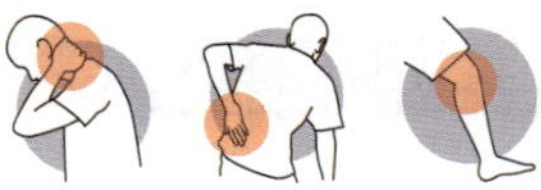

MRI의 장점과 단점

통증의 원인을 알기 위한 검사방법에는 일반 X-선 검사(X-ray), 컴퓨터 단층촬영(CT, Computed Tomography), 자기공명영상(MRI, Magnetic Resonance Imaing) 등이 있습니다. 최근에는 초음파 검사를 이용하여 많은 진단과 치료가 행해지고 있고 CT와 MRI는 허리통증이나 어깨통증과 같은 근골격계 질환의 진단과 치료에 도움을 주는 검사입니다. 일반 X-선 검사는 뼈나 골절의 상태를 빠르고 저렴하게 검사할 수 있는 방법이지만 뼈의 작은 변화나 미세한 골절까지 알 수는 없습니다. CT는 MRI에 비해 비교적 저렴하나 뼈를 중심으로 진단하는 방사선 방법이기에 추간판, 신경, 근육 등의 연부 조직처럼 밀도가 낮은 장기를 진단할 때는 정확성이 떨어집니다.

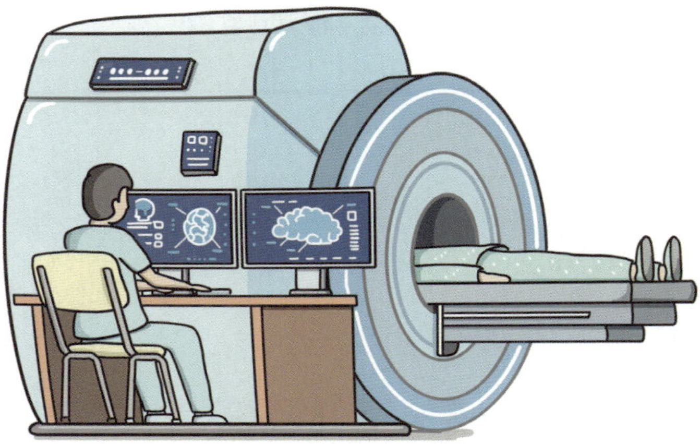

MRI는 연부조직인 신경과 추간판 등을 가장 정확하게 확인할 수 있는 방법입니다. 자기장과 전기 신호를 이용하여 인체의 해부학적 구조를 정확히 나타내고 정상과 비정상을 파악하는 데 많은 도움이 됩니다. 다른 검사와 달리 방사선을 사용하지 않아 방사선 노출도 없습니다. 게다가 뼈의 미세한 변화와 조직의 염증 여부도 확인이 가능하고, 추간판이 얼마나 변성되고 돌출되었는지 주위 신경이나 혈관을 압박하고 있는지 등 각 기관과의 상호작용도 알 수 있습니다.

그러나 촬영 시간이 길고 비용 부담이 높다는 단점이 있습니다. 근골격계 질환 검사를 위해 정확하고 많은 정보를 제공하지만 MRI만으로는 진단적 가치 또한 떨어집니다. 그렇기에 세심하고 정확한 이학적 검사, 병력, 과거력을 통한 의사의 판단에 의해 검사를 하는 것이 매우 중요합니다.

MRI를 고려해야 할 경우

일상생활을 하는 데 지장이 없고 가끔씩 나타나는 통증이라면 보존적인 치료로 대부분 좋아지기 때문에 처음부터 MRI 검사를 할 필요는 없습니다. 질병을 진단하기 위해 무엇보다 중요한 것은 환자의 과거력, 병력, 이학적 검사입니다. 반드시 이 과정을 통해 환자에게 가장 적절한 검사가 시행되어야 합니다. 예를 들면 일반적으로 가장 흔한 요통의 원인은 근육이나 인대의 염좌, 디스크의 퇴행성 변화, 허리 관절통입니다. 이런 질환은 MRI에서 진단적 가치가 떨어집니다. 그러나 다음과 같은 경우라면 MRI를 고려해봐야 합니다.

첫 번째, 보존적인 치료에도 불구하고 3개월 이상 지속되는 통증으로 인해 일상생활과 직업에 지장을 주는 경우입니다. 이는 다른 질환의 유무를 알기 위해서 필요합니다.

두 번째, 통증의 양상이 변했거나 다른 증상이 갑자기 생겼을 때입니다. 통증의 강도가 매우 심해져 삶의 질이 현저히 떨어지거나 통증 이외에 열, 오한, 마비 등 다른 증상이 생겼을 때는 골절이나 감염 등 위험한 질환이 생겼는지 감별하기 위해 MRI 검사가 필요합니다.

세 번째, 다른 부위까지 통증이 확대되었을 때입니다. 허리통증에

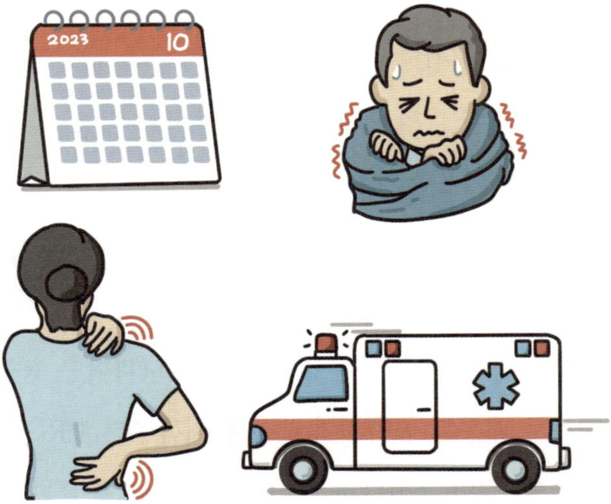

서 엉덩이, 하지의 방사통, 목통증에서 어깨로의 연관통이 생기면 병이 악화되었거나 새로운 질환이 생겼을 가능성이 높습니다. 예를 들면 허리통증과 다리로의 방사통은 청장년층 신체활동이 왕성한 연령대에서 많이 발생하는 허리추간판탈출증 증상입니다. 추간판이 파열되어 다리로 분포하는 신경근을 압박하거나 염증반응을 일으켜 증상을 유발하므로 정확한 위치 및 추간판 파열 정도를 파악하기 위해서는 MRI가 가장 정확합니다. 특히 다리의 힘이 떨어지거나 대소변 장애가 있을 때는 그 파열의 정도가 심하다는 뜻이므로 후유증을 줄이기 위해 응급 MRI가 필요할 수도 있습니다.

네 번째, 빠른 진단과 치료가 필요하거나 생명에 영향을 줄 수 있는 질환을 감별하기 위해 필요합니다. 골다공증이 있거나 장기간 스테로이드를 복용한 환자, 암 병력이 있는 환자, 최근 외상 병력이 있는 환자, 체중 감소나 열이 동반된 환자 등 감염, 골절, 암의 가능성이 높은 경우, MRI 검사가 필요합니다.

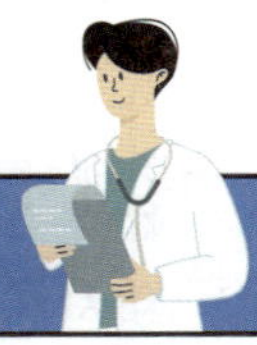

환문명답

MRI는 연부조직인 신경과 추간판 등을 가장 정확하게 확인할 수 있는 검사방법입니다. 뼈의 미세한 변화와 조직의 염증도 확인 가능하고 추간판이 얼마나 변성되고 돌출되었는지 주위 신경이나 혈관을 압박하고 있는지 등의 각 기관과의 상호 작용도 알 수 있습니다. 그래서 MRI는 통증 환자를 진단하고 치료하는 데에 다른 검사방법에 비해 자세하고 정확한 정보를 알 수 있는 검사방법입니다.

03 엑스레이 이렇게 많이 찍어도 되나요?

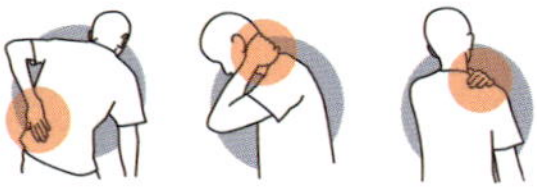

몇 번을 찍어도 안심!

병원에서 진단 및 치료 목적으로 사용되는 X-선 검사로 인해 노출되는 방사선 양은 걱정할 만큼 많지 않기 때문에 몇 번을 찍어도 괜찮습니다. 일상생활을 하면서, 그리고 비행기를 타고 여행을 하는 경우에도 우리는 방사선에 노출되고 있으며 영상 진단에 이용되는 X-선은 환자에게 해가 될 정도로 방사선에 과도하게 노출되는 경우가 없으므로 걱정하지 않아도 됩니다.

수많은 통증질환의 진단을 위해 다양한 영상 진단 기법이 이용되고 있습니다. X-선 촬영은 뼈와 관절 질환 그리고 연부조직의 석회화 등을 진단하기 위해 유용하게 사용되고 있습니다. 컴퓨터 단층촬영은 뼈와 연부조직구조물에 대한 빠른 평가를 위해 역시 많이 시행되고 있습니다. 이러한 영상 기기들은 고해상도 영상 출력을 위해 일정 수준의 방사선을 방출하기 때문에 일정 부분 방사선에 노출이 될 수 있으며, 초음파나 MRI는 방사선을 발생시키지 않는 검사방법입니다.

방사선 피폭을 나타내는 단위로는 '시버트(Sv)'나 '밀리시버트(mSv)'가 쓰이고 있으며 1시버트는 1,000밀리시버트로 환산됩니다. 방사선에 의한 세포 사멸 현상은 한 번에 높은 방사선량에 노출될 때 나타나며 보통 노출 방사선이 최소 1,000~2,000밀리시버트를 초과하는 경우 세포 사멸 현상이 발생합니다. 높은 방사선 노출이 인체에 미치는 영향은 다음 표와 같습니다.

〈방사선 노출이 인체에 미치는 영향〉

조직	증상	1회 노출 선량
전신	급성 방사선 징후 (경증)	1,000 mSv
정소	불임	3,500-6,000 mSv
난소	불임	2,500-6,000 mSv
안구	시야혼탁	500-2,000 mSv
	백내장	5,000 mSv
피부	홍반	2,000 mSv
	피부 위축	10,000-12,000 mSv
	진물 나며 피부 벗겨짐	18,000 mSv
	피부 괴사	25,000 mSv

출처: 국제방사선방호위원회

암 발생과 관련하여 100밀리시버트 정도의 방사선량에 1회 노출되면, 일생 동안 암 발생률이 대략 0.5퍼센트 가량 증가하며, 1,000 밀리시버트 정도의 방사선에 1회 노출되면 일생 동안 암 발생률이 약 5퍼센트 증가하는 것으로 보고 있습니다. 50밀리시버트 이하의 방사선 1회 노출량에 대해서는 인체에 미치는 영향이 명확히 밝혀져 있지 않습니다. 우리가 사용하는 의료기기에서 발생하는 방사선량과 비슷한 수준에서 생애 암 발생률에 미치는 영향을 보면 다음 표와 같습니다.

〈의료기기에서 발생하는 방사선량과 생애 암 발생률에 미치는 영향〉

1회 노출량	생애 암발생 증가율
0.01 mSv	무시 가능
0.1 mSv	0.00001-0.000001% (최소 위험)
1 mSv	0.0001-0.00001% (매우 낮은 위험)
10 mSv	0.001-0.0001% (낮은 위험)

임상에서 흔히 활용하는 영상검사 시 노출되는 방사선량은 다음 표와 같습니다.

〈임상에서 이용되는 영상검사 시 노출되는 방사선량〉

검사 종류	노출되는 방사선량	생애 암발생 증가율
흉부 X-ray	0.2-0.34 mSv	최소 위험
흉부 CT	10-15 mSv	낮은 위험
뇌, 두경부 CT	8-10 mSv	낮은 위험
복부, 골반 CT	10-15 mSv	낮은 위험
핵의학 CT	20-30 mSv	낮은 위험

신속한 진단과 치료에 도움을 주는 효과가 더 크다

우리가 1년에 자연적으로 노출되는 방사선량은 평균 2밀리시버트 정도이며 국제방사선방호위원회가 권고한 연간 방사선 노출량 기준치는 일반인의 경우 1밀리시버트 이하, 방사선 관련 직업인은 50밀리시버트 이하입니다. 국제방사선방호위원회는 의료용 방사선 노출 권고 기준치는 따로 정해둔 바가 없습니다. 진단 및 치료를 위해 사용되는 방사선 노출로 인한 악영향보다 신속한 진단과 치료가 주는 효과가 더 크다고 보기 때문입니다.

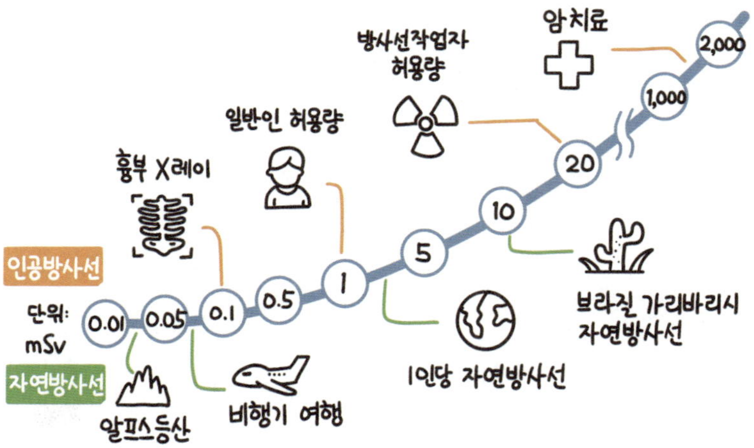

1회 노출되는 방사선이 수백, 수천 단위의 밀리시버트 이상일 때 피폭 증상이 나타나는 것이고 게다가 기준치 이하의 방사선 노출량은 반복 노출된다 하더라도 서로 누적되는 것도 아닙니다. 따라서 지나치게 두려워할 이유가 없으며 진단 혹은 치료적인 이익이 크다면

영상검사를 주저할 필요가 없겠습니다. 다만 임산부나 어린이 등은 조금 더 주의할 필요는 있겠으며 이 경우 최대한 방사선 노출이 없는 검사방법을 사용하는 것이 좋겠습니다.

환문명답

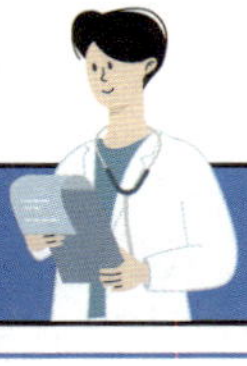

병원에서 진단 및 치료 목적으로 사용되는 엑스레이로 인해 노출되는 방사선 양은 걱정할 만큼 많지 않습니다. 안심하고 찍으셔도 됩니다.

04 아스피린 복용, 주사치료를 위해 끊어야 할까요?

치료에 따라 중단이 필요하다

주사치료를 할 때 아스피린과 같은 약을 중단해야 하는 경우가 있습니다. 그러나 모든 치료에 해당하는 것은 아닙니다. 주사치료는 바늘을 이용하여 목표로 하는 부분을 찌르는 행위를 포함하고 있기에 출혈이 발생하기도 합니다. 국소적인 출혈은 대부분 저절로 지혈되고 특별한 후유증 없이 회복되지만, 복용하는 약물이나 기저 질환에 따라 지혈이 안 되어 출혈이 지속되고 이러한 출혈이 혈종을 형성하기도 합니다.

일반적으로 주사치료 전에 중단하여야 하는 약물로 잘 알려진 아스피린과 같은 약물을 항혈전제라고 합니다. 항혈전제는 혈관 내 혈전 생성을 방지하고 생성된 혈전을 용해하는 작용을 하는 약물로, 항응고제, 항혈소판제, 혈전용해제 등으로 분류됩니다. 항응고제는 혈액의 응고 능력을 감소시킴으로써 혈관 내에 비정상적으로 일어나는 혈전의 형성을 방지하는 약물입니다. 항혈소판제는 혈액 중 혈소판의 응집을 억제하여 혈전의 생성을 억제하는 약물입니다. 혈전용해제는 혈관을 막고 있는 혈전을 녹일 수 있는 약제를 말합니다.

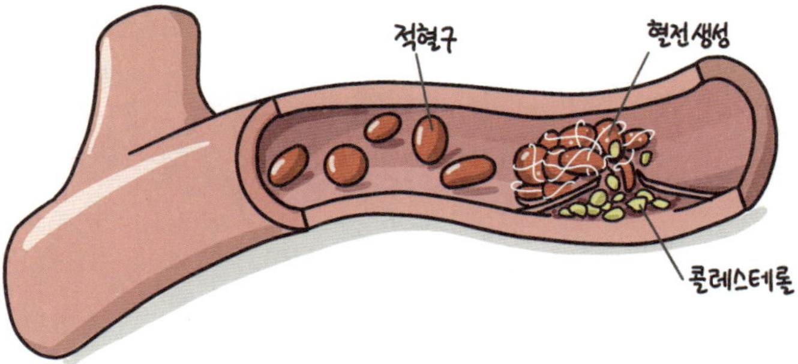

이러한 항혈전제를 복용하고 있는 경우 주사치료 후 지혈에 영향을 미칠 수 있습니다. 항혈전제를 복용 중인 환자들에게 경막외신경차단술을 시행할 경우 경막외강의 출혈이 지속되어 경막외 혈종이 형성될 수 있고, 이로 인해 혈종이 신경을 압박하여 신경학적 이상이 유발될 가능성이 있습니다. 비록 그 확률은 낮은 편이나, 한번 발생했을 경우에는 큰 후유증을 남길 수 있어 이러한 환자들에게는 각별한 주의가 필요합니다.

스스로 복용을 중단하면 절대 안 된다

출혈을 예방하기 위해 항혈전제의 중단을 고려할 때는 환자가 해당 약제를 중단할 수 있는 상태인지 판단이 필요합니다. 시술 중 또는 시술 후 발생할 수 있는 출혈을 예방하기 위해서는 복용중인 항혈전제의 중단이 필요하지만, 항혈전제를 중단하면 혈전 생성 예방이라는 약물의 기능이 사라지게 되므로, 혈전의 발생 위험이 커지기 때문입니다. 환자가 약물을 끊고 통증 시술을 받았을 때의 이득과 약물을 중단함으로써 발생할 수 있는 위험을 비교하여, 해당 약물을 중단하고 시술을 진행하여도 문제가 없을 것으로 판단되는 때에만 약물을 중단해야 합니다. 이를 위해서는 순환기내과, 신경과 등 다른 과 의료진과의 협진이 필요할 수 있습니다.

이러한 위험도 평가 없이 환자가 스스로 약물 복용을 중단하는 것은 매우 위험한 일입니다. 통증 시술의 경우 치료에 따라서는 1~2회의 시술로 증상이 호전되는 때도 있으나 질환의 경과와 통증 정도에 따라서는 반복적인 통증 시술이 필요할 수 있으며, 이때에는 반복적인 항혈전제의 중단이 필요할 수 있어 이에 대한 위험도 평가도 반드시 이루어져야 합니다.

또한 모든 통증 시술에서 항혈전제의 중단이 필요한 것은 아닙니다. 지혈이 충분히 가능한 시술 부위이거나, 출혈이 일부 발생하여도 별다른 합병증을 유발하지 않을 것으로 생각되는 부위라면 약물을 중단하지 않고 시술을 진행할 수 있습니다. 통증 시술과 관련한

ASRA(미국부위마취학회)에서 발표한 가이드라인에서는 시술의 위험도를 구분하여 각각의 시술에 따라 항혈전제의 중단이 필요한 시술과 그렇지 않은 시술로 나누어 약물의 중단 여부를 권고하고 있습니다.

만일 통증 시술의 시행 전 항혈전제의 중단이 필요하고, 이 약물의 중단에 큰 문제가 없는 것으로 확인되었을 경우 환자는 의사로부터 약물의 중단 기간에 대해 안내를 받게 됩니다. 이들 약물의 복용을 중단할 때는 혈전 생성 위험 정도, 출혈 위험, 약물의 기전 등을 고려해야 합니다. 예를 들어 가역적으로 작용하는 약물은 약물의 반감기를 고려하고, 아스피린, 클로피도그렐 등과 같이 비가역적으로 작용하는 약물은 반감기와 관계없이 혈소판의 수명(약 7~10일)을 고려하여 약물을 중단해야 합니다. 보통 클로피도그렐은 시술 5~7일 전 중단이 권장되고, 아스피린의 경우 1주일 정도 중단이 권장되나 각각의 시술과 약물에 따라 중단 기간이 다를 수 있습니다.

일반적으로 알려진 항혈전제 외에도 흔히 사용되는 소염진통제나 생약 성분의 약물 중에서도 출혈 위험을 증가시킬 수 있는 것들이 있으므로, 본인이 복용 중인 약물을 숙지하여 의사에게 전달하고, 통증 시술과 관련하여 약물의 중단 여부를 반드시 상의해야 합니다.

환문명답

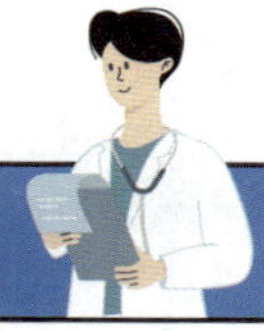

복용 약물과 신경 주사 및 시술의 종류에 따라 중단이 필요할 수 있으니 환자는 반드시 본인이 복용 중인 약물을 숙지하여 담당 치료 의사에게 전달하고, 통증주사 및 시술과 관련하여 약물의 중단 여부를 의사와 상의하여야 합니다.

05

골다공증, 칼슘을 얼마나 먹는 게 좋을까요?

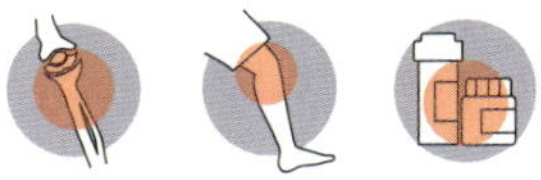

골다공증과 칼슘

골다공증이란 뼈의 골밀도가 약해지면서 골절의 위험이 높아지는 상태를 말합니다. 처음엔 증상을 알아차리지 못하다가 사소한 외상에도 쉽게 골절이 일어나면 그때야 골다공증을 발견하기도 합니다. 골다공증의 위험이 큰 분들은 폐경이 시작되는 여성분들이나 고령의 노인들이며, 특별한 증상이 없더라도 정기적으로 골밀도 검사를 하시기를 추천합니다. 요추와 고관절 부위를 측정하여 일정한 수치 이하로 감소되어 있으면 적절한 골다공증 주사제나 투약, 칼슘 및 비타민 D 복합제 투여를 시작할 수 있습니다.

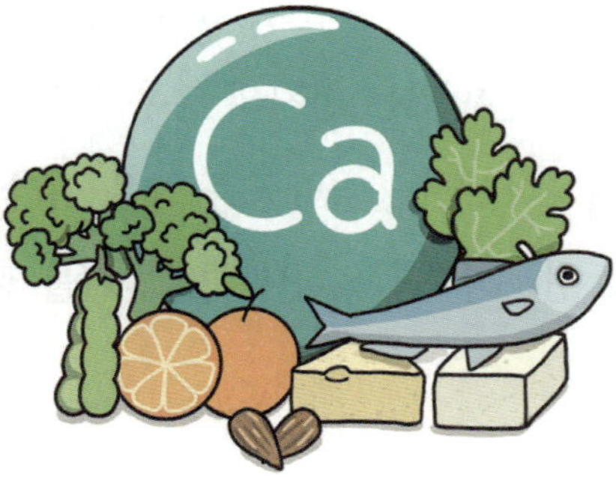

칼슘은 뼈 건강에 중요한 요소로 골다공증 예방에도 도움이 됩니다. 하루 권장량은 성인의 경우 1,200~1,500밀리그램입니다. 평균적으로 성인은 하루 1,000밀리그램의 칼슘을 필요로 하지만 50세 이상의 여성이나 70세 이상의 남성의 경우 1,200밀리그램까지 증량하는 것이 좋습니다. 칼슘은 음식물 섭취로도 가능하지만 음식 섭취가 어려운 경우 칼슘 보조제를 이용하는 방법도 괜찮습니다.

그러나 가능하다면 음식물을 통해 칼슘을 섭취할 것을 권합니다. 칼슘 외에도 비타민 D 등 다른 필수 영양분을 같이 섭취할 수 있기 때문입니다. 칼슘을 많이 함유한 음식물은 우유, 치즈, 요구르트 등 낙농 식품, 케일이나 시금치 등 식물, 두부, 연어나 정어리 등 생선이며, 오렌지주스, 빵, 시리얼 등 가공식품에도 존재합니다. 음식 외에 보조제를 통해 칼슘을 보충하려면 전문의와 반드시 상의할 것을 권합니다. 너무 많은 칼슘을 섭취할 경우 신장 결석, 고칼슘혈증 등의 문제를 일으킬 수 있기 때문입니다. 특히 심장이나 신장에 장애가 있는 환자와 소아와 임산부 등은 세심한 주의가 필요합니다. 구역질,

구토 등의 위장 증상, 고나트륨혈증, 울혈심부전, 부종 등이 나타날 수 있고, 섭취 중인 약이 있는 환자의 경우 상호작용하여 부작용이 증폭될 수도 있습니다. 특히, 골다공증 약은 여러 종류의 부작용이 생길 수 있으므로 전문의와 상의하여 처방받기를 권고합니다.

비타민 D의 섭취와 함께 꾸준히 운동!

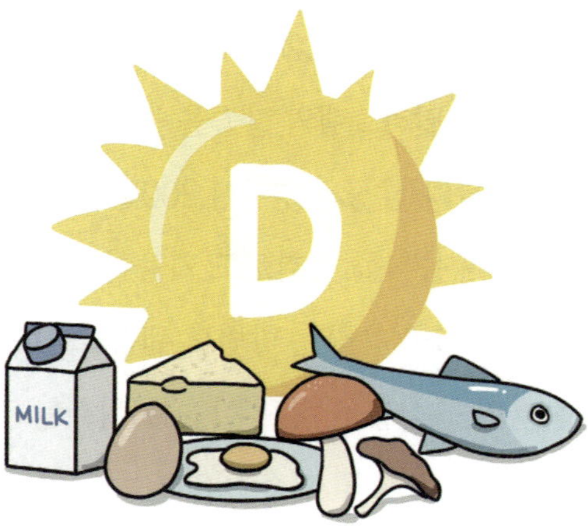

사실, 칼슘 섭취 자체만으로는 골다공증 치료에 충분하지 않습니다. 칼슘의 흡수를 촉진하는 비타민 D가 중요하기 때문입니다. 비타민 D는 햇빛에 노출 시 피부에서 만들어지지만 야외에 나가지 못할 경우 비타민 D가 부족한 상태라면 별도의 보충이 필요합니다. 비타민 D가 풍부한 음식은 대구, 청어 등의 해산물, 소의 간, 버섯이나 달걀노른자, 우유, 치즈, 오렌지주스, 시리얼 등에 많습니다. 비타민 D

는 뼈 건강 외에도 면역 기능을 유지하는 데 중요한 역할을 하므로 충분히 섭취하는 것이 좋지만 이 또한 과도할 경우 고칼슘혈증의 위험을 야기할 수 있습니다.

정기적인 운동도 골다공증 예방에 도움이 됩니다. 뼈의 건강 외에도 근육의 건강을 유지하는데 더 안전하고 효과적일 수 있으므로 개인에게 적합한 규칙적인 운동 습관을 갖는 것이 바람직합니다. 보행, 조깅, 요가, 계단 오르기 등 무게를 실으면서 근력을 강화하는 운동이 좋습니다. 자전거 타기나 수영은 무게를 싣는 운동이 아니기에 최선의 운동은 아니지만 안 하는 것보다는 낫습니다. 개인마다 운동 시간이 다르겠지만, 하루 평균 15분~30분 이상 권합니다.

환문명답

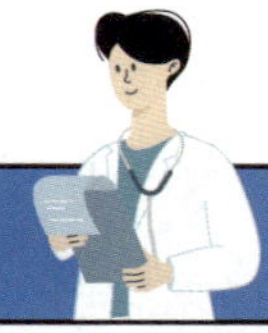

칼슘은 뼈 건강에 중요한 요소로서 골다공증을 방지하는 데 중요한 역할을 하는데 보통 하루 권장 용량은 성인에 있어서 1,200~1,500밀리그램입니다. 평균적으로 성인은 하루에 1,000밀리그램이 필요하나 50세 이상의 여자나 70세 이상의 남자는 1,200밀리그램까지 증량해야 합니다. 골다공증 예방을 위해서는 칼슘과 함께 칼슘의 흡수를 촉진하는 비타민 D의 섭취와 정기적인 운동을 병행하는 것이 중요합니다.

06

마약성 진통제, 중독되지 않나요?

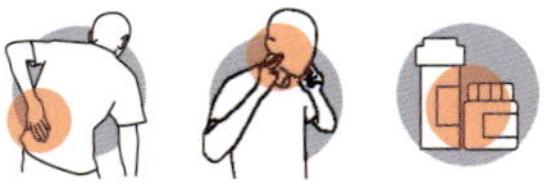

장기간 사용 시 중독의 위험 높아

중독을 일으킬 수 있는 마약성 진통제의 용량은 약물의 종류, 역가(potency), 개인의 내성 정도에 따라 다릅니다. 역가가 높은 약물은 낮은 용량에서도 치사율이 높을 수 있습니다. 마약성 진통제는 통증을 경감시키는 효과는 뛰어나지만, 장기간 사용 시 중독의 위험이 있기 때문에 반드시 전문의와 상의해서 안전하게 처방 받아야 합니다. 이때도 가능한 짧은 시간에 최소한의 용량을 사용해야 하며 비마약성 진통제나 물리치료 등 다른 치료와 병행해야 합니다.

마약성 진통제 사용과 관련해 위험 요소를 설명하면, 우선 첫 번째로 중독(addiction)이 있습니다. 중독이란 약물을 갈구하는 갈망을 말하며 약물 사용 시 조절을 못 하는 행동을 포함합니다. 이는 뇌의 변화를 동반합니다. 두 번째는 금단 증상입니다. 마약 사용을 갑자기 중단할 때 발생하며 발한, 구역, 구토, 설사, 불안, 안절부절못하는 증상 등을 유발합니다. 세 번째, 내성이 생깁니다. 내성이란 기존의 마약성 진통제 용량을 높여야만 같은 효과를 얻을 수 있는 경우를 말합니다. 장기간 마약성 진통제를 사용할 때 발생하며 약의 용량이 증가하는 결과를 초래합니다. 네 번째 다양한 부작용이 생깁니다. 기면(drowsiness), 변비, 구토, 호흡 억제 등이 사용 초기에 발생하는데 대개 내성이 생기지만 변비만은 내성이 잘 생기지 않습니다.

마약 중독의 치료는 쉽지 않지만 약물을 사용하거나 행동치료, 의료진, 가족, 동료들 등을 통한 지지 치료를 할 수 있습니다. 마약 중독에서 벗어나려면 오랜 여정이 요구되지만 회복할 수 있습니다. 절대

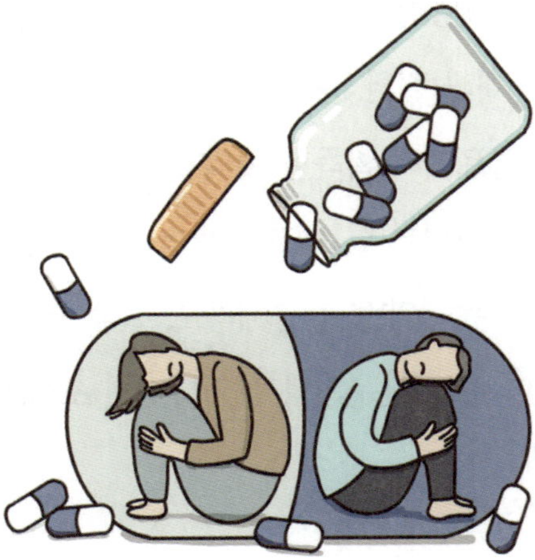

포기하지 말고 맞는 치료 방법을 찾아 실행하는 것이 중요합니다.

통증을 치료하기 위해서 사용할 때도 조심, 또 조심

이런 위험에도 불구하고 마약성 진통제가 유용하게 쓰이는 곳은 대상포진후신경통, 척추수술후통증증후군, 암성 통증, 복합부위통증증후군과 같이 난치성 통증 환자입니다. 다른 약물의 시술이나 투약에 반응이 없는 경우 이차적 약물로 마약성 진통제를 사용하게 됩니다. 그러나 이때도 역가가 낮은 약물에서 저용량으로 시작을 합니다. 돌발성 통증이 문제라면 발현 시간 및 작용 시간이 짧은 약물을 먼저 사용하다가 어느 정도 통증에 반응이 있으면 그 약물 및 용량을 유지하며, 내성이 생겨 통증이 심해진다 해도 가능한 용량을 높이지 않는 것을 추천합니다.

마약성 진통제는 다양한 용량에서 중독을 일으킬 수 있으며 유전, 정신과 질환 유무, 내과 질환 유무에 따라 달라집니다. 특히, 처방하지 않은 비의료적 경로에서 획득한 마약을 투여하거나 알코올 등 다른 약물에 중독된 과거력이 있는 경우 위험성이 높습니다. 통증을 치료하기 위해 사용되는 마약성 진통제라도 부작용이 생길 수 있으므로 부득이 사용한다 해도 전문의와 상의하면서 조심스럽게 처방받아야 합니다.

환문명답

마약성 진통제는 조절되지 않은 다양한 용량에서 중독을 일으킬 수 있는데 여기에는 유전, 정신과 질환 유무, 내과 질환 유무 등에 의해 달라질 수 있습니다. 대개 오래 사용할수록 고용량일수록 잘 일어나는데 특히 처방하지 않은 비의료적 경로에서 획득한 마약을 투여하는 경우나, 알코올과 같은 다른 약물에 중독된 과거력이 있는 경우 더 위험성이 높습니다.

07
만성 통증, 약을 계속 먹어야 하나요?

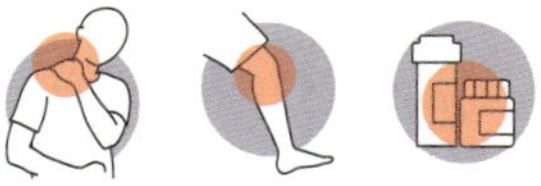

전 세계 인구의 20퍼센트가 겪는 만성 통증

만성 통증은 시간이 지나도 지속되는 질환으로, 일반적으로 3개월 이상 지속되는 통증을 말합니다. WHO는 전 세계 인구의 20퍼센트가 어느 정도의 만성 통증을 겪고 있다고 추정합니다. 우리가 주변에서 흔히 볼 수 있는 만성 통증의 진단으로는 만성 요통, 대상포진후신경통, 섬유근육통, 환상통, 복합부위통증증후군, 삼차신경통, 만성신경병증성 통증, 척추수술후통증증후군 등 매우 다양한 질환들이 있습니다.

이러한 질환들에서 통증이 만성화되는 기전이 명확히 밝혀지지는

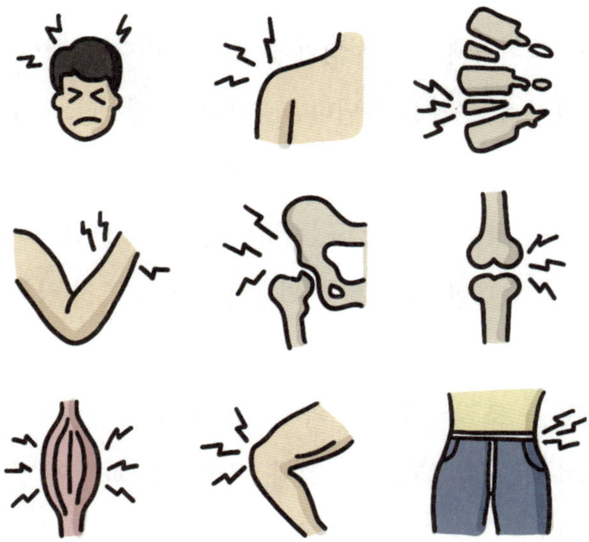

않았지만 현재까지 밝혀진 바로는 만성 염증, 신경계 손상, 말초 수용체의 퇴화, 심리적 요인, 급성 통증에 대한 부적절한 치료 등 다양한 이유가 있으며, 경우에 따라 뚜렷한 이유 없이 특발성 통증이 만성 통증으로 전환되기도 합니다.

신경계 손상은 통증 경로를 민감하게 하고 통증 신호를 증폭시켜 만성 통증으로 이어질 수 있습니다. 통증 신호를 감지하여 중추 신경계로 전달하는 말초 수용체의 퇴화도 만성 통증을 유발할 수 있습니다. 스트레스, 불안, 우울증과 같은 심리적 요인은 통증을 악화시키고 만성 통증으로 진행될 수 있습니다. 급성 통증이나 통증의 원인이 되는 기저 질환을 적절히 치료하지 않으면 만성 통증이 유발될 확률이 높아집니다.

만성 통증은 효과적인 치료법을 찾는 것이 중요하지만 과정이 복잡하고 개인적이기에 어떤 사람에게 효과가 있다고 해서 다른 사람에게도 효과가 있는 것은 아닙니다. 진통제는 만성 통증을 관리하는 데 도움이 되지만 유일한 해결책은 아닙니다. 약 복용을 중단하면 통증이 재발하는 경우, 장기간 또는 평생 동안 약을 복용하기도 합니다. 만성 통증에 대한 약물 복용 여부는 개인의 특정 상황과 필요를 고려하여 반드시 의료진과 상의해서 결정해야 합니다.

만성 통증을 조절하기 위한 약제로는 마약성 진통제, 비스테로이드성 항염증제, 항우울제, 항경련제, 근이완제, 파스와 같은 패취제 등이 있으며 복합적으로 사용하여 진통효과를 강화시키거나 단일 약제의 부작용을 줄이기도 합니다. 일부 진통제는 내성, 의존성 및 기타 부작용이 발생할 수 있으므로 약물의 사용을 신중하게 관리하고 모니터링 하는 것이 중요합니다. 예를 들어 삼차신경통 환자들은 너무 아파 밥도 못 먹고 양치도 못 하는 경우가 있지만 약을 잘 조절해서 먹으면 충분히 일상생활을 유지할 수 있는 상태가 되기도 합니다.

시기와 환경에 따라서 통증이 심해지거나 약해지더라도 약물을 환자가 자의적으로 조절하기 보다는 통증의 양상과 강도를 면밀히 기록한 뒤 의료진과 상담하여 용량을 조절해야 합니다. 또한 의사의 견해에 따라 물리치료, 척추 주사 또는 수술과 같은 다른 치료법이 더 적절할 수도 있기에 물리치료, 운동요법 등 다른 치료법과 함께 진통제의 장점과 위험의 균형을 맞추는 치료계획을 환자와 함께 수립하는 경우도 있습니다.

필요와 목표에 맞는 종합적인 치료가 중요하다

만성 통증질환을 관리하기 위해 고용량의 약물을 복용할 경우, 부작용이 생기거나 환자에게 잠재적인 해를 끼칠 위험이 증가할 수 있습니다. 약물 사용 및 관련 위험을 줄이는 데 도움이 되는 중재 방법 중 하나는 척수자극기(SCS, Spinal Cord Stimulator)를 사용하는 것입니다. 척수 근처에 전극을 배치하여 통증 신호를 방해하는 전기 충격을 뇌에 전달하는 방식으로 척추수술후통증증후군 및 복합부위통증증후군을 포함한 만성 통증질환 환자의 통증을 줄이고 진통제 등 약물 사용을 줄이며, 기능을 개선하는 데 효과적인 것으로 나타났습니다. 예를 들어, 일부 환자의 경우 척수자극기를 사용한 후에 마약성 진통제 사용이 감소하여 진정, 호흡 억제 및 중독과 같은 마약성 진통제 관련 부작용의 위험을 줄이는 데 도움이 된다는 연구결과가 있습니다.

하지만 한 가지 치료방식이 모든 환자에게 효과가 있는 것은 아닙니다. 통증의 근본 원인, 심각성, 생리학 및 성격과 개인차 등 여러 요인에 따라 달라지기 때문입니다. 여러 연구를 통해 약물의 부작용과 통증을 줄이고 기능을 개선하는 데 다학제적 치료가 효과적이라는 것이 입증되었습니다. 다학제적 치료란 의사, 물리치료사, 작업 치료사, 심리학자 및 기타 전문가를 포함한 의료 서비스 제공자 팀이 종합적인 치료계획을 개발하기 위해 협력하는 것입니다. 의학적 치료, 물리치료 및 심리적 지원의 조합을 통해 신체 기능을 개선하고 통증을 줄이며 삶의 질을 개선하는 것이 목표입니다.

만성 통증관리의 궁극적인 목표는 삶의 질을 개선하고 통증 수준을 낮추는 것입니다. 만약 약물에 의존하지 않고도 이러한 목표를 달성할 수 있다면 진통제를 서서히 줄이거나 아예 복용을 중단하는 것이 적절합니다. 그러나 약물을 복용하지 않을 때 통증이 지속되거나 악화되는 경우에는 종합적인 치료계획의 일부로 약물을 계속 복용해야 합니다.

결국 약물치료는 만성 통증질환 치료의 중요한 부분이 될 수 있지만 모든 환자가 무기한 복용해야 하는 것은 아닙니다. 통증을 줄이고 기능을 개선하는 데에 따라 정기적으로 검토하고 필요에 따라 조정해야 합니다. 의료진과 긴밀히 협력하며 필요와 목표에 맞는 종합적인 치료계획을 수립하고 위험과 부작용을 최소화하기 위해 투약 지침을 철저히 따라야 합니다.

환문명답

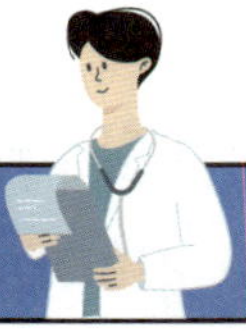

만성 통증에 대해서는 고혈압, 당뇨와 같이 계속 약을 먹고 일정 정도 혈중농도를 유지시켜 일상적 생활을 할 수 있는 수준에서 조절해야 합니다.

08

통증약인데 왜 항우울제, 항경련제가 들어있나요?

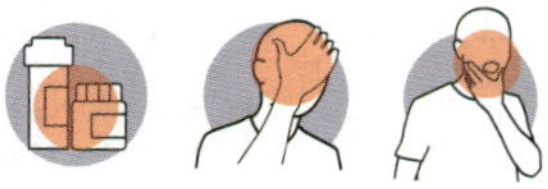

항우울제와 항경련제가 통증 완화에 도움이 된다고?

통증의 원인 및 종류는 다양합니다. 통증은 체성통증, 신경병증성 통증, 내장통증으로 분류할 수 있으며, 복합적인 양상을 보이므로 환자가 호소하는 증상에 따라 치료 방향을 결정합니다. 척수나 뇌의 손상에 의해 생기는 경우 중추성 통증이라 하고, 말초신경, 신경총, 신경근, 후근신경절의 손상에 의한 경우 말초성 통증으로 분류합니다. 신경병증성 통증은 신경에 병이 생겼다는 말인데, 당뇨병, 대상포진, 삼차신경통, 척추관 협착증, 추간판탈출증, 암성 통증, 뇌경색이나 뇌출혈, 다발성경화증, 척수손상, 말초신경손상, 복합부위통증증후군,

환지통 등이 있습니다. 신경병증성 통증의 특징은 화끈거림, 애리거나, 쏘는 듯한 느낌, 저림 등이며 신경손상에 의한 감각저하, 이상감각, 불유쾌한 감각을 동반하기도 합니다. 통증 외에 운동마비, 근육경련, 자율신경계 증상이 있기도 합니다.

통증치료를 위한 경구약제로는 비마약성 또는 마약성 진통제, 항우울제, 항경련제, 근이완제 등이 있습니다. 항우울제, 항경련제는 신경치료제 및 진통 보조제 역할을 합니다. 만성 통증의 경우 우울증, 불안, 수면 장애가 동반되기도 하므로 이 증상들이 해결되어야 만족할 만한 통증 조절을 기대할 수 있기에 증상에 따라 항우울제, 항경련제의 종류 및 용량이 달라집니다. 우울한 감정은 통증을 증가시키거나 통증이 우울한 감정을 증가시키기도 합니다. 대부분의 신경병증성 통증에 사용되는 약물의 진통 효과가 나타나는 시간은 몇 주에서 몇 개월이 걸립니다. 통증의 치료도 장시간이 요구되므로 약물의 효과, 약물의 내성, 치료 목표에 대해 잘 알고 있어야 성공적인 치료에 도달할 수 있습니다.

항우울제

항우울제는 기분장애를 치료하거나 통증치료에 적용되어 아편유사제나 비스테로이드성 소염진통제 다음으로 많이 사용되고 있습니다. 항우울제의 사용이 우울증을 완화시키는 효과가 있어 통증 조절

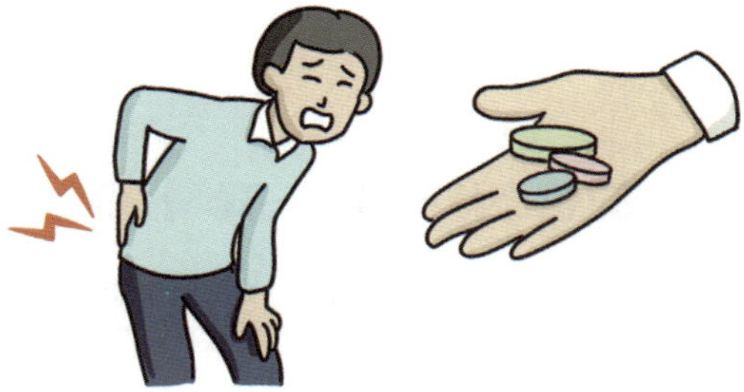

에 도움이 되지만 진통작용의 효과를 위하여 사용되는 경우에는 통상적으로 항우울제의 사용용량보다 적은 용량을 사용하므로 항우울 효과와는 연관이 없는 특성이 있습니다. 즉, 우울증이 동반되지 않은 환자에서도 진통작용이 있다고 알려져 있습니다. 항우울제는 뇌간의 여러 부위에서 척수에 이르는 하행성 통증억제신경회로에서 신경전달물질의 재흡수를 막고 나트륨 통로를 차단하여 손상된 신경의 이소성 방전을 억제하여 진통작용을 나타냅니다. 종류에는 삼환계 항우울제, 선택적 세로토닌 재흡수차단제(SSRI), 세로토닌 노르에피네프린 재흡수차단제(SNRI)가 있습니다.

삼환계 항우울제

삼환계 항우울제(tricyclic antidepressant)는 당뇨병성 신경통과 대상포진후신경통과 같은 말초성 신경병증성 통증에 1차 약물로 권장됩니다. 진통 효과는 신경의 시냅스에서 노르에피네프린과 세로토닌 재흡수를 억제하여 나타납니다. 약제 투여 시 몇 주 후에 효과가 나타나며 항우울 효과보다 느리게 나타납니다. 입마름, 변비, 흐린 시야, 심박수 항진, 체위성 저혈압, 요저류 등의 항콜린성 부작용이 나타날 수 있습니다.

세로토닌 노르에피네프린 재흡수차단제(SNRI)

세로토닌 노르에피네프린 재흡수차단제는 신경의 시냅스에서 세로토닌과 노르에피네프린의 재흡수를 억제하여 진통 효과가 나타납니다. SNRI 항우울제인 둘록세틴(duloxetine), 벤라팍신(venlafaxine)은 신경병증성 통증에 효과가 있다고 보고됩니다. 둘록세틴은 항불안, 항우울효과가 있어 이런 증상을 동시에 갖고 있을 때 효과적입니다. 부작용은 오심, 졸음, 입마름, 변비, 식욕감퇴, 설사, 다한증, 어지럼증 등이고, 드물지만 혈압 상승, 간 효소 증가, 혈당증가를 유발할 수 있어 심한 간 기능 저하, 조절되지 않은 고혈압 환자에게는 금기입니다. 벤라팍신은 낮은 용량에서는 세로토닌만 재흡수를 억제하고, 높은 용량에서는 세로토닌과 노르에피네프린의 재흡수를 억제하므로 고용량에서 진통 작용을 보입니다. 약제 부작용은 둘록세틴과 유사하지만 고용량에서 혈압 상승과 임상적으로 중요한 심전도의 변화를 유발할 수 있어서 심질환 위험성이 있을 경우 신중하게 선택해야 합니다.

항경련제

항경련제는 발작을 억제하는 작용을 가진 약제로서 근골격, 통각수용성 통증에는 효과적이지 않지만 신경병증성 통증에는 매우 효과적입니다. 신경병증성 통증의 기전 중 하나가 손상된 일차 감각신경으로부터 이소성 흥분을 형성하는 것인데, 항경련제는 정상 신경전도를 억제하지 않는 용량에서 신경의 비정상적인 이소성 흥분을 억제합니다.

프레가발린, 가바펜틴

프레가발린(pregabalin), 가바펜틴(gabapentin)은 중추 신경의 전위 의존성 칼슘채널에 결합하여 글루타민산염(glutamate), P물질(substance P), 노르에피네프린의 분비를 억제하여 진통작용을 보입니다. 당뇨병성통증, 대상포진후신경통, 신경병증성 암성 통증, 복합부위통증증후군, 척수손상후통증 등 대부분의 신경병증성 통증에 1차 또는 2차 선택약으로 쓰이고 있습니다. 진통작용 및 수면 개선, 삶의 질을 개선하고 다른 약물과의 상호작용이 적어 안전하고 유용하게 쓰이지만, 어지러움, 졸음, 말초성 부종, 체중증가, 두통, 전신무력증, 입마름 등의 부작용이 있습니다. 고령자의 경우 인지장애, 보행장애를 초래할 수도 있습니다. 가바펜틴이나 프레가발린등의 약제는 전문의의 지도하에 증상 개선과 부작용 등을 관찰하며 서서히 증량하는 것이 추천됩니다.

카르바마제핀

카르바마제핀(carbamazepine)은 삼차신경통의 일차선택 약제입니다. 전압작동 나트륨 채널에 작용하여 세포의 전위막을 안정시켜서 흥분된 신경세포의 활성을 감소시키고, 중추신경에서 가바(GABA)에 의한 억제 효과를 증진시킵니다. 드물지만 골수 기능 저하에 의한 재생불량성빈혈, 백혈구 감소증 등의 혈액 질환과 피부 병변 부작용이 있습니다.

라모트리진

라모트리진(lamotrigine)은 전압작동 나트륨 채널에 작용하여 신경전달 물질 분비를 억제하고 글루탐산 수용체 NMDA를 억제하여 진통효과를 나타냅니다. 라모트리진의 특징적인 부작용은 피부 발진이며, 약제 용량이 증가함에 따라 부작용이 생길 가능성이 크기 때문에 서서히 증량합니다.

항우울제, 항경련제는 신경치료제 및 진통 보조제로서 그 역할을 하고 있으므로 통증치료 과정에서 필요한 약물입니다. 하지만 환자의 통증 양상, 전신 상태, 동반 질환 등에 따라 약제의 종류, 투여 방법, 투여 기간에 차이가 있으므로 안전하고 효과적인 치료를 위해서는 주치의와 충분한 상의가 필요합니다.

환문명답

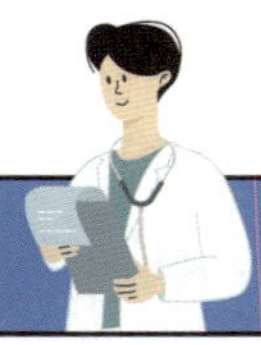

항우울제, 항경련제는 신경병증성 통증에 쓰이는 약제이기 때문에 포함된 것입니다.

09

진통제, 오래 복용해도 되나요?

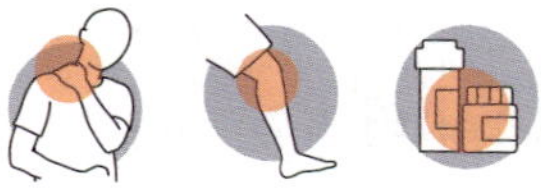

비마약성 진통제

진통약물은 비마약성 진통제와 마약성 진통제로 나눌 수 있습니다. 비마약성 진통제 중 쉽게 접할 수 있는 것은 아세트아미노펜, 비스테로이드성 소염진통제가 있습니다. 오랫동안 사용되어 왔으며 염증이 있는 통증에 특히 유용합니다. 일반적으로 복용 후 30분~1시간 정도 지나면 효과가 나타나며, 2~3시간이 지나면 효과가 최대에 도달해서 4~6시간 정도 지속됩니다. 복용량을 늘려도 효과가 더 커지지 않는 천장 효과가 있습니다. 만약 더 큰 효과를 기대하고 용량을 늘리면 부작용 위험이 커집니다. 복용량을 늘려도 효과가 유사하거나 지속 기간이 짧아지면 다른 약으로 바꿀 것을 권합니다.

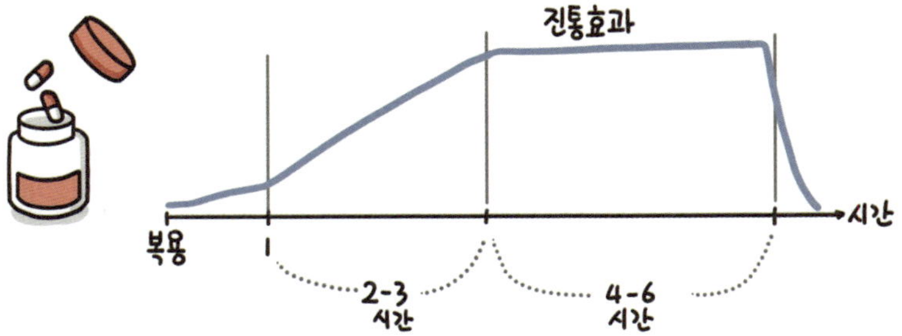

소염진통제의 원래 목적은 염증을 가라앉히는 것입니다. 신체 일부가 외상, 퇴행성 변화 등의 이유로 손상되면 손상부위에서 화학물질이 분비되면서 염증이 발생하고, 염증이 발생하면 통증이 생기는데 이때 소염제를 사용하면 염증을 가라앉혀 통증이 줄어듭니다. 그러나 소염제가 염증을 가라앉히는 과정에서 체내의 중요한 효소 역시 억제될 수 있습니다. 이런 이유로 효소가 중요하게 작용하는 장기에 부작용이 나타날 수 있습니다. 효소는 위장, 심장, 신장, 혈소판 등에 존재하는데 이로 인해 해당 장기에 위장출혈, 심장 질환, 신장 질환, 출혈 등의 부작용이 생기기도 합니다. 그러나 장기적으로 쓰지 않고 단기간 쓰는 경우에는 부작용 발생률이 높지 않습니다.

비스테로이드성 소염진통제는 단기적으로는 메스꺼움, 속불편함, 어지러움 같은 작은 것에서부터 알러지 반응, 위장관, 신장, 혈액응고 및 뼈 회복의 지연 등의 위급한 부작용이 있을 수 있습니다. 위장관, 피부, 신경정신적인 것과 관련이 있으며 신경정신적 부작용은 나이와 관련이 없으며, 임상적으로 중요한 부작용은 위장관, 신장, 혈액학적

기능, 간기능과 관련이 있습니다. 아세트아미노펜 성분의 진통제는 항염증, 항혈소판효과, 요산 배설 효과는 없지만 아스피린과 교차 내성이 없어 아스피린에 과민한 사람도 복용할 수 있고 위장장애나 항응고제를 복용하는 환자도 사용할 수 있습니다. 그러나 간 기능이 저하된 환자의 경우 간독성이 유발될 수 있으므로 용량 및 용법에 유의해야 합니다.

마약성 진통제

마약성 진통제는 중등도에서 심한 통증을 조절하기 위해 사용되는 치료 방법으로 가장 효과적인 것으로 알려져 있습니다. 약효 지속시간에 따라 서방형과 속효성 2가지로 구분합니다. 지속적 통증은 서방형 진통제, 돌발성 통증은 속효성 진통제가 효과적입니다. 서방형은 약물이 서서히 흡수되어 효과가 8~24시간 지속되고, 피부 접착형 패치는 72시간 약효가 지속됩니다. 씹거나 깨거나 부수면 효과를 기대하기 어려우므로 반드시 원형 그대로 복용하며, 정해진 시간에 정기적으로 복용해야 합니다. 속효성은 약물 복용 후 30분 이내에 효과가 발현되고 대략 4시간 정도 지속되므로 갑자기 발생하는 통증치료에 효과적입니다.

마약성 진통제 중독은 약 자체의 특성보다는 통증의 정도 또는 개인 성향과 관련이 있습니다. 암성 통증치료 시 마약성 진통제의 중독

가능성은 매우 낮습니다. 진통제는 아플 때만 먹는 것이 아니라 몇 시간 마다 규칙적으로 복용합니다. 아프기 시작할 때 먹는 것보다 통증 시작 전에 먹는 것이 궁극적으로 약제의 총량을 줄일 수 있으므로 아플 때까지 참지 않는 게 좋습니다. 간혹 진통제가 몸에 익숙해져서 효과가 떨어지는 경우가 있는데 이는 중독이 아니라 내성이 생긴 경우입니다. 이때는 약 용량을 늘리거나 다른 약을 추가하거나 변경할 수 있습니다.

통증이 잘 조절되더라도 진통제를 갑자기 줄이기보다 반드시 전문의와 상의해야 합니다. 변비, 메스꺼움, 구토, 졸림, 어지러움, 호흡이 느려짐 등의 부작용이 있을 수 있지만 이를 완화하거나 예방하는 약제들이 있으며 증상에 따라 병행 투여가 가능합니다. 진통제는 다양한 통증치료 과정에서 필요한 약물입니다. 고혈압, 당뇨와 같이 만성 질환이 있을 경우 평생 약을 먹고 조절하듯이 질환에 따라 지속적으로 복용해야 합니다. 발생할 수 있는 합병증과 의존성 위험에 잘 대처한다면 만성 통증치료에서 장기간 투여가 가능합니다. 개인마다 치료 효과가 다를 수 있으므로 증상에 맞게 용량을 맞춰나가도록 합니다.

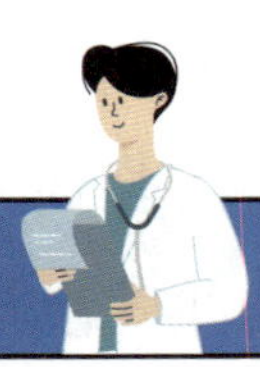

환문명답

고혈압, 당뇨와 같이 만성적인 질환에서 평생 약을 먹고 조절하듯이 통증질환에 따라 지속적으로 복용해야 하는 경우가 있습니다.

10

진통제, 혈압약이나 당뇨약과 같이 복용해도 되나요?

"혈압과 당뇨가 있는데 진통제를 복용해도 될까요?","복용한다면 어떤 진통제가 더 안전할까요?", "장기간 복용하거나 다른 약과 같이 복용을 해도 괜찮을까요?" 진료를 하다보면 종종 이런 질문을 받곤 합니다. 하지만 어떤 진통제를 먹느냐보다 더 중요한 것이 있습니다. 조절되지 않은 염증 자체와 통증으로 인해 혈당 및 혈압이 상승할 수 있기에 다양한 방법으로 적절한 치료가 선행되어야 한다는 점입니다. 더불어서 현재 복용하고 있는 약물을 잘 확인하여 혈압이나 혈당을 올리는 부작용이 있는 약이 있다면 우선 이것을 끊거나 다른 안전한 약으로 대체하는 것도 필요합니다.

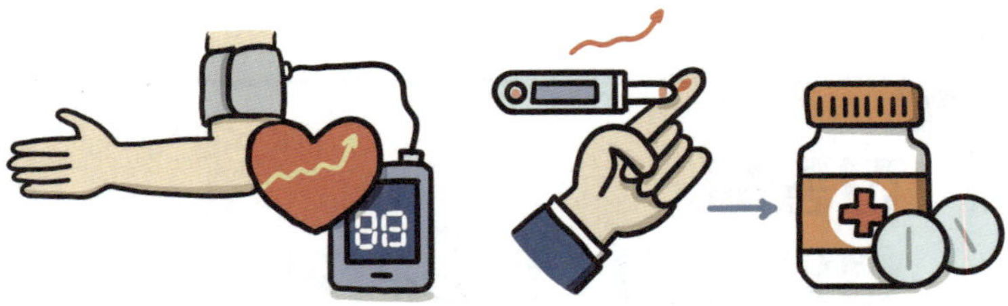

혈압약을 복용하는 경우

고혈압이 있는 경우 어떤 진통제가 더 안전할까요? 일반적으로 고혈압 및 심혈관질환이 있는 환자라면 해열진통제로 아세트아미노펜 단일 성분 제제를 복용하는 것이 좋으며, 신경병증성 통증에는 가바펜틴노이드 계열의 약제가 안전합니다.

고혈압으로 혈압약을 복용하고 있는 사람의 5명 중 1명이 혈압을 올리는 부작용이 있는 약을 함께 복용하고 있다는 조사 결과가 있는데, 소염진통제를 같이 복용하는 경우가 많았다고 합니다. 혈압약을 소염진통제와 함께 복용하면 혈압이 상승하거나 혈압 조절이 어려워질 수 있습니다. 아스피린 성분의 약을 같이 복용할 경우에 아스피린의 항혈전 작용을 방해할 수 있기에 혈압약 및 항혈전 약물과 상호작용을 일으키지 않고 혈압을 높이지 않는 아세트아미노펜 진통제가 일차적으로 권고되고 있으며 소염진통제를 복용하는 사람들은 아세트아미노펜으로 대체할 수 있습니다. 하지만 최근 연구에 따르면 고혈압 환자가 주기적으로 아세트아미노펜을 복용하면 심장 질환 또는 뇌졸중 위험이 20퍼센트 정도 증가할 수 있다고 보고되고 있어, 저용량으로 시작하여 필요이상으로 높이지 않아야 하며 장기 복용에 따른 위험과 혜택도 고려해야 합니다.

신경병증성 통증의 경우에는 가바펜틴노이드 계열의 약제가 일차 약제로 추천되는데 약물 상호작용이 거의 없고 혈압에 미치는 영향이 적어서 비교적 안전하게 사용될 수 있으나, 부종 등의 부작용이 나타날 수 있고 신기능이 저하되어 있는 경우에는 감량해야 하므로 통증치료 전문의와 상담 후에 처방받는 것이 추천됩니다. 신경병증성 통증에 또 다른 일차 약제로 추천되는 항우울제의 경우에는 일부 환자에서 혈압하강이나 부정맥 및 심근허혈 등이 나타날 수 있으므로 심전도 검사 등이 필요할 수 있으며, 이 또한 통증치료 전문의의 지도하에 복용하고 부작용 발생에 대해 세밀한 주의가 필요합니다.

당뇨약을 복용하는 경우

미국심장협회에서는 당뇨 및 신장질환자가 진통제를 복용할 경우 아세트아미노펜 성분의 진통제를 우선적으로 권고하고 있습니다. 당뇨약인 메트포르민 성분을 사용하는 경우 소염진통제를 같이 복용하면 유산산증이나 신기능 악화 문제를 일으킬 수 있기 때문에 약물 상호작용 우려에 대해 보고된 바가 없는 아세트아미노펜을 일차로 권고하는 것입니다. 또한, 당뇨로 인한 신부전 등의 신장 질환을 앓고 있을 때 진통제를 복용해야 할 때도 신장기능에 영향을 주지 않는 아세트아미노펜을 선택합니다. 소염진통제는 일시적인 신기능 감소를 일으켜 부종, 고칼륨혈증, 고혈압 등 부작용을 유발할 가능성이 있기 때문입니다. 스테로이드는 일시적으로 혈당을 올릴 수 있으므로 주의를 요하며 아스피린이나 소염진통제는 혈당과 큰 연관성은 없으나 과량 복용 시에는 혈당을 낮출 수 있습니다. 그러나 조절되지 않은 염증 및 통증으로 인해 혈당이 상승할 수 있다는 점을 염두에 두어야 합니다.

신경병증성 통증에는 가바펜틴노이드 계열의 약제가 약물 상호작용이 거의 없고 혈당에 미치는 영향이 적어서 비교적 안전하게 사용할 수 있으나 신기능이 저하되어 있는 경우에는 약물을 감량하여 사용해야 합니다. 항우울제를 장기적으로 복용하는 경우 혈당이 증가하는 경향이 있으며 주기적인 혈액검사를 통해 당화혈색소 수치를 점검하는 것이 필요합니다. 최근 보고에 의하면 마약성 진통제의 경우 지속적으로 혈당을 증가시키는 것으로 나타났으며, 특히 비만이나 당뇨가 있다면 각별한 주의를 요합니다.

환문명답

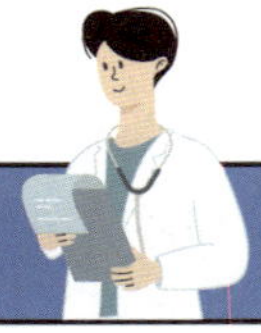

일반적으로는 진통제를 혈압약이나 당뇨약과 같이 복용해도 됩니다. 다만 병용하는 진통제에 따라 주의사항이 있어 전문의와 충분히 상의하셔야 합니다.

11

술, 치료받으면서 마셔도 되나요?

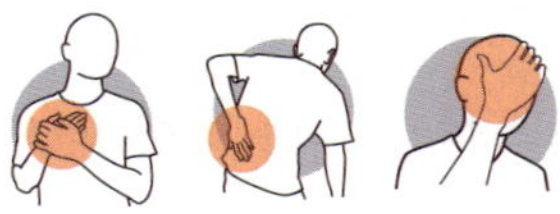

치료 중에는 알코올을 멀리할 것

의학적으로 통증치료를 받는 동안 술을 마시는 것은 권장되지 않습니다. 대부분의 통증치료약은 술과 상호작용을 일으켜 주사의 효능을 변화시킬 수 있으며, 간이나 신장, 위장관에 영향을 미치기 때문입니다. 알코올의 섭취는 우리 몸의 자연 치유 과정을 방해하고 혈액을 묽게 만들어 출혈의 위험을 높입니다.

대부분의 통증치료약은 중추신경계를 억제하거나 변화시키는 작용을 가지고 있기 때문에, 술과 함께 복용하면 중추신경계에 부작용이 생길 수 있습니다. 흔히 나타나는 부작용은 어지러움, 혼란, 졸음,

불안, 우울감 등입니다. 약물과 알코올의 상호작용은 예측하기 어렵습니다. 다만, 약물에 따라 알코올과 같이 섭취하면 약물 농도를 증가시켜 부작용을 유발하거나, 약물의 농도를 감소시켜 약물의 효능이 감소됨으로써 치유 과정이 늦어질 수도 있습니다.

일반적으로 흔하게 사용하는 아세트아미노펜과 소염진통제 등 일부 통증치료약은 간 기능에 영향을 미칠 수 있습니다. 그 밖에도 많은 종류의 약물들이 간에서 대사되는 경우가 많습니다. 간 기능에 문제가 있는 경우 술과 함께 복용하면 간 기능이 더욱 악화되거나 이로 인해 약물의 농도가 증가되는 경우 부작용이 유발되기도 합니다. 심혈관질환이나 뇌혈관질환으로 항응고제를 복용하고 있는 환자가 알코올을 섭취할 경우 혈종 또는 기타 출혈 관련 합병증으로 인해 통증이 더욱 악화될 수 있습니다.

신경주사치료를 받은 경우, 알코올은 알레르기 반응에 대한 우리 몸의 역치를 낮추기 때문에 주사치료에 대한 부작용이 발생할 가능

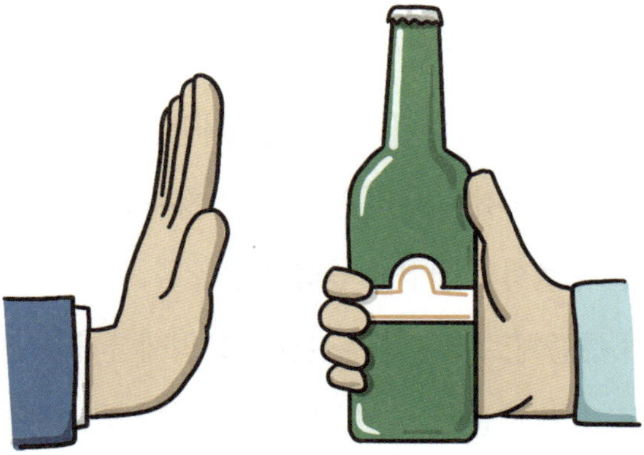

성이 높아집니다. 비록 드물더라도 일시적인 감각저하나 근력저하가 일어날 수 있습니다. 신경주사치료 후에는 충분한 안정이 필요하며, 알코올 섭취는 균형 감각에 손상을 주어 낙상 또는 기타 사고의 위험을 증가시킬 수 있습니다. 또한, 통증으로 인해 불면증을 동반하는 경우 수면 패턴을 방해하기도 합니다.

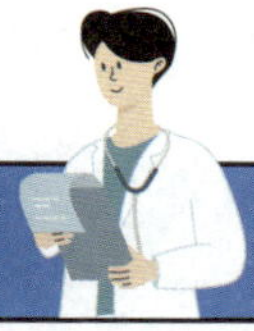

환문명답

의학적으로 통증치료를 받는 동안 술을 마시는 것은 권장되지 않습니다. 대부분의 통증치료약은 알코올과 상호작용을 일으켜 주사의 효능을 변화시킬 수 있으며, 간이나 신장, 위장관에 영향을 미칠 수 있습니다. 알코올의 섭취는 우리 몸의 자연 치유 과정을 방해할 수 있으며, 혈액을 묽게 만들어 출혈의 위험을 증가시킬 수 있습니다. 또한, 알코올의 섭취는 낙상 또는 기타 위험을 증가시킬 수 있으며, 숙면을 방해할 수 있습니다.

4부

통증에 좋은 습관과 운동, 보조치료

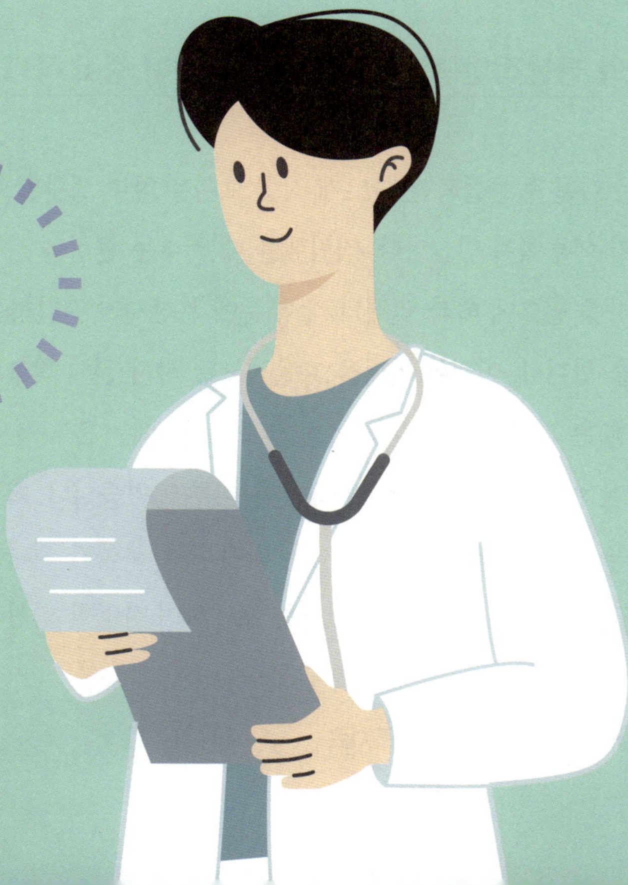

01

생활할 때 의자나 소파에 어떻게 앉는 것이 좋을까요?

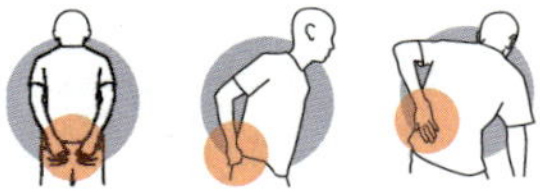

척추의 정상적인 곡선을 유지하는 것이 중요하다

인간은 다른 동물들과는 다르게 직립 보행을 하며 생활할 수 있도록 척추가 이루어져 있습니다. 직립했을 때 척추는 균형을 잡아주고, 체중 부하를 필요에 따라 인체의 각 부분에 분산시켜 전달하는 중요한 역할을 합니다. 이러한 역할을 효율적으로 하기 위해 척추는 정면에서 볼 때는 지면에 수직인 직선을, 옆으로 볼 때는 S자 곡선(경추는 전만, 흉추는 후만, 요추는 전만, 천추는 후만)을 이루고 있습니다. 척추가 정상적인 곡선을 이루지 못하면 특정 부위에 체중 부하가 지나치게 실리게 되고, 해당 부위의 퇴행성 변화를 초래하여 다양한 임상적 문제가 발생할 수 있습니다. 예를 들어 특정 척추 분절에 반복적이고 과도한 체중 부하가 걸리면 해당 척추 분절에 디스크탈출증이나 척추관 협착증이 유발되기도 합니다. 또한 그 보상으로 특정 사지에 과도한 체중 부하가 전달되어 특정 사지의 관절이나 근육, 뼈에도 문제가 발생할 수 있습니다. 건강한 몸을 위해서 척추의 정상적인 곡선을 유지하는 바른 자세가 반드시 필요합니다.

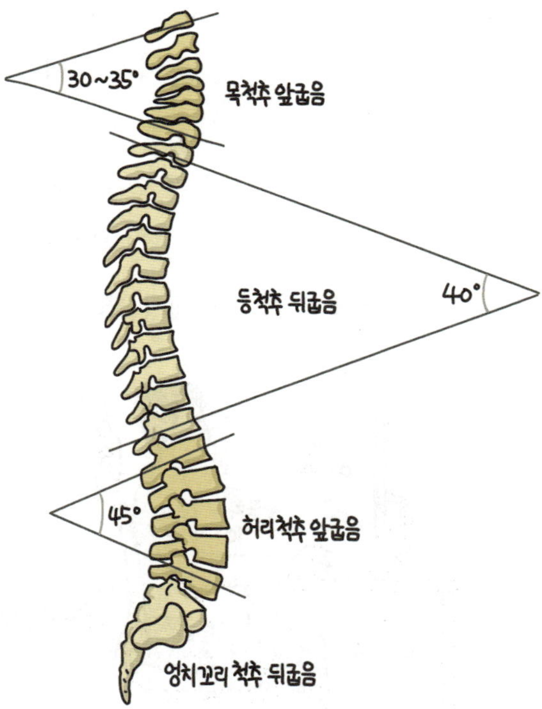

척추의 정상적인 곡선

의자나 소파에는 이렇게 앉자

의자에 앉을 때는 등받이에 등을 밀착시키고, 복부에 적절하게 힘을 주어 척추를 펴고 앉는 자세를 취합니다. 이때 척추의 곡선이 유지된 상태로 앞뒤, 좌우로 균형을 이루고, 허벅지는 지면과 수평을 이룬 채 무릎을 90도 정도로 유지하며, 두 발 뒤꿈치와 발바닥은 바닥에 충분히 닿는 것이 좋습니다. 팔은 팔걸이에 자연스레 걸치고 어깨의 힘을 뺍니다. 등받이를 조절할 수 있는 경우 10도 정도 비스듬히 기댈 수 있으면 더욱 편하게 앉을 수 있습니다. 모니터를 볼 경우 시선을 30도 이하로 숙이지 않습니다. 복부를 살짝 긴장시켜 골반과 복부, 몸통을 자연스럽게 세우면 호흡하기 좋은 상태가 되며 몸을 편안하게 움직일 수 있습니다. 의자에 앉아 있는 시간이 너무 길어지면 가끔씩 일어나서 기지개를 하는 등 스트레칭을 해줍니다.

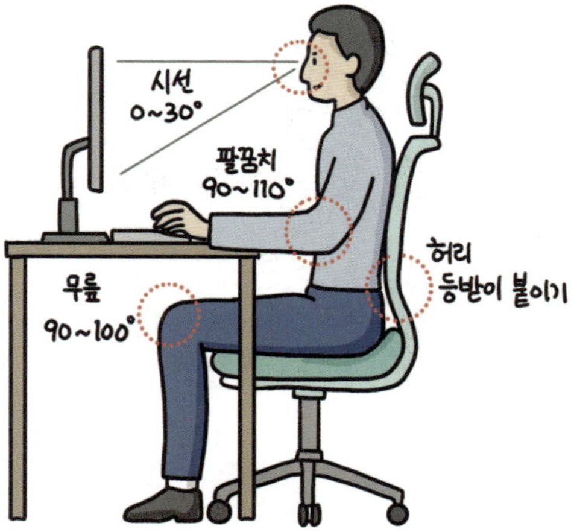
시선
0~30°
팔꿈치
90~110°
허리
등받이 붙이기
무릎
90~100°

의자에 앉을 때 바른 자세

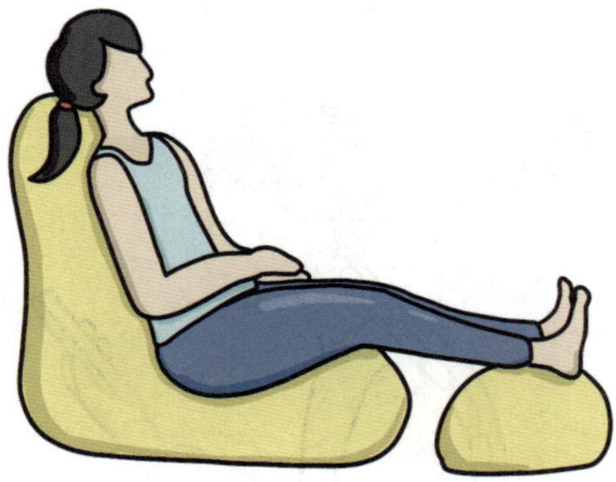

소파에 앉을 때 바른 자세

소파는 일반 의자와 달리 편안히 쉬는 것을 목적으로 하지만 이때도 바른 자세를 취하는 것이 좋습니다. 엉덩이는 소파 끝까지 깊숙이 닿게 앉습니다. 머리받침대가 있다면 머리를 기대고, 없다면 쿠션을 놓아 기댑니다. 다리는 편안하게 허벅지를 소파에 올리고, 무릎 아래는 자연스럽게 바닥에 떨어뜨려, 두 발 뒤꿈치와 발바닥이 바닥에 닿게 합니다. 스툴(등받이와 팔걸이가 없는 작은 의자)이 있는 경우 자연스럽게 두 다리를 펴고, 무릎은 살짝 구부려 그 위에 올려놓습니다. 핸드폰을 하거나 책을 읽을 때는 쿠션을 받쳐 고개가 앞으로 지나치게 숙여지지 않도록 주의합니다.

경추(목뼈)는 약간의 전만을 이룬 곡선을 이루어야 정상입니다. 머리가 앞으로 기운 자세에서는 머리가 앞으로 나온 정도에 따라 목이 받는 하중이 증가하게 되는데, 1인치 나올 때마다 목에 받는 하중은 정상 자세에 비해 5킬로그램 정도씩 증가하고, 경추를 이루는 정상적인

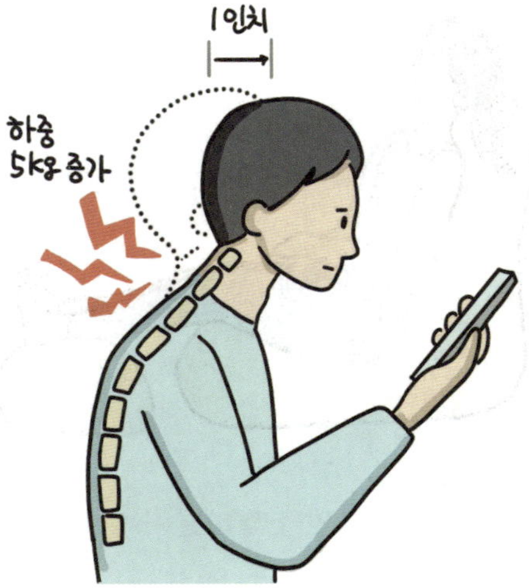

머리가 1인치 나올 때마다 목에 받는 하중은
정상 자세에 비해 5킬로그램씩 증가합니다.

곡선이 변화하게 됩니다. 경추가 직선이 되는 일자목이 되거나 반대로 후만을 이뤄 거북목이 되면 근육과 힘줄, 인대에 비정상적인 긴장이 발생하여 관련 부위에 통증이 생기고 기능이 저하됩니다. 경우에 따라서는 두통까지 유발되며 목뒤 근육이나 주변 조직이 비후해져 낙타 등이나 혹처럼 불룩해지기도 합니다. 특정 분절의 척추에 과도한 부하가 걸리면 디스크탈출증이나 척추관 협착증이 초래되고 악화될 수 있으니 평소 바른 자세를 유지하는 습관을 기르도록 합니다.

척추에 좋지 않은 자세들

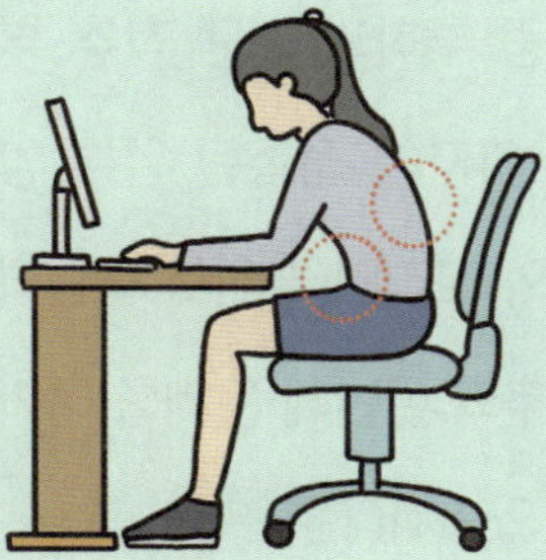

지나치게 구부정하게 앉아 있는 자세

구부정한 자세에서는 바로 선 자세에 비해 척추에 걸리는 압력이 크게 증가하며, 척추 주위 근육의 긴장도도 떨어져 체중 부하의 대부분을 척추가 담당해야 하는 상태가 됩니다. 이러한 상태에서는 척추의 피로가 쉽게 오고, 디스크탈출증 같은 척추 질환 유발 가능성을 높입니다. 또한, 복부 근육을 약화시키고, 복부 혈류를 감소시켜 복부 비만을 초래하고, 장운동에도 영향을 미쳐 소화나 장운동 장애를 초래할 수도 있습니다.

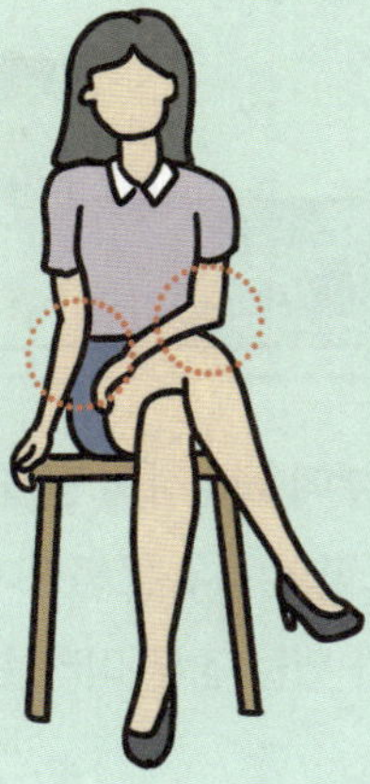

한쪽으로 다리를 꼬고 앉는 자세

심리적 안정감과 멋스러움을 줄 수 있지만, 다리를 꼬면 바닥에 닿는 엉덩이의 높이가 달라지면서 골반이 틀어지고, 척추의 균형을 무너뜨릴 수 있습니다.

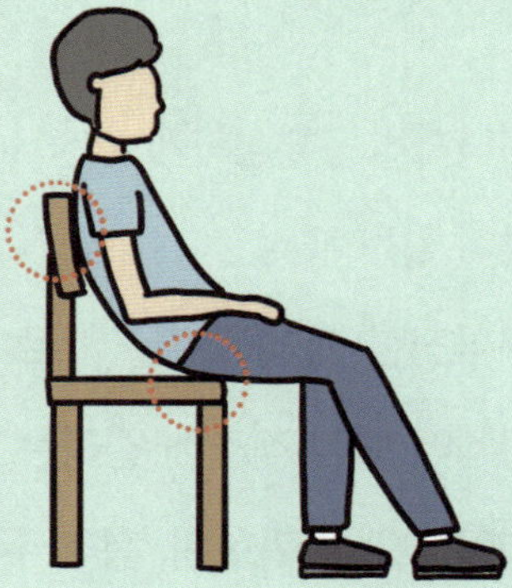

엉덩이를 빼고 비스듬히 기대어 앉은 자세

체중 부하가 기댄 척추 부위와 의자에 접촉된 일부 엉덩이와 꼬리뼈 부위로 집중되어 척추와 골반에 문제를 야기할 수 있습니다.

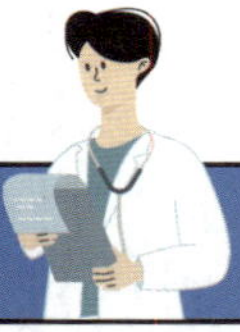

환문명답

의자에 앉을 때는 등받이에 등을 밀착시키고, 복부에 적절하게 힘을 주어 척추를 펴고 앉는 자세를 유지해야 합니다. 소파의 경우는 엉덩이는 소파 끝까지 깊숙이 닿게 앉습니다. 머리받침대가 있을 경우 머리를 기대고, 없다면 쿠션을 놓아 기대어 앉습니다.

02 근육통 심한 일자목이나 거북목, C자형 커브 모양을 되찾을 수 있을까요?

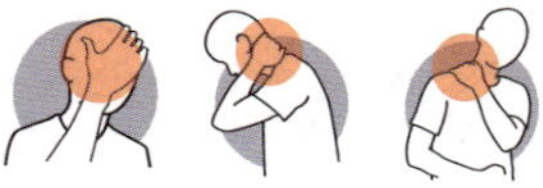

현대인에게서 흔히 나타나는 형태

목의 이상적인 뼈의 배열 형태는 C자형 커브 모양입니다. 인간은 뇌가 크고, 직립 보행을 하므로 다른 동물들에 비해 척추가 지탱해야 하는 머리나 몸의 무게가 큰 편입니다. 그런데, 척추는 대체로 몸의 가운데에 위치해 있는 것이 아닌 뒤쪽에 치우쳐서 위치하고 있습니다. 따라서 목, 등, 허리까지 적절한 굴곡을 이루어 체중을 효과적으로 분산시키는 것이 필요합니다.

그렇지만, 현대인들은 장시간 앞에 있는 책이나 모니터, 핸드폰 등을 고정된 자세로 응시하는 생활을 많이 하고 있고, 이에 따라 목의

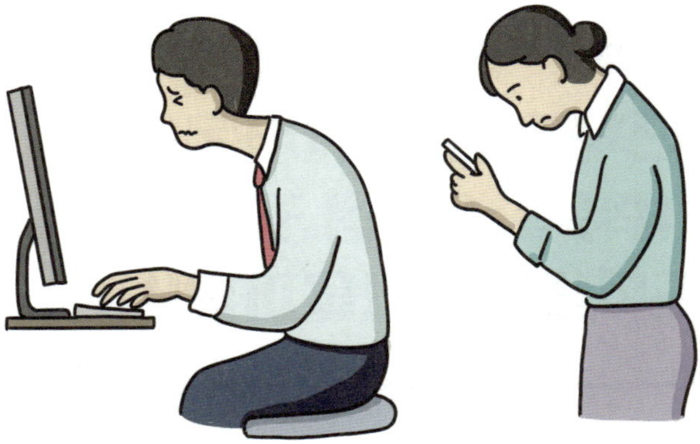

이상적인 C자형 커브 형태가 조금씩 일자형이나 오히려 C자형 커브의 반대 모양으로 뒤집히는 모양으로 변하는 일이 많이 일어납니다. 이러한 상태를 각각 일자목, 거북목이라고 부르며 의학 용어로는 경추후만(cervical kyphosis)이라고 합니다. 목뼈의 변화는 생활습관과 노화에 따른 목의 뼈와 관절의 퇴행성 변화에 의해서 일어나는 일이 많지만, 선천적이거나 강직성척추염과 같은 자가면역질환, 암이나 종양, 외상, 수술 등에 의해서도 일어날 수가 있습니다.

요즘 현대인들은 C자형 커브 모양을 가지고 있는 정상적인 목의 뼈 배열이 더 드물게 발견될 정도로 많은 경우에서 일자목이 발견됩니다. 일자목이 그 자체만으로 병적인 상태로 간주되지는 않습니다만, 이것이 다른 증상을 일으키고 기능적 이상을 초래하게 되면 치료를 필요로 하는 질환으로 간주합니다. 목이나 머리가 움직이는 범위가 감소되거나, 목, 허리, 어깨나 팔 등의 통증이 나타나고 드물게는 두통, 감각이상, 근력약화 등이 보이며, 심한 경우 삼킴 곤란이나 대소변 장애까지 초래되기도 합니다. 하지만 이런 경우 일자목, 거북목에 의한 직접적인 결과라기보다는 척수 압박이나 손상 등 다른 병적 상태가 진행되어 나타나는 것이라고 보는 것이 더 옳습니다.

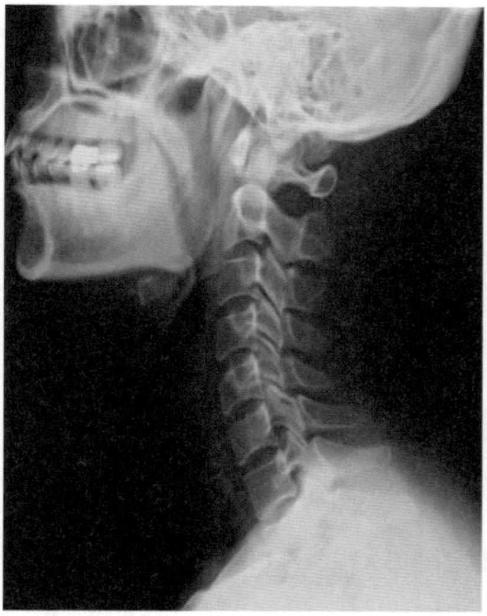

정상적인 C자형 커브를 가진 환자의 경추 x-ray 사진

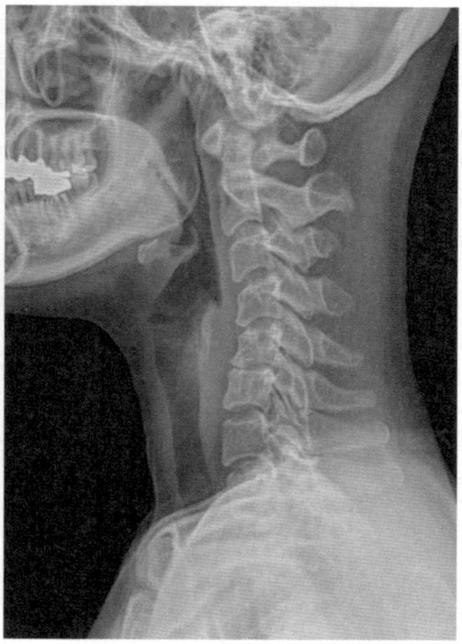

퇴행성 변화로 인하여 거북목을 가진 환자의 경추 x-ray 사진

요즘 일자목이나 거북목을 다시 C자형 커브 모양으로 바꾸게 해준다면서 여러 치료법을 추천하는 경우가 많이 있습니다. 그러나 뼈와 관절의 퇴행성 변화는 오랜 시간에 걸쳐 일어나며, 빠른 시간 내에 정상적인 모양으로 되돌리는 것은 상당히 어렵습니다. 설령 가능하다고 하더라도 바람직하지 않은 방향으로 바뀔 수도 있습니다. 많은 경우, 변형이 일어난 부위는 골화 및 여러 염증성 반응으로 인하여

정상적인 부분 보다 움직임이 감소됩니다. 문제가 있는 부위가 바람직한 방향으로 다시 교정된다기보다는 정상적인 부위에 변형을 초래하는 것이 더 쉽게 일어날 수 있습니다.

생활습관 개선과 근육과 인대를 강화하는 운동이 바람직하다

일자목이나 거북목이 더 악화되는 것을 막고, 증상을 개선하기 위해서는 생활습관 개선 및 척추를 세워주는 주변 근육과 인대를 강화하는 운동을 병행하는 것을 추천합니다. 생활습관의 개선은 작업 환경을 개선하여 척추에 무리가 가는 동작을 피하고, 바른 자세를 유지할 수 있도록 하는 것이 바람직합니다. 수시로 스트레칭을 해주는 것도 좋습니다. 목의 근육과 인대를 강화하는 것은 처음부터 무리하는 것은 추천하지 않으며, 바른 자세를 취한 상태에서 턱을 당기고 뒷목에 약간의 긴장을 주어 뒷목 근육과 인대를 강화하거나, 손을 이용하여 지긋이 목을 움직여 목의 움직임 범위를 개선하는 것을 시도해 볼 수 있습니다. 이때도 목에 순간적인 힘이 들어가거나, 특정 자세를 과도하게 오래 지속하는 등의 운동은 금물입니다. 모든 운동은 적절한 휴식과 병행하여, 무리하지 않고 조금씩 늘려가는 것이 좋습니다.

베개는 목의 특정 부위에 힘이 집중되기 보다는 고르게 분산될 수 있도록 적절하게 쿠션감이 있는 것이 좋습니다. 단기적 증상 개선을 위해 약한 견인이나 고정을 할 수 있는 도구 등도 사용해 볼 수 있으나 오랫동안 사용하는 것은 오히려 좋지 않습니다.

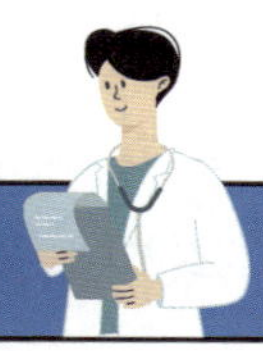

환문명답

일자목, 거북목을 빠른 시간 내에 C자형 커브 형태로 만드는 것은 많은 문제를 유발하고, 바람직하지도 않습니다. 다만, 적절한 관리 및 치료를 통해 증상을 개선하고, 악화를 막을 수 있습니다.

03

목 디스크에 좋은 운동은 무엇이 있나요?

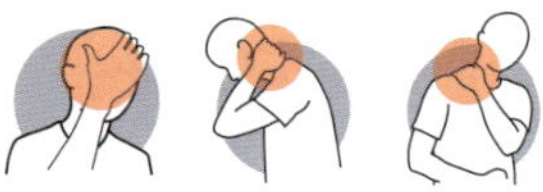

운동보다 자세가 중요하다

목 디스크는 머리, 목, 어깨, 등 부위의 통증을 유발하여 일상생활을 어렵게 합니다. 휴대폰 및 컴퓨터 사용이 늘어남에 따라 많이 발생하고 있으며, 증상이 나타나는 연령대도 낮아지고 있습니다.

목 디스크에서 가장 중요한 것은 '올바른 자세'입니다. 특정 근육을 강화시키는 운동을 하는 것보다 원래의 굴곡을 유지하는 자세를 취하는 것만으로도 증상이 좋아질 수 있고, 질병의 진행을 늦출 수 있습니다.

고개를 숙이면 중립 자세보다 최대 4배까지 무게 압력이 증가하기 때문에 원래의 경추 전만 상태를 유지하는 것 자체가 운동이 됩니다. 그러므로 본인이 평소 어떤 자세를 오래 취하고 있는지 확인하는 것이 중요합니다. 컴퓨터를 많이 보는 직업군이라면 컴퓨터 높이를 조절하여 목을 숙이지 않도록 하며, 운전을 장시간 해야 한다면 등이나 허리에 쿠션을 받치도록 하는 것도 도움이 됩니다. 또한 텔레비전을 보거나 수면을 취할 때도 흐트러짐 없이 경추와 몸통이 일직선이 되도록 쿠션이나 베개를 적절히 사용하는 것이 좋습니다.

하지만 일상생활을 하다 보면 장시간 목을 꼿꼿하게 펴고 있는 것을 실천하기는 쉽지 않습니다. 경추 전만을 유지하기 위해서는 목 주변 근육만 사용되는 것은 아니기 때문입니다. 복부 및 허리의 코어 근육, 즉 몸을 잡아주는 근육의 힘이 적절하게 유지되어야만 허리가 펴지면서 목이 앞으로 빠지지 않습니다. 전체적인 코어 근육을 만들기 위한 근력운동을 꾸준히 시행하면 도움이 됩니다.

목 디스크에 도움이 되는 동작

곧은 자세를 유지하는 것 다음으로 실천할 수 있는 것은 '신전 자세'로, 목 디스크 관련 운동에서 가장 핵심이 됩니다. 몸 전체를 곧게 편 상태에서 고개를 뒤로 젖히는 자세를 반복해주는 것으로 목을 신전할 때, 양 손을 펴서 합장하듯이 모아 턱 밑을 받치거나, 양 팔을 벌려 어깨뼈를 뒤쪽으로 모아주는 자세를 10~15초 정도 유지하는 것

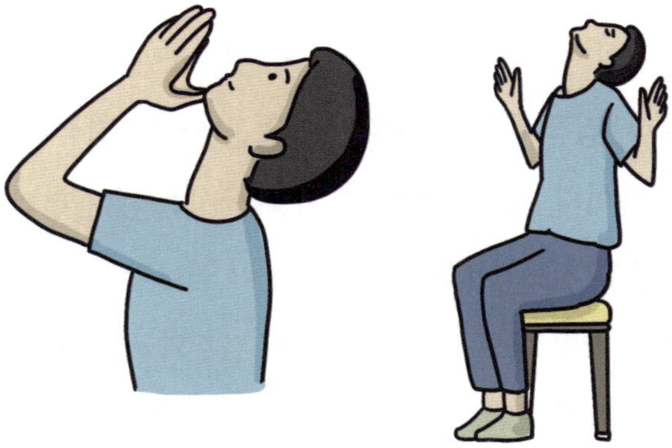

목 디스크에 도움이 되는 신전 자세

을 반복합니다. 이때, 어깨를 과하게 모아 승모근이 올라오지 않도록 유의합니다. 해당 자세를 반복해주면 디스크 압박을 완화시켜 줄 수 있습니다. 다만 팔로 내려오는 방사통이 해당 동작에서 발생한다면 통증이 생기지 않는 범위에서 신전하도록 합니다.

자세 유지 외에 추천하는 것은 '걷기' 입니다. 걷기 운동은 모든 척추, 관절 질환에 도움이 되며 목 디스크에도 도움이 됩니다. 걸을 때는 바르게 척추를 편 자세에서 고개를 들고 걷습니다. 휴대폰을 보느라 고개를 숙이며 걷거나, 허리를 구부정한 상태로 목이 앞으로 나온 상태로 터덜터덜 걷는 것은 적절하지 않습니다. 평소 고정된 자세로 장시간 지내면 목 근육이 수축되어 경추에 압박을 받기 때문에 걷기 운동을 하는 동안 허리를 세우고 목을 펴면 이 압박이 줄어듭니다. 걷기 운동을 규칙적으로 자주 실천하기 바랍니다.

목 디스크에 도움이 되지 않는 동작

목 디스크가 있는 경우 어깨나 등이 뻐근하고 무겁다고 해당 근육을 마사지하거나 스트레칭 하는 경우가 흔합니다. 양 목을 좌우로 구부리면서 목 바깥근육을 늘리거나, 고개를 손으로 누르면서 뒷 근육을 늘리는 운동을 자주 하는데 이러한 동작은 이미 디스크 파열이 진행된 상태에서는 목에 더 큰 압박을 줄 수 있기 때문에 피해야 합니다. 벽에 몸을 붙이고 양 팔을 W 모양으로 만들어 위아래로 움직여 승모근을 풀어주는 동작은 근긴장을 완화시키지만 목 디스크에 도움이 되는 자세는 아닙니다.

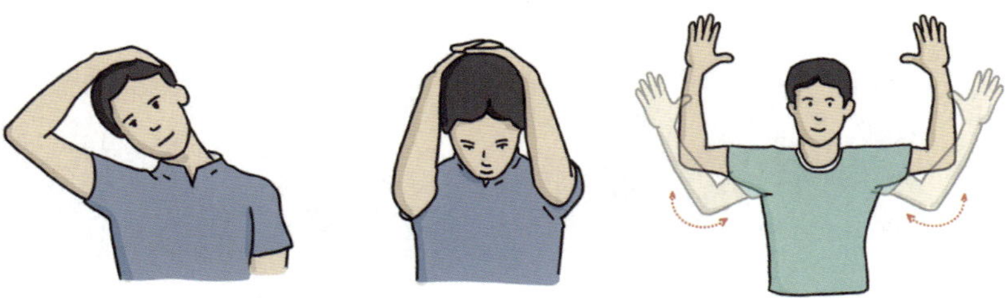

목 디스크에 도움이 되지 않는 동작

목 디스크 환자들을 위해 뚜렷하게 강화시켜야 하는 근육이 있다고 보긴 어렵지만 역설적으로 바로 이런 이유 때문에 가장 쉽다고 할 수도 있습니다. 운동 기구의 도움이나 어려운 근력운동 없이도 곧은 자세를 일상에서 실천하면 증상이 호전되기 때문입니다. 신전 자세를 반복하며 걷기 운동을 꾸준히 하길 권합니다.

환문명답

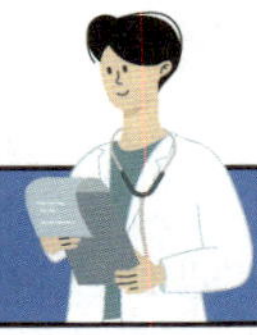

목 디스크에 가장 좋은 운동은 올바른 자세 유지, 신전 자세, 걷기 등이 있습니다.

04

팔을 들 때 어깨통증이 심한데 운동치료가 도움이 되나요?

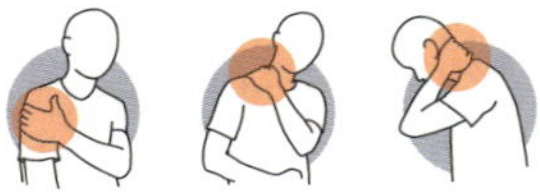

원인을 알지 못하고 운동치료를 하면 오히려 해가 될 수 있다

어깨의 운동치료는 어깨의 운동범위 회복을 도와주고, 근육을 강화하며, 유연성을 높여 어깨통증을 완화시키는데 도움이 될 수 있습니다. 하지만 팔을 들 때 어깨가 아플 수 있는 원인은 매우 다양하며, 그 원인에 따라 운동치료의 시기와 방법이 다를 수 있습니다. 원인에 맞지 않는 잘못된 운동을 하면 상태를 악화시키거나 부상의 위험이 높아집니다. 팔을 들 때 어깨통증이 심하다면 반드시 전문의와 상담하여 통증의 원인을 파악한 후에 적절한 치료와 운동 계획을 세워야 합니다.

병의 급성기에 염증이나 통증이 심한 상태에서 운동치료를 시작할 경우, 염증이 더 악화될 수 있고 통증이 심해져 치료가 더욱 어려워질 수 있습니다. 초기에는 통증을 유발하는 자세나 과도한 사용을 피하면서 약제 등으로 통증을 조절하고, 염증이 가라앉고 통증이 조절되면 운동치료를 시작하여 범위와 강도를 점차적으로 늘려가도록 합니다. 기존의 방법으로 통증 조절이 되지 않을 때는 통증유발점 주사, 신경주사, 국소 스테로이드 주사 등을 통해 적극적인 통증 조절을 하면서 운동치료를 시행해 나가는 것이 더 효과적이고 빠른 회복을 보일 수 있습니다.

어깨통증 관련 질환

팔을 들 때 어깨통증이 심한 경우는 주로 어깨관절 주변의 문제인 경우가 대부분이지만, 경추 부위 문제가 동반되어 있거나 드물게는 내과적 질환 등과 연관되어 통증이 나타날 수도 있으므로 주의해야 합니다. 또한 넘어지거나 다친 후에 통증이 발생한 경우에는 검사를 통해 골절이나 인대손상 등을 확인한 후에 치료를 받는 것이 권장됩니다. 팔을 들 때 어깨에 통증이 올 수 있는 흔한 질환들로는 근근막통증증후군, 회전근개 질환, 오십견(유착성관절낭염) 등이 있습니다.

근근막통증증후군

어깨의 근근막통증증후군은 어깨주변 근육의 잘못된 자세나 과다한 사용, 외상 등으로 인해 근육통증과 경직 및 운동범위 제한, 근력저하 등이 나타나는 질환입니다. 근육의 문제로 통증이 심한 경우에는 우선 문제가 되는 근육의 과도한 사용을 피하고 잘못된 자세를 보정하면서, 통증이 조절되면 가벼운 스트레칭 운동으로 시작하여 점차적으로 운동을 늘려나가는 것이 좋습니다. 통증 조절을 위해 소염진통제 투여, 통증유발점 주사 등을 시행할 수 있으며, 자세나 습관에 의해 재발될 가능성이 높기 때문에 꾸준히 자세보정과 스트레칭 운동 및 근력강화운동을 시행해야 합니다. 문제가 되는 근육에 따라 운동 방법이 다르므로, 전문의로부터 정확한 진단과 적절한 스트레칭 운동을 권고받을 것을 추천합니다.

팔을 들 때 어깨통증을 일으키는 대표적인 근육인 삼각근(deltoid

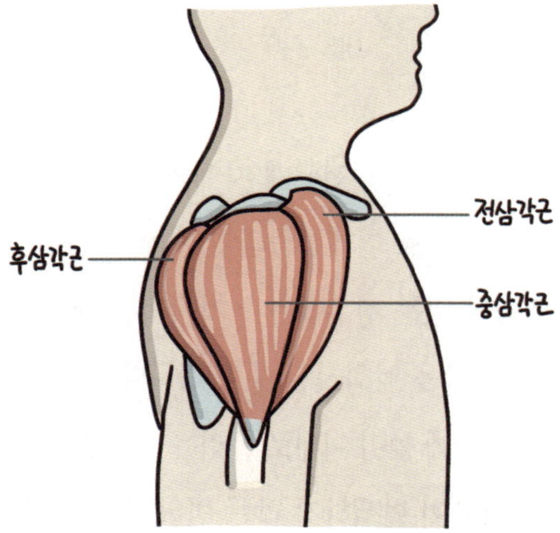

muscle)의 근근막통증증후군은 넘어지면서 난간이나 지지대를 잡은 경우, 어깨 높이에서 오래 물건을 들고 있는 경우, 어깨 높이보다 높은 곳에서 작업을 한 경우, 팔을 힘주어 반복해서 옆으로 벌리는 경우에 발생할 수 있습니다. 삼각근의 부위에 따라 스트레칭 운동이 조금씩 다르지만 일반적으로 중삼각근과 후삼각근의 문제시 다음과 같은 스트레칭을 추천합니다.

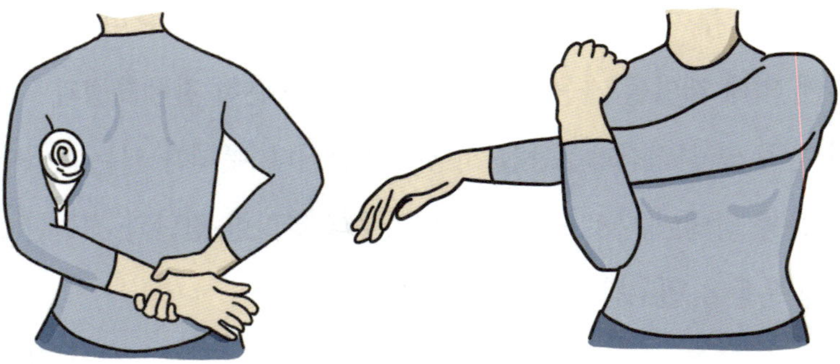

중삼각근의 스트레칭　　후삼각근의 스트레칭

회전근개 질환

어깨의 회전근개 질환은 회전근개 자체의 염증, 손상 등으로 인해 증상이 발생하는 질환으로 어깨통증의 흔한 원인 중 하나입니다.

회전근개에 염증이 있는 경우에는 초기에 무리한 운동치료를 시행하는 것은 오히려 증상을 악화시킬 수 있습니다. 우선 염증이 가라앉고 통증이 조절되면 어깨 높이 이내로 올리는 운동범위 회복을 위한 운동으로 시작하여, 통증이 발생하지 않는 범위 내에서 근육강화운동을 시행하고 운동을 점차 늘려나가도록 합니다. 운동치료의 목표는 통증이 없는 상태로 팔을 머리 위로 올리는 행동이 가능할 수 있도록 하는 것이며, 치료기간 동안에 통증을 유발하는 자세는 피해야 하고, 기존의 치료로 통증이 가라앉지 않는 경우에는 스테로이드의 국소 주사, 신경주사 등을 고려해 볼 수 있습니다.

회전근개 파열은 손상 받은 기전과 심한 정도, 그리고 나이를 고려하여 보존적 치료 외에도 수술적 치료가 필요할 수 있으므로 전문의의 도움을 받아 정확한 평가와 적절한 운동치료계획을 수립하고 시작하는 것이 좋습니다. 일반적으로 통증을 조절하면서 운동범위 회복운동으로 시작하여 통증이 발생하지 않는 범위 내에서 강화운동을 시행하며, 점차 운동을 늘려나가는 것이 권고됩니다.

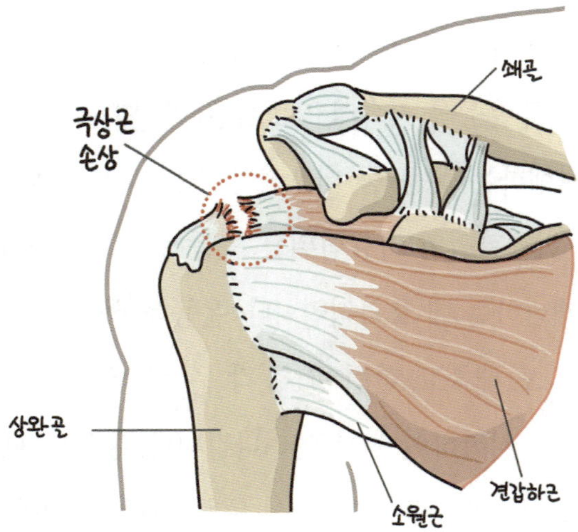

앞에서 본 오른쪽 어깨 회전근개 파열

오십견(유착성관절낭염)

오십견은 특별한 외상이 없거나 경미한 외상 후에 어깨통증이 시작되는 경우가 많고, 40~50대에 많이 발생합니다. 안전벨트를 매거나 머리를 빗거나 뒷주머니에서 지갑을 꺼내거나 하는 등의 일상생활에서 심한 통증을 느끼게 됩니다. 임상적 경과는 3기로 나눠지는데, 약 3~4개월에 걸쳐서 통증이 심하고 관절운동 제한이 진행되는 통증기와, 이후 수개월에 걸쳐서 관절운동제한이 심한 동결기, 관절운동제한이 서서히 회복되는 해빙기이며, 전체적으로 1년 내지 2년간에 걸쳐 회복되는 것으로 알려져 있습니다. 오십견은 모든 방향의 운동범위가 제한되고 어깨를 움직일 때마다 통증이 심하므로, 관절운동범위의 회복이 가장 중요한 치료의 핵심입니다. 관절운동범위의 회복을 위해서는 통증 조절이 중요한데, 기존의 소염진통제나 보존적 방법으로는 통증이 잘 조절되지 않으므로 신경주사, 스테로이드 관절내 주사, 마취하에 수동적 조작, 관절낭팽창술 등을 통해 적극적인 통증 조절과 관절운동을 지속적으로 시행해야 합니다.

오십견에서 시행하는 운동 중 대표적인 것은 잭킨스 운동(Jackins exercise)입니다. 어깨관절의 가동범위를 능동적으로 조금씩 늘려주어 운동범위를 개선하는 데 효과적입니다. 운동을 하기 전 어깨에 온찜질을 5~10분 정도 해주고, 한번 할 때 각 운동을 5~10회 반복하며 하루에 3회 정도로 시작하여 점차 늘려나갑니다. 운동 중에 통증이 심하면 중단하고 의사와 상의 후에 다시 운동계획을 세워야 하며, 통증과 운동범위가 개선되면 점차 강화운동으로 넘어갑니다. 정상운동

범위로 돌아올 때까지 지속적인 운동치료가 필요합니다.

잭킨스 운동(Jackins exercise)
- 우측 어깨가 오십견인 경우에 대한 운동설명

① 반대쪽 팔을 이용하여 우측 팔을 잡고 머리 위까지 천천히 올려 어깨관절을 굴곡시키거나, 테이블에 우측 팔을 올리고 몸을 앞으로 기울여 어깨관절을 굴곡시킨다. 우측 팔을 머리 위로 굴곡시킬 때 팔꿈치를 구부리지 않아야 하고, 어깨관절을 최대한 굴곡시킨 상태로 15초간 유지한 후에 천천히 원래 자세로 돌아온다.

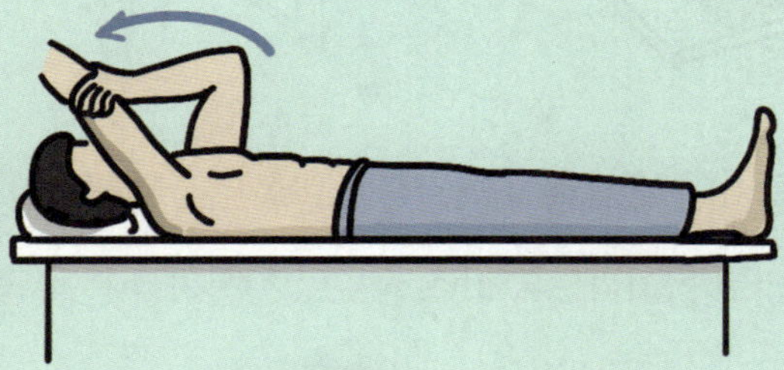

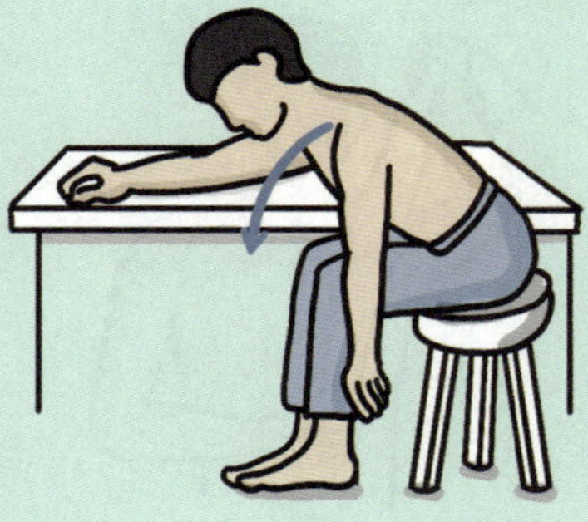

② 우측 팔꿈치를 90도 구부리고 몸에 고정한 후에, 갈고리 막대나 고정된 문손잡이를 이용해 우측 어깨관절을 바깥으로 회전시킨다. 갈고리 막대를 잡고 왼쪽 손으로 우측 바깥쪽으로 밀어주어 우측 어깨관절을 외회전시키거나, 우측 손으로 문손잡이를 잡고 상체를 좌측으로 돌려 외회전시킨다. 30초간 어깨관절의 외회전 상태를 유지한 후 30초간 원래의 자세로 돌아온다.

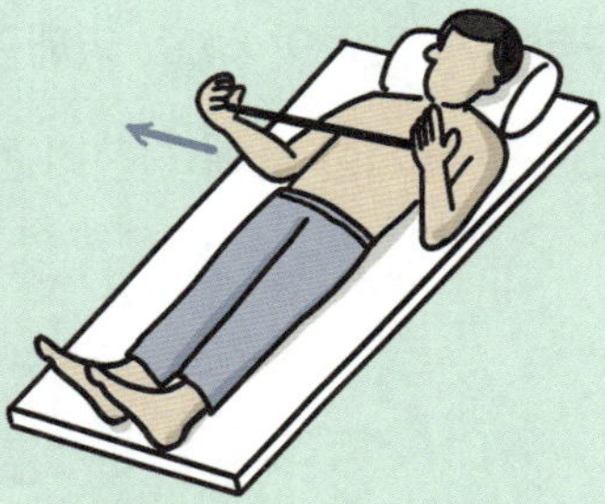

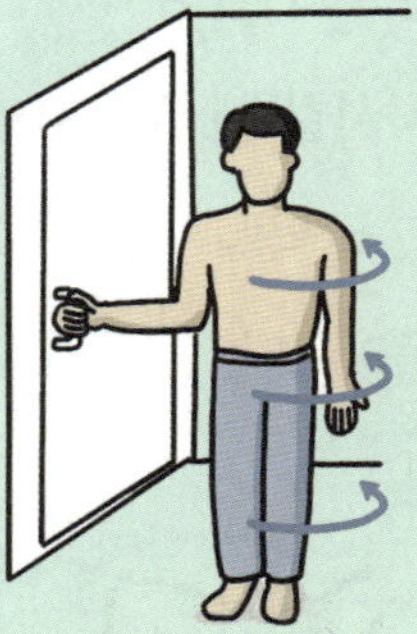

③ 수건을 이용해 우측 어깨관절을 안쪽으로 회전시켜 우측 손이 등을 타고 올라가도록 좌측 손으로 천천히 수건을 당겨준다.

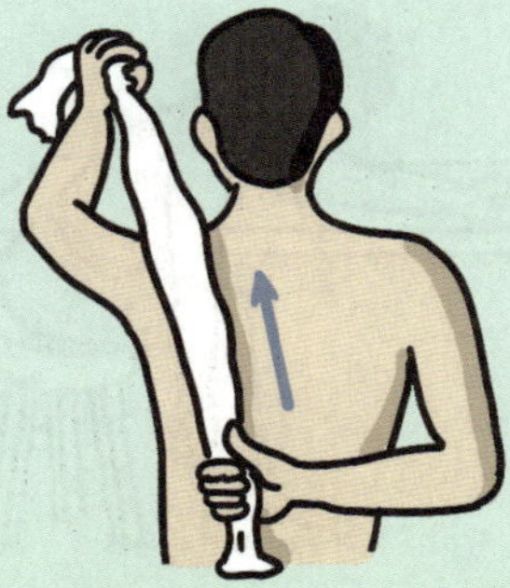

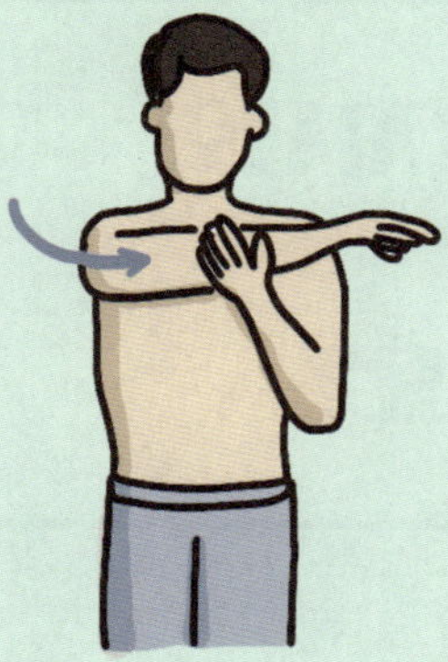

④ 우측 어깨와 팔이 가슴부위를 가로질러 좌측 어깨에 닿도록 뻗고, 좌측 손으로 우측 팔의 팔꿈치를 부드럽게 밀어주어 내전되도록 한다.

어깨는 생활에서 흔히 통증을 느끼는 부위 중의 하나이며, 그 원인이 매우 다양합니다. 따라서 반드시 어깨통증의 원인을 파악하고 운동치료를 시행해야 하며, 급성기에는 무리한 운동치료는 삼가하고, 염증과 통증이 조절된 후에 시작하여 점차적으로 운동의 시간과 강도를 늘려나갈 것을 권고합니다.

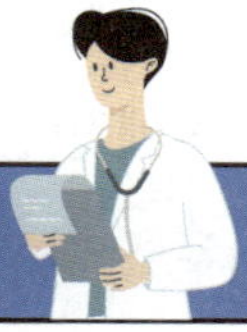

환문명답

팔을 들 때 어깨통증이 심한 경우, 잘못된 운동으로 상태를 악화시키거나 부상을 일으킬 위험이 있으므로, 원인을 모르는 상태에서 운동치료를 함부로 시행하면 안 됩니다.

05 평소 허리에 좋은 자세와 좋지 않은 자세는 어떤 것들이 있나요?

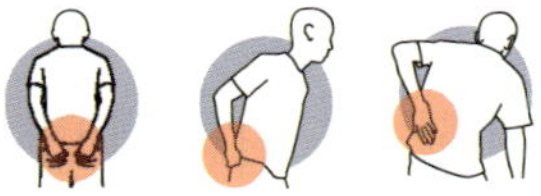

허리 건강을 위해 정자세를 유지하자

허리에 좋은 자세는 앉거나 서 있을 때에 정자세를 유지하는 것입니다. 예를 들면, 의자를 반드시 당겨서 앉고, 등받이가 있는 의자나 소파에 앉는 것이 좋습니다. 허리에 좋지 않은 자세는 불편한 자세로 너무 오래 앉아있거나, 갑자기 허리를 굽혀 무거운 물건을 드는 자세, 바닥에 앉는 자세나 옆으로 누워있는 자세입니다.

허리통증이 있는 경우에는 가급적 허리에 좋은 자세를 유지하여 통증이 발생하지 않도록 합니다. 바닥에 앉아서 텔레비전을 볼 때도 벽에 기대거나 등과 허리에 쿠션이나 베개를 받쳐서 허리가 구부러

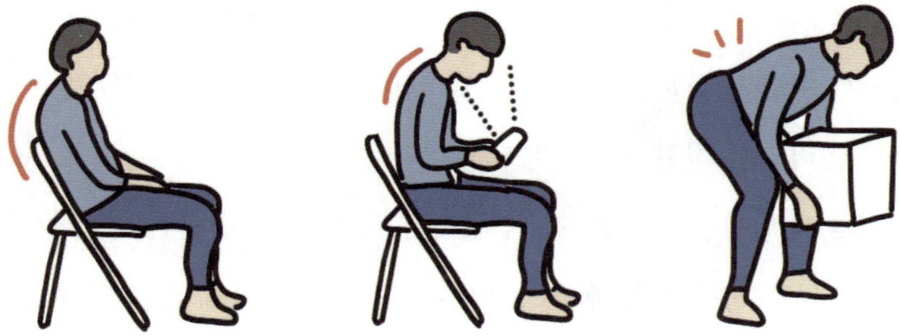

지지 않도록 합니다. 되도록 바닥에 앉는 것을 피하고 등받이가 있는 의자나 소파에 앉는 것이 좋습니다. 텔레비전을 옆으로 누워서 보는 경우가 많은데, 이 자세를 장시간 지속할 경우 척추 측만증과 골반의 변형을 초래할 수 있으니 피하도록 합니다. 오래 앉아있는 것도 허리에 좋지 않습니다. 특히 허리 디스크 환자에겐 매우 고통스러울 수 있으니 앉기와 서기, 걷기를 적당히 반복하는 습관을 들입니다.

자세에 따라 허리에 실리는 무게를 분석해 보면 똑바로 누운 자세가 강도가 가장 낮으며, 앉아서 물건을 드는 자세일 때 가장 높습니다. 바로 서서 바닥의 물건을 들 때에는 허리를 구부린 채 물건을 들지 않아야 하고 허리는 편 채 무릎을 구부려서 물건을 듭니다. 선 채로 세수할 때도 허리를 굽히는 것보다 무릎을 살짝 구부린 상태에서 허리를 숙이는 것이 좋습니다. 가급적 허리를 숙이는 것보다 무릎을 굽히는 자세가 허리 건강에는 유리합니다. 의자에 앉아서 컴퓨터나 작업을 오래 해야 한다면 의자를 책상 쪽으로 바짝 당겨서 엉덩이를 의자 깊숙이 붙이고 등받이를 하는 것이 좋습니다. 등받이와 상체 사이의 간격이 벌어지면 허리가 자연스럽게 구부러지게 되어 척추에 무리가 가기 때문입니다. 잠자리에서 일어날 때는 반듯하게 누운 상태에서 허리를 굽히는 것보다 몸을 돌려서 옆으로 누운 상태에서 한 손으로 바닥을 짚고 천천히 일어납니다.

척추관 협착증이 있는 경우, 설거지를 하는 등 단순히 서 있는 자세만으로도 상당히 통증을 느낍니다. 이때는 앉거나 약간 구부정한 자세가 편합니다. 기립 자세가 불편할 수 있으므로 가급적 앉아서 하는 운동을 추천합니다.

허리 건강에 도움이 되는 맥켄지 운동법

허리 건강을 위해 엎드려 누운 자세 유지하기, 약간 뒤로 허리 젖히기, 팔을 펴서 허리 최대한 젖히기, 바로 서서 허리 젖히기 등을 포함하는 맥켄지 운동법을 추천합니다.

허리 건강에 도움이 되는 맥켄지 운동법

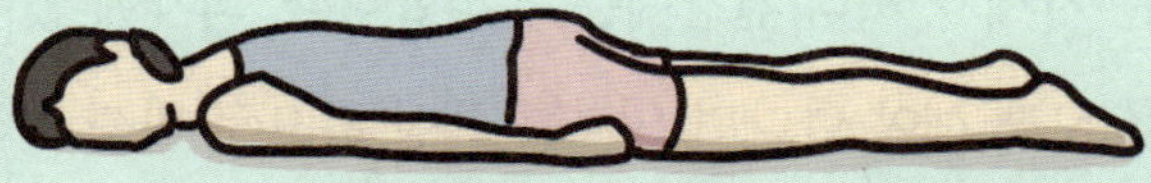

1. 엎드려 누운 자세 취하기

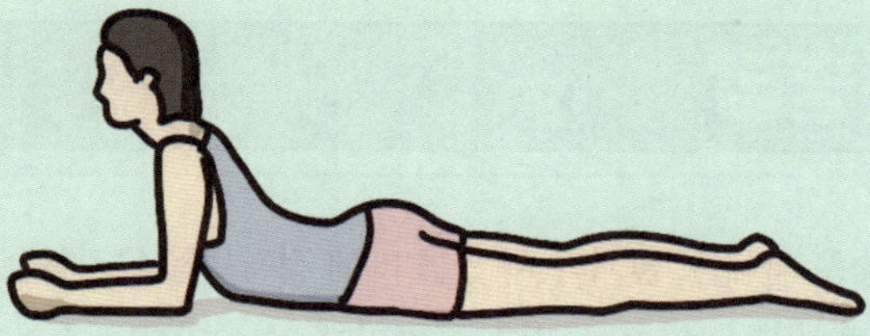

2. 약간 뒤로 허리 젖히기

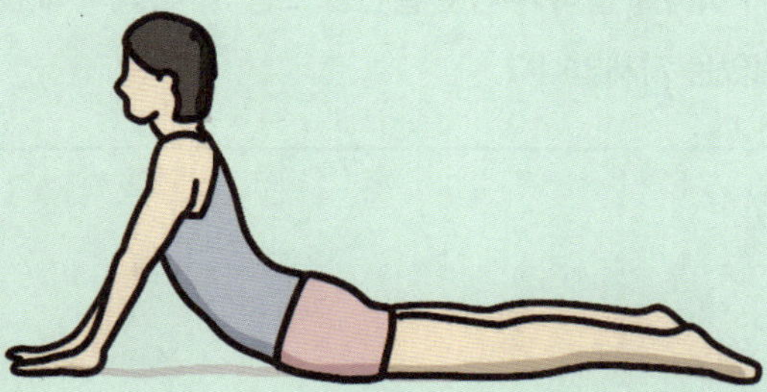

3. 팔을 펴서 허리 최대한 젖히기

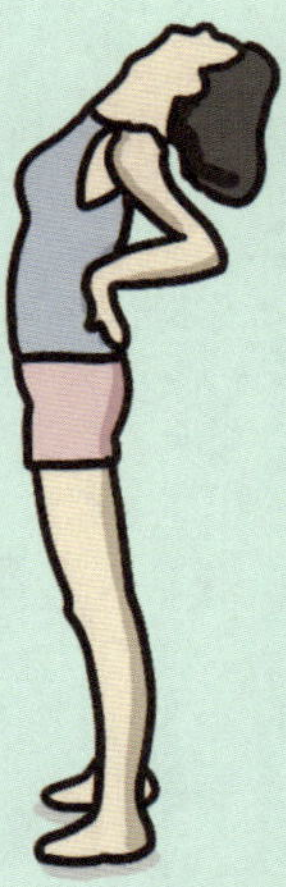

4. 바로 서서 허리 젖히기

환문명답

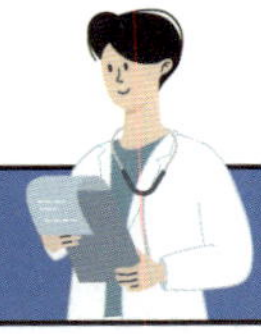

허리에 좋은 자세는, 앉거나 서 있을 때에 정자세를 유지하는 것입니다. 즉, 의자를 반드시 당겨서 앉고, 등받이가 있는 의자나 소파에 앉는 것이 좋습니다. 허리에 좋지 않은 자세는 불편한 자세로 너무 오래 앉아있거나, 갑자기 허리를 굽혀 무거운 물건을 드는 자세, 바닥에 앉는 자세나 옆으로 누워있는 자세입니다.

06

허리 디스크에 좋은 운동, 무엇이 있나요?

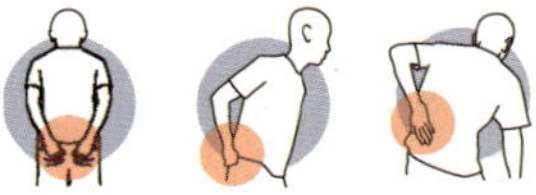

수영, 실내자전거, 등산, 계단 오르기

허리 디스크에 좋은 운동은 수영(평영, 접영은 제외)입니다. 허리디스크 회복기에는 계단 오르기 운동도 추천합니다. 그 외에 허리를 펴고 타는 실내자전거, 등산(무거운 배낭은 금지, 등산스틱 권장) 등이 있으나 운동을 할 때도 바른 자세를 유지해야 합니다. 좀 더 구체적으로 살펴보도록 하겠습니다.

수영은 물의 완충작용과 부력이 허리의 부담을 덜어줘 척추가 손상될 위험이 없기 때문에 허리 디스크로 통증이 있을 때도 할 수 있는 운동입니다. 수영을 할 때는 부력이 몸을 떠받쳐줘 중력에서 받는 척추의

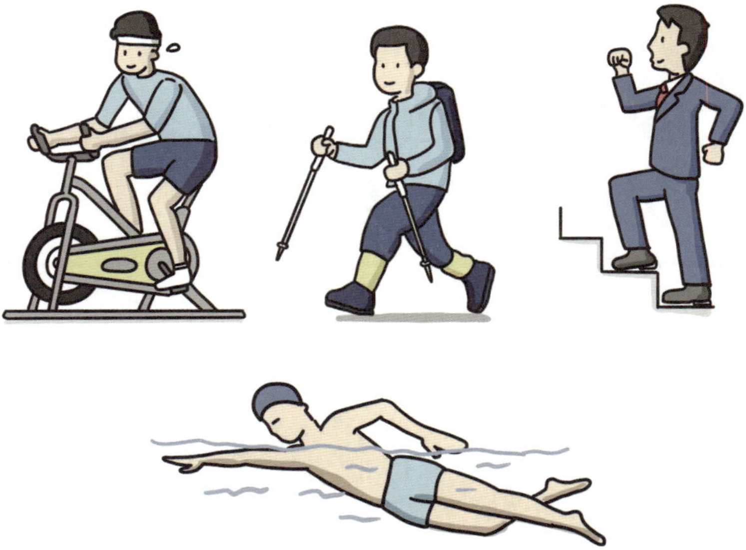

압박을 확연하게 줄여주는데, 이는 허리의 디스크나 주변 조직이 받는 부담감을 평소보다 더 낮춰줍니다. 또한 물의 저항을 이겨내며 일정하게 움직이고, 몸통의 안정성을 바탕으로 목표 방향으로 나아가야 하기에 코어의 향상 및 전신 근력의 발달 효과에도 좋습니다. 단, 허리를 구부리고 젖히는 동작을 반복하는 접영이나 평영은 금물입니다. 수영을 못하면 물속에서 걷기만 해도 됩니다.

실외 자전거는 허리를 앞으로 구부려서 타는 경우 디스크에 압력이 올라가서 디스크가 악화될 수도 있습니다. 허리를 펴더라도 울퉁불퉁한 바닥을 지날 때마다 척추에 충격이 가해지기에 추천하지 않습니다. 허리를 펴고 탈 수 있는 실내 자전거는 괜찮습니다. 좌식보다는 입식을 추천하며 올바른 자세를 유지할 수 있도록 신체에 맞게 안장 높이를 조절합니다. 한쪽 페달이 가장 낮은 위치에 있을 때 다리가 펴진 상태에서 무릎이 살짝 굽혀지는 정도가 적절합니다. 8자 걸음처럼 무릎이 자전거 바깥쪽으로 벌어지지 않도록 주의하며, 허리를 과도하게 굽히지 않고 약 15도~30도 정도로 가볍게 굽혀서 자세를 잡아줍니다. 자전거를 타기 전후 스트레칭을 포함한 준비 운동은 필수입니다.

심한 허리 디스크만 아니라면 등산은 허리 건강에 도움이 됩니다. 허리 주변의 근육과 인대가 강화되고 하체 근력을 튼튼히 하는 데도 좋습니다. 하지만 무거운 배낭은 피해야 합니다. 무거운 배낭을 메고 경사 길을 내려가는 경우 허리가 굽혀져서 증상이 악화되기 때문입니다. 척추 질환이 있다면 배낭의 무게는 몸무게의 10퍼센트 정도가 적당합니다. 등산스틱을 사용하면 척추로 가는 부담과 무릎 충격이 완화됩니다. 특히 내리막길에서 효과적입니다. 허리가 안 좋다면, 등반 시간이 30분 이내인 코스를 선택하기 바랍니다.

계단 오르기는 허리 디스크 회복기에 할 수 있는 대표적 운동입니다. 허리 주변과 하체 근육을 강화하여 허리 건강을 회복하고 유지하는 데 도움이 됩니다. 그럼에도 시작은 무리하지 않는 것이 좋습니다. 엘리베이터가 있는 건물을 이용해 서서히 운동량을 늘려가는 것이 바람직합니다. 이때도 바른 자세가 중요합니다. 계단을 오를 시 허리를 숙이고 올라가면 몸에 무리가 가므로 허리를 바르게 펴고 천천히 한 계단씩 밟으며 올라갑니다.

오래 걷기가 힘든 척추관 협착증 환자에게는 실내 자전거운동이 다리의 근력강화를 위해 적극적으로 추천됩니다. 척추관 협착증은 척추뼈 사이 공간이 좁아지면서 신경이 눌려 생기는 병인데, 상체를 약간 숙여서 자전거를 타면 신경이 지나다니는 척추 사이 공간이 넓어져 통증이 완화되므로 지속적인 운동이 가능합니다. 또한 척추관 협착증 환자에게는 엉덩이 근육이나 하체를 강화시키는 운동이나 스트레칭이 좋습니다. 그러나 헬스장에서 머신으로 하는 하체 운동은 무리가 될 수 있으며, 걷기와 계단 오르기를 꾸준히 하는 것이 추천됩니다.

환문명답

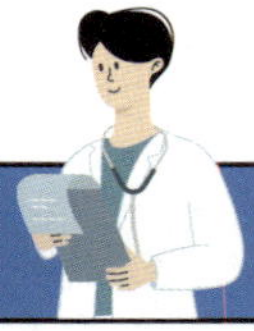

허리 디스크에 좋은 운동은 수영(평영, 접영은 제외)입니다. 허리 디스크 회복기에는 계단 오르기 운동도 추천됩니다. 그 외에 허리를 펴고 타는 실내자전거, 등산(무거운 배낭은 금지, 등산스틱 권장) 등이 있으나 자세에 주의하며 시행해야 합니다.

07

허리가 아플 때, 걷기 운동은 얼마나 하는 게 좋은가요?

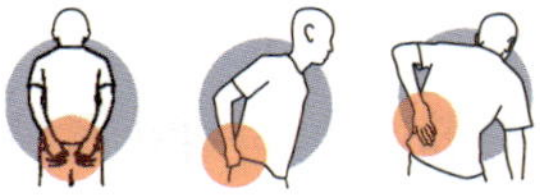

척추가 감당할 수 있는 만큼만 걷자

허리가 아플 때 걷기 운동은 척추가 감당할 만큼만 하는 것이 안전합니다. 통증이 있을 때는 안정을 취하고, 통증이 가라앉으면 천천히 걷기 운동을 시작하여 강도를 늘려갑니다. 척추관 협착증이 있는 경우 다리가 아프지 않은 한도 내에서 조금씩 시간을 나누어 걷기 운동을 하고, 허리 디스크가 있는 경우 하루 30분 정도로 시작하여 통증이 없다면 꾸준하게 운동량을 늘려나갑니다.

걷기 운동을 권한다고 무조건 많이 빨리 걸으라는 말은 아닙니다. 거듭 강조하지만, 척추가 감당할 만큼만 운동을 하는 것이 안전합니다. 일상생활을 할 수 없을 정도로 허리가 아플 때는 안정을 취해야 합니다. 통증이 가라앉고, 일상생활이 가능할 때, 시간이 걸리더라도 천천히 걷기 운동을 시작합니다. 가볍게 시작해서 점점 강도를 늘려 나가되, 통증이 오면 즉시 중단하고 강도를 줄여나가면 됩니다. 걷기 시작 전후에는 간단한 스트레칭을 합니다.

시간과 강도를 차차 늘려가기

척추관 협착증을 앓고 있는 경우 오래 걸어서 종아리에 통증이 오면 무조건 앉아서 쉬어야 합니다. 하지만 종아리가 아프다고 계속 안 걸으면 건강에 좋지 않습니다. 걸을 때 종아리가 아프면 아프지 않게 느끼는 시간 동안 나누어 걷습니다. 만약 20분 걸었을 때 통증이 느껴지면 15분씩 하루 세 번 걷는 방식입니다.

허리 디스크가 있을 경우 걷기는 약간 빠르다 싶은 속도로 하루 30분 정도로 시작하고, 이후 통증이 없다면 매일 꾸준하게 일정량의 걷기 운동을 하면서 점진적으로 운동량을 늘려나갑니다. 자신감이 생기면 평소 보폭으로 1분에 120보 속도로 15분에 1킬로미터 정도 걷는 것을 목표로 천천히 시간과 강도를 높여봅니다.

걷기에도 자세가 중요합니다. 굽이 높거나 크거나 작은 신발은 피하고 체중 이동과 발 구름이 편한 신발을 선택합니다. 앞쪽 발은 뒤꿈치, 발바닥, 앞꿈치 순으로 착지하고, 뒤쪽 발은 앞꿈치와 발가락

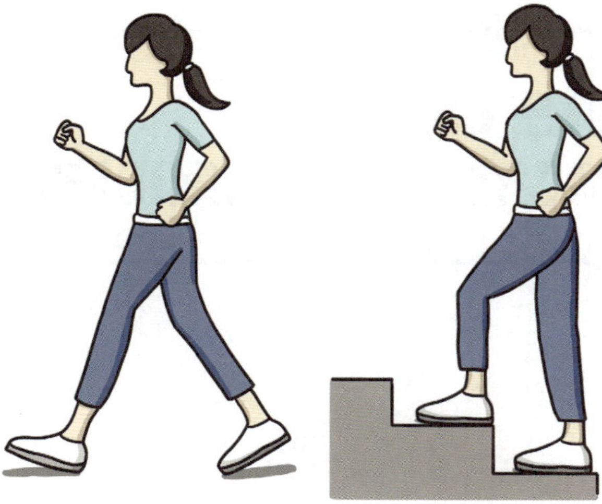

에 힘을 주어 바닥을 밀어내면서 걷습니다. 허리와 등은 곧게, 배에는 약간의 힘을 주고 시선은 전방으로 하고 허벅지와 허리의 힘을 빼고 발목의 힘으로 걷는다고 생각하면 됩니다. 8자 걸음이 되지 않도록 주의하며 일자로 걷습니다. 걷기에 자신감이 생기면 계단 오르기를 추천합니다.

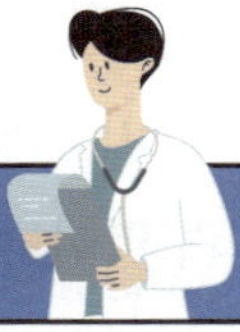

환문명답

허리가 아플 때 걷기 운동은 척추가 감당할 만큼만 하는 것이 안전합니다. 통증이 있을 때는 안정을 취하고, 통증이 가라앉으면 천천히 걷기 운동을 시작하여 강도를 늘리는 것이 권장됩니다.

08

아픈 허리, 푹신한 침대가 좋을까요?

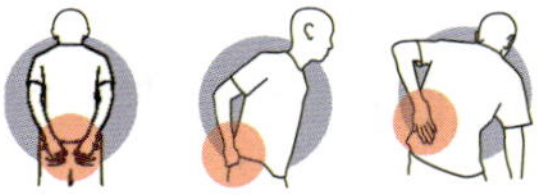

너무 딱딱하거나 푹신한 침대는 허리에 좋지 않다

현대인들에게 수면 장애는 큰 스트레스 중 하나입니다. 성인의 15~30퍼센트가 불충분한 수면시간, 밤에 자주 깨는 수면 장애를 호소합니다. 허리통증은 수면의 질을 저하시키는 주요 원인으로도 알려져 있어 침대 타입에 대한 관심은 지속되어 왔고 많은 논의가 있어 왔습니다.

허리가 아픈 경우 너무 푹신하거나 너무 딱딱한 침대는 통증을 악화시킬 수 있습니다. 2019년까지 출판된 의학연구들을 살펴보면 침대 매트리스가 푹신한 것, 중간 정도의 단단함, 매우 단단함으로 나누어 수면의 질을 조사한 연구가 있습니다. 총 39개의 논문을 종합한 결과 중간 정도의 단단한 매트리스가 편안하고 수면의 질을 높이며 척추 정렬에 도움이 된다고 합니다.

과거에는 의사들도 허리통증이 있는 환자들에게 딱딱한 침대를 권유하곤 했습니다. 그러나 딱딱한 침대는 척추 정렬을 방해하여 척추 자체에 압력을 많이 가하게 되어 통증을 유발시킵니다. 반면 푹신한 침대는 척추 정렬을 받쳐주지 못하고 그대로 가라앉는 모양이므로 이 또한 척추 자체에 압력을 많이 가하는 것은 마찬가지입니다. 중간 정도의 강도가 적절하지만 사람마다 체중이 다르기 때문에 본인이 실제 누워 보았을 때 너무 딱딱하거나 푹신하지 않은 것을 선택하는 것이 좋습니다.

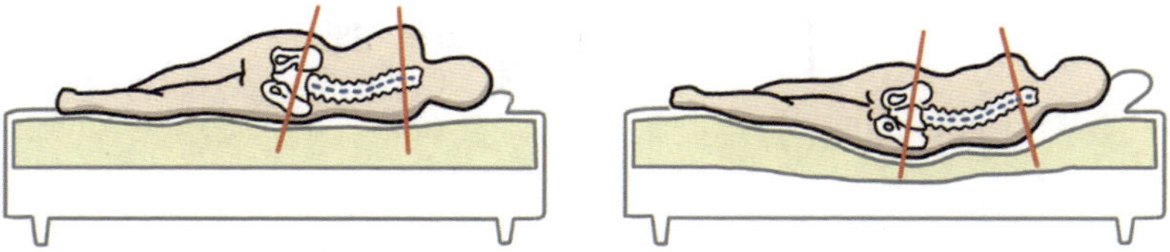

너무 단단한 침대(좌)와 너무 푹신한 침대(우)에 누웠을 때 허리의 모습

잠잘 때 자세가 중요하다

적절한 강도의 매트리스를 선택해도 잠잘 때 자세가 나쁘면 허리통증에 많은 영향을 미칩니다. 똑바로 누운 자세든 한쪽으로 눕는 자세

든 척추 정렬을 유지하고 척추에 압력이 덜 가게 하는 것이 중요합니다. 허리의 곡선은 평상시 앞쪽으로 쏙 들어가 있는데 이를 요추 전만(앞쪽으로 활처럼 휘어진 모양)이라고 부릅니다.

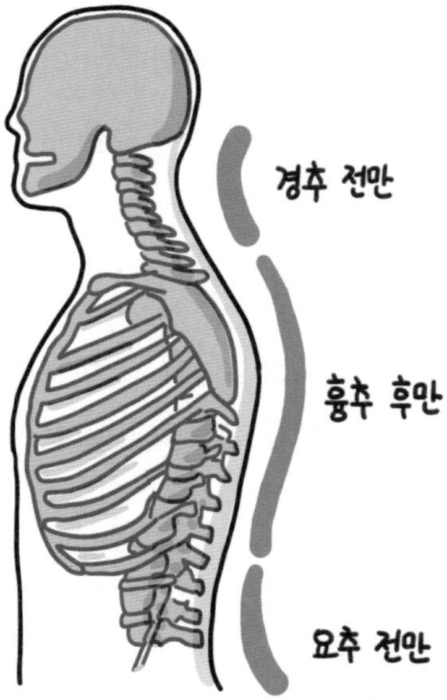

요추 전만이 심하여 침대에서 허리 부분이 뜰 경우 작은 쿠션을 대주는 것도 좋으나 적절하지 않은 크기의 쿠션으로 오히려 요추 전만이 과도해지는 일은 피해야 합니다. 무릎에 쿠션을 대주는 것도 요추 전만을 유지하고 요추에 부담을 덜어줍니다. 옆으로 누울 경우, 척추 정렬은 바르지 않은 상태가 되므로 한쪽 방향보다는 양쪽 방향으로 번갈아 눕는 것이 좋습니다. 이때도 무릎 아래 쿠션을 넣어 요추에 부담을 덜어주면 도움이 되며 너무 낮은 베개를 사용하지 않아야 경추 전만도 유지할 수 있습니다.

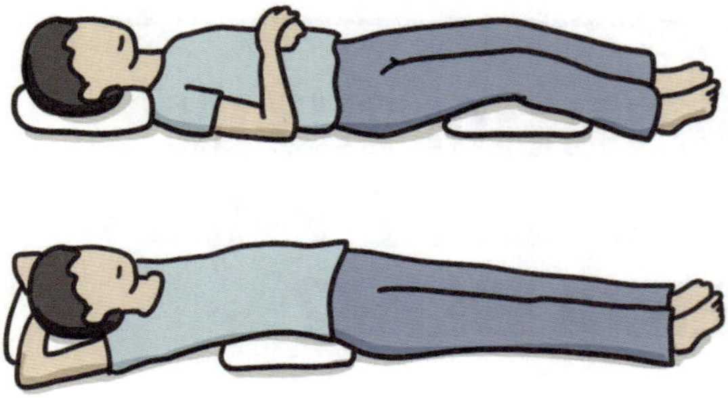

똑바로 누워서 잘 때

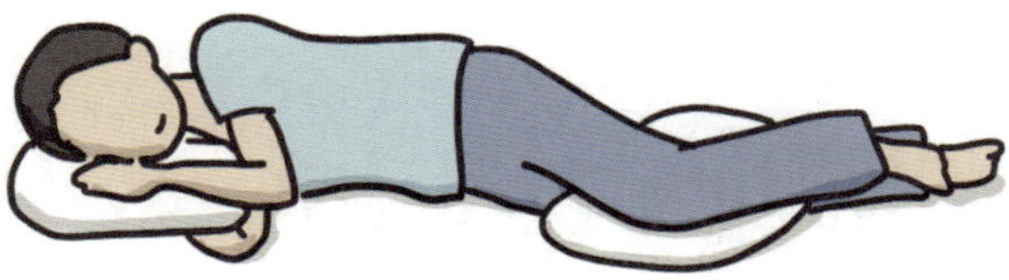

옆으로 누워서 잘 때

위와 같이 무릎 아래 쿠션을 대는 것은 허리에 대한 부담을 줄여줍니다. 허리 아래 쿠션을 넣을 경우 허리 전만을 유지하는데 유리하지만 높이가 너무 높다면 무리를 주게 됩니다.

환문명답

허리가 아플 때 푹신한 침대는 통증 완화에 도움이 되지 않습니다. 중간 정도의 강도를 지닌 매트리스가 도움이 됩니다.

09

허리통증이 있을 때 물리치료나 견인치료가 도움이 되나요?

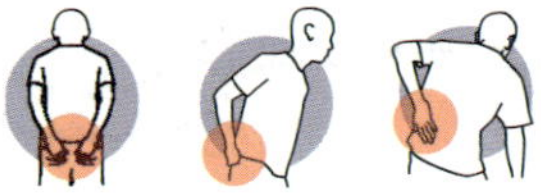

물리치료란

물리치료는 열, 얼음, 공기, 광선, 전기, 전자기파, 초음파, 기계적인 힘 등 화학적 약물이 아닌 물리적인 힘을 동원하여 통증을 완화시키고 조직의 치유를 촉진하는 시술 및 치료를 모두 말합니다. 물리치료는 크게 온열치료, 한랭치료, 전기치료, 도수치료로 분류할 수 있습니다.

첫째, 온열치료 중 표재열 치료는 핫팩, 적외선 치료, 저에너지 레이져와 같이 피부 가까운 곳에만 열을 전달하는 치료이고 심부열 치료는 초음파, 단파, 극초단파를 통해 조직 깊숙한 곳까지 열을 전달하는 치료입니다. 둘째, 한랭치료는 얼음팩, 냉습포, 특수한 이산화탄소로 온도를 급격하게 내리는 치료입니다. 셋째, 전기치료는 경피적 전기신경자극(TENS), 간섭파 치료(ICT), 전기자극 치료(EST), 신경근육 전기자극(NMES) 치료 등으로 전기자극을 조직 심부로 전달하여 근육을 이완하는 치료입니다. 그리고 마지막으로 도수치료가 있습니다.

온열치료 중에 표재열치료(핫팩)와, 한랭치료 중에 얼음팩, 냉습포는 가정에서도 쉽게 시행해볼 수 있는 치료지만 나머지 기계를 이용한 물리치료는 병의원을 방문하여야 받으실 수 있는 치료입니다. 각 물리치료의 효과에 대해 여러 의학 연구가 이루어졌으나, 일부 치료에 대해서는 아직 의학적 근거가 불충분하여 효과에 대한 결론이 나지 않은 치료들도 있습니다.

허리통증은 추간판탈출증(허리 디스크질환), 척추관 협착증, 후관절 증후군 등 다양한 척추 질환으로부터 발생할 수 있으며, 각각의 질환에 따라 물리치료의 효과가 나타납니다. 방사통을 동반한 추간판탈출증 환자(디스크가 돌출 혹은 탈출되어 팔이나 다리가 저리는 경우)에게 온열치료는 통증을 감소시키고, 걷거나 움직이는 능력 및 일상생활을 할 수 있는 기능의 개선을 돕는다고 알려져 있습니다. 또한 전기치료도 통증 감소, 기능 개선 효과가 일부 있어 도움이 될 수 있습니다.

의학적 연구결과로 보면 추간판탈출증 환자에게 물리치료가 주로 도움이 되는 것으로 보입니다. 그러나 임상 현장에서 추간판탈출증 이외에도 질환에 상관없이 급성으로 허리통증이 생긴 경우 물리치료가 일부 도움이 됩니다. 주사치료 시에도 적절하게 물리치료를 추가로 시행하면 주사로 인한 통증을 감소시키고 허리통증 해결에도 도움을 주는 경우가 많습니다.

견인치료란

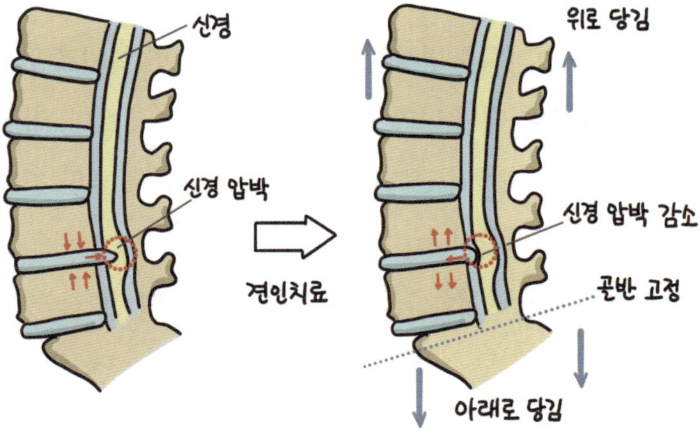

견인은 '서로 당긴다'는 뜻으로 척추뼈 사이를 넓혀주어 척추뼈 사이에 자리한 디스크, 인대, 근육의 긴장을 완화시켜줍니다. 허리통증의 원인은 다양하지만 허리뼈 자체보다는 허리뼈 사이의 디스크, 인대, 근육에 가해지는 과부하(체중, 외부의 힘)로 인해 오는 경우가 많습니다. 견인치료는 이 압력을 줄여줍니다. 주로 방사통을 동반한 추간판탈출증 환자에게 적용되는 치료로 환자에게 통증 감소, 기능개선 효과를 줄 수 있어 도움이 될 수 있습니다.

환문명답

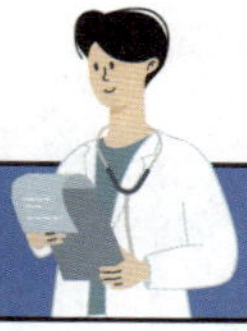

허리통증에 물리치료는 대개 도움이 됩니다. 허리통증의 원인이 추간판 탈출증(허리 디스크)인 경우 견인치료는 통증 감소와 기능 개선에 도움이 됩니다.

10

거꾸리 운동, 허리 디스크에 효과가 있나요?

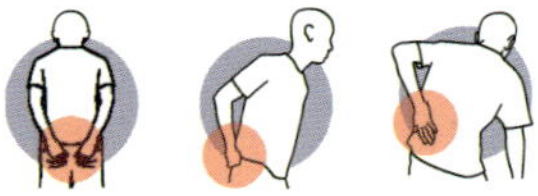

허리통증은 인간의 숙명?

우리의 조상이 700만 년 전 나무에서 초원으로 내려와 직립보행을 하면서 허리의 통증은 인간의 숙명이 되었습니다. 무거운 머리를 떠받치고 직립상태를 유지하면서 허리 디스크에 지속적으로 무거운 압력이 전해지게 되어 인류의 80퍼센트는 일생동안 한 번 이상의 허리통증을 경험한다고 합니다.

최근 허리에 전해지는 부담을 줄이는 견인치료의 인기가 높아지고 있습니다. 견인치료에는 기계적인 견인, 모터 견인, 중력 견인이 있는데 반전 테이블(일명 거꾸리)은 중력 견인에 해당합니다. 허리를 견인하게 되면 허리 디스크에 영양 공급이 촉진되고 이에 따라 디스크질환의 회복이 촉진됩니다. 견인치료를 10분간 시행 후 근전도 검사(EMG)를 해보면 뭉친 근육의 35퍼센트에서 근육이완 효과가 나타나고, 림프 시스템의 순환을 원활하게 해서 치유 효과를 높인다는 이론이 있습니다.

잘 사용하면 도움이 되지만 잘못 사용하면 오히려 역효과

요즘 많은 분들이 거꾸리 운동에 관심을 보입니다. 거꾸리 운동은 히포크라테스가 기원전 400년에도 이용했다는 기록이 있고 근대에는 1960년부터 미국에서 시작되어 현재 우리가 사용하는 거꾸리가 상용화되었습니다. 각종 운동시설에 거꾸리가 비치되어 있을 만큼 허리통증이 있는 이들에게는 인기가 많습니다. 하지만 거꾸리를 사용하고 오히려 통증이 증가했다는 사례도 늘고 있는데 올바른 사용법을 가르쳐 주지 않아서 위험하게 사용하기 때문입니다.

거꾸리 운동의 효과에 대한 연구는 아직 충분하지 않고 연구결과도 일관적이지 않습니다. 최근 연구에 따르면 거꾸리 운동이 통증경감에 효과적이었던 환자군들은 견인치료에 거부감이 없고 신경학적 증상이 없으며 30세 이상인 경우, 육체노동을 하지 않는 경우에 효과가 있는 것으로 밝혀졌습니다. 그러나 거꾸리 운동이 시원하게 느껴지더라도 피해야 하는 사람들이 있습니다. 척추 인대의 불안정성, 골절, 골다공증, 잘 조절되지 않는 고혈압, 심장 질환, 녹내장을 가진 분들은 안압이나 두개 내압이 올라가지 않도록 거꾸리 운동을 삼가야 합니다.

거꾸리는 중력을 이용하여 허리를 견인하는 기구입니다. 정확한 힘과 시간으로 허리를 견인하기 어렵고 허리에 가해지는 강도를 조절하기 어렵기 때문에 세심한 주의가 필요합니다. 거꾸리 운동을 안전하게 이용하는 첫 번째 원칙은 통증이 있으면 멈추는 것이고 10도부터 천천히 내려가 45도 사이에서 적당한 기울기를 찾는 것입니다. 기계적 견인치료의 경우 체중의 1/4의 힘으로 1회에 약 20~30분 정도 하게 되는데 거꾸리 운동의 경우에도 지나치게 기울어진 상태로 이용하면 인대 손상이나 근육의 반사적인 수축으로 허리통증이 더 심해질

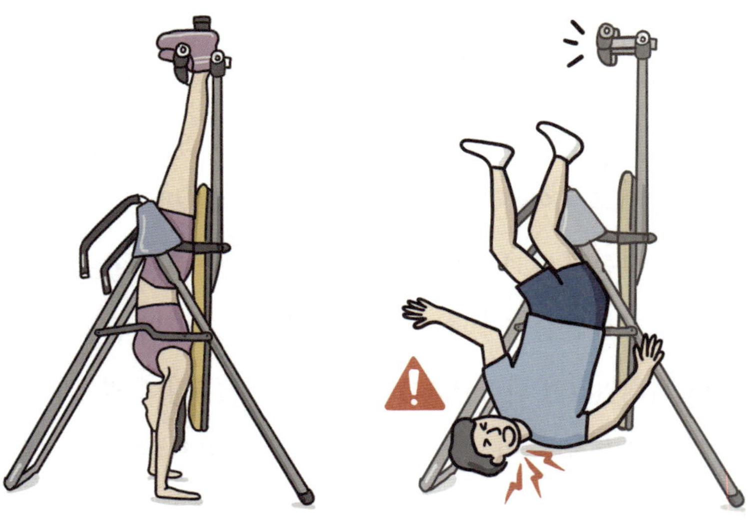

수도 있습니다. 또한 안전사고도 종종 일어나는데 거꾸리에서 거꾸로 떨어져 경추 뼈가 부서지고 사지 마비가 된 경우도 있습니다.

거꾸리는 잘 이용하면 허리통증에 도움이 됩니다. 그러나 잘못 사용하면 독이 됩니다. 거꾸리를 사용해도 되는 상태인지 적절한 각도와 시간을 지켜가며 운동을 합니다. 무엇보다 거꾸리는 견인치료를 대신할 수 있는 치료법이 아니므로 사용 후 통증이 느껴지거나 어지럽고 시야에 이상이 있다면 전문의를 만나 현재 상태를 파악하고 검사를 하길 권합니다.

환문명답

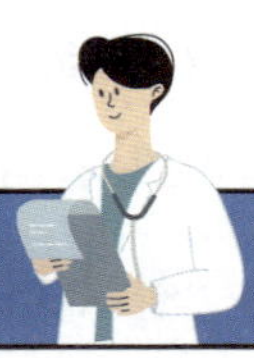

거꾸리 운동은 허리통증에 도움이 될 수 있습니다. 다만 위험을 줄이기 위해 적절한 각도와 시간을 지켜가며 해야 합니다.

11

무릎이 아플 땐 어떤 운동을 해야 하나요?

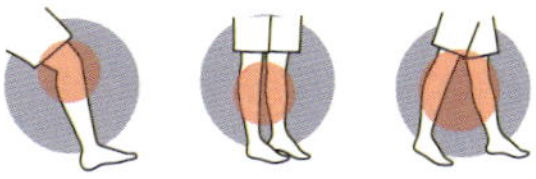

무릎은 왜 아플까?

무릎이 아픈 원인에는 여러 가지가 있습니다. 퇴행성 관절염부터 연골판 파열, 인대 손상, 활액낭염 등 이유가 다양하며, 무릎통증이 있을 때 운동이 항상 도움이 되는 것은 아닙니다. 급성 손상 및 열감, 부종과 같이 진행하는 염증 징후가 있을 경우에는 휴식을 취하면서 운동을 피하는 것이 좋지만, 무릎관절염과 같이 퇴행과 악화의 경우 질환의 진행 예방과 통증 완화를 위해 장기적인 운동을 하는 것이 필요합니다.

무릎관절에 도움이 되는 가장 중요한 운동은 '허벅지 강화' 입니다.

허벅지 근육, 특히 허벅지 위쪽을 구성하는 대퇴사두근(넙다리 네 갈래근)은 대퇴와 경골(정강뼈)이 움직이도록 하여 발을 내딛거나 다리를 올릴 때 핵심적인 역할을 합니다. 따라서 대퇴사두근 근육 그 자체가 무릎관절이라는 의견도 있습니다.

연골은 퇴행하면 재생되지 않지만 허벅지 근육은 운동을 통해 키울 수 있기 때문에, 이 근육을 강화하면 무릎통증이 완화되고 관절 손상을 예방하는 데 도움이 됩니다. 다리를 펴고 앉아서 허벅지에 힘을 주었을 때 단단하게 만져지는 정도는 되어야 근육이 부족하지 않다고 하며, 이 방법을 통해 손쉽게 근육의 정도를 가늠할 수 있습니다. 대퇴사두근이 부족하면 나이가 젊고 연골이 깨끗해도 쉽게 통증이 발생하고, 주사나 약물치료의 효과도 적습니다.

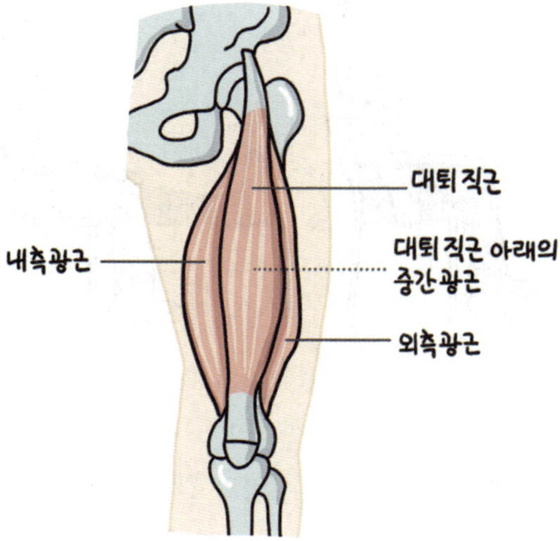

무릎관절의 하나로 볼 수 있는 대퇴사두근

허벅지 근육을 키워주는 운동

허벅지 근육을 키우기 위한 근력운동으로는 '무릎 펴기'와 '다리 밀기'가 있습니다. '다리 밀기'는 운동시설에서 기구를 이용해야 하지만 '무릎 펴기'는 기구 없이 가정에서 혼자서도 할 수 있습니다. 무릎 펴기를 하는 방법은 의자에 바른 자세로 앉아 발목을 몸 쪽으로 당기면서 무릎을 편 채 5~10초 정도 유지했다가 천천히 내리는 것입니다. 허벅지 위쪽, 즉 대퇴사두에 힘이 들어오는 것을 확인하며 10-15회 정도 3번 반복합니다. 해당 동작을 하는 것이 어렵지 않다면 밴드를 걸어 부하를 올리면 허벅지 근육을 강화하는 데 효과가 높아집니다.

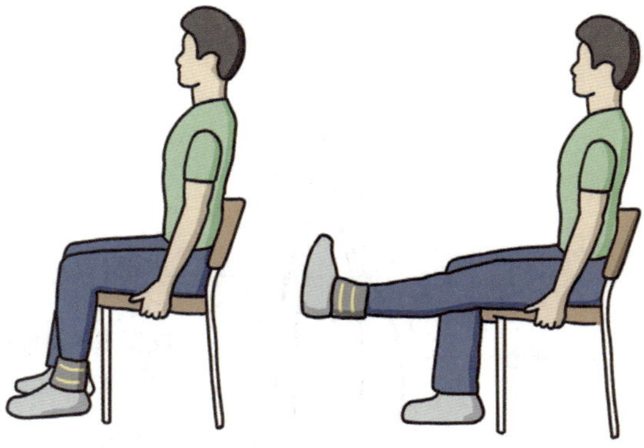

무릎 펴기 운동. 발끝을 당긴 자세에서 시행한다.

근력운동 외에 걷기, 자전거, 수영과 같은 유산소 운동들도 도움이 됩니다. 개개인에게 맞는 운동과 정도가 다르니 증상을 보면서 하는 것이 중요합니다. 야외에서 걸으면서 운동을 할 때 무릎통증이 생긴

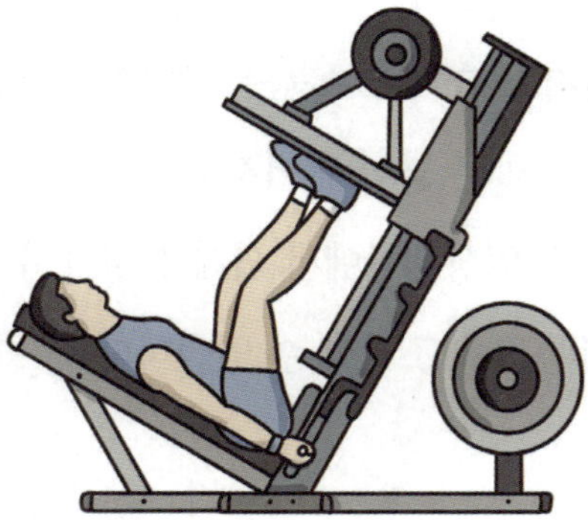

다리 밀기 운동. 대퇴사두근 강화를 위해 도움이 되는 동작이지만 기구 없이 집에서 혼자 하기는 어려움이 있다.

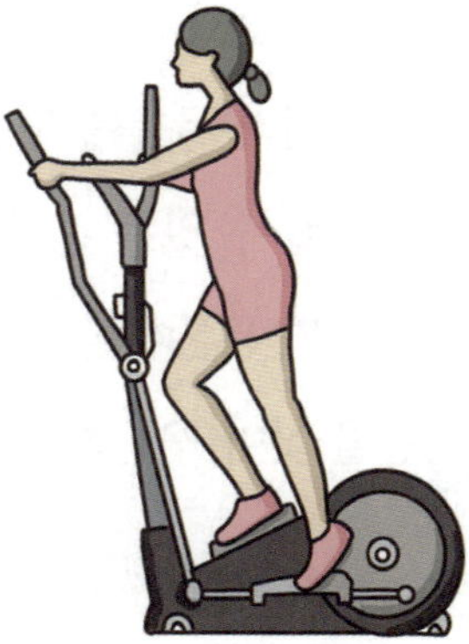

일립티컬. 페달에서 발을 떼지 않을 수 있어 무릎에 가해지는 충격을 피할 수 있다.

다면 트레드밀(러닝머신)을 이용하면 도움이 됩니다. 바닥면에 디딜 때의 충격이 완화되기 때문입니다. 운동시설에서 쉽게 보는 기구인 일립티컬(elliptical)도 발을 바닥에 내딛는 동작을 피할 수 있기 때문에 유산소 운동으로 좋습니다. 실내자전거나 물속 걷기도 무릎 부하를 감소시켜줍니다.

하지만 운동을 할 때 극심한 통증, 열감과 부종, 불안정성이 발생하면 바로 휴식을 취하고 해당 증상이 발생하지 않는 범위 내에서 운동을 하는 것이 중요합니다. 무릎통증 완화를 위해 운동은 중요하지만 과하게 할 경우 오히려 무릎 손상 및 퇴행, 그리고 통증을 유발할 수 있기 때문입니다.

이미 무릎 손상이 진행된 경우에는 달리기, 계단 오르내리기와 같은 유산소나 역기를 이용하는 근력운동은 피하도록 합니다. 이러한 운동들은 무릎에 부하를 높이면서 연골 손상이나 염증을 유발하기 때문에 오히려 무릎에 도움이 되지 않습니다. 무릎은 개인의 노력을 통해 좋아질 수 있는 관절입니다. 연골은 닳아 없어져도, 허벅지 근육은 운동하면 튼튼해질 수 있습니다. 일상생활에서 쉽게 실천할 수 있는 운동을 찾아 꾸준히 하면 무릎통증을 조절할 수 있습니다.

환문명답

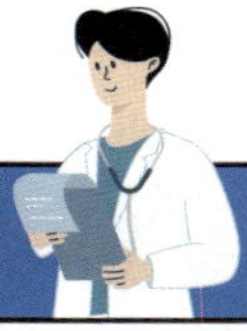

열감, 부종이 있는 경우(급성기 염증소견)에는 운동을 피하도록 하고, 퇴행성 관절염과 같은 만성 통증의 경우에는 허벅지 강화 운동이 가장 중요합니다.

12

골프(테니스) 엘보우, 운동해도 되나요?

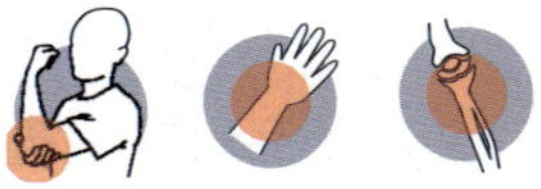

나도 위크엔드 워리어?

주중에 바쁜 업무에 묻혀 있다가 주말이 되면 열정적으로 운동을 즐기는 소위 'weekend warrior'가 주변에 늘어나는 추세입니다. 많은 이들은 걷기, 달리기, 역기 등 지루해질 수 있는 운동보다 재미있게 즐길 수 있는 테니스, 골프, 배드민턴, 탁구 등 라켓 스포츠를 선호합니다. 빠르게 걷기가 시간당 250~300킬로칼로리를 소모하는 데 반해 카트를 타는 골프가 245킬로칼로리, 카트를 타지 않는 골프가 325킬로칼로리, 테니스가 300~450킬로칼로리를 소비하니 재미도 있지만 운동 효과도 만만치 않기 때문인 듯합니다.

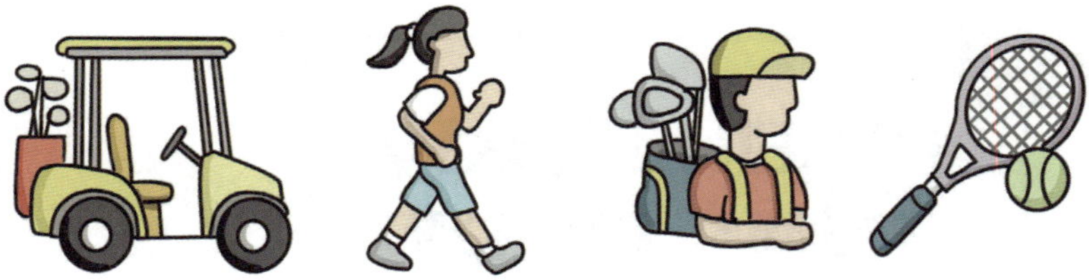

라켓을 들고 하는 운동 인구가 늘면서 팔꿈치에 통증을 호소하는 환자도 늘어나고 있습니다. 처음엔 운동할 때만 통증을 느끼다가 쉴 때도 통증을 느끼고, 제대로 치료받지 않고 운동을 계속하다 보면 치약을 짜다가도 통증을 느끼고 커피 잔을 들기도 겁난다고 합니다.

골프 엘보우나 테니스 엘보우가 있더라도 적절한 운동은 도움이 됩니다. 다만, 운동 전 충분한 스트레칭은 필수입니다. 운동 중에만 느껴지는 엘보우 통증은 적당한 장력의 운동이 회복을 촉진합니다. 하지만 운동 후에도 통증을 느끼거나 휴식 시에도 통증을 느낀다면 정확한 진단과 휴식이 필요합니다. 현재 상태를 개인이 파악하는 것이 쉽지 않으므로 조금이라도 이상 징후가 동반된다면 전문의를 찾을 것을 권합니다. 특히 팔꿈치의 개인차를 고려해서 운동을 정하는 것이 예방과 치료계획에 중요합니다.

팔꿈치 통증에 도움이 되는 운동

팔꿈치의 손상이 쉽게 오는 체형이 있습니다. 손바닥을 정면으로 가게 해서 섰을 때 팔꿈치가 몸에서부터 벌어진 각도를 '주관절 운반각'이라고 하는데 이 각이 크면, 즉 팔꿈치가 밖으로 많이 벌어지는 사람은 팔꿈치 부상의 위험이 높다고 합니다. 35세가 넘어가면 마음은 젊지만 몸은 이미 노화에 들어선 상태로 인대나 건 손상에 의한 팔꿈치 부상의 위험이 높아집니다. 특히 골프연습장에서 정해진 시간 내에 너무 빨리 많이 치려고 하면 부상의 위험이 높아지는데 팔꿈치 근력이 약한 여성보다 남성에게서 팔꿈치 부상의 위험이 높게 나타나는 이유도 주어진 짧은 시간에 많은 운동을 해야 하는 상황이 한 가지 원인인 듯합니다.

골프는 무거운 클럽을 100km/hr의 속도로 0.2초 만에 휘두르는 운동으로 큰 에너지를 발생시키는 운동입니다. 프로 골프선수는 회전력이 전해지는 허리통증을 호소하는 경우가 많지만 상체에 힘이 많이 들어가 있는 아마추어는 팔꿈치의 통증을 호소하는 경우가 많습니다. 실제로 프로 골퍼의 경우 팔꿈치 손상이 10퍼센트 정도지만 아마추어 골퍼는 30퍼센트까지 증가합니다. 특히 일주일에 2~3회의 라운딩은 외측 상과염의 위험 요소로 알려져 있으며 소위 뒤땅을 치거나 팔꿈치를 완전히 편 채로 스윙하다가 다치는 경우가 많습니다. 테니스도 발리나 바운드가 된 후 바로 치는 스트로크의 경우 바운드에 의한 충격 감소가 되지 않아 팔꿈치에 충격을 받습니다.

팔꿈치 통증은 손상 정도에 따라 증상의 중증도가 나뉩니다. 운동 시에만 통증을 호소하는 경우, 운동 후에도 통증이 지속되는 경우, 쉴 때도 통증이 지속되는 경우로 나눌 수 있습니다. 첫 번째 단계에서는 충분한 휴식과 스트레칭 마사지만으로도 충분한 효과를 볼 수 있고 통증이 한 달 미만인 경우라면 휴식만으로도 호전되기도 합니다. 두 번째 혹은 세 번째가 되면 병원 치료가 필요하고 근육이완 주사, 인대 주사, 체외충격파 치료, 자가혈장주사 등으로 회복을 촉진시킵니다. 위와 같은 방법으로도 회복이 되지 않으면 최후의 수단으로 수술을 선택하는 경우도 있습니다.

팔꿈치 통증은 발생하기 전에 예방이 중요합니다. 테니스의 경우 나에게 맞는 무게의 라켓과 적당한 텐션의 줄을 사용하고, 골프의 경우 샤프트를 자신에게 맞는 강도의 클럽으로 바꿉니다. 연습 시 충분한 시간을 두고 루틴을 지키며 스윙을 하면 부상의 위험이 줄어듭니다. 통증이 있을 때는 무리하지 말고 충분한 휴식을 취하며 스트레칭 시에도 통증이 없으면 손목을 위로 앞으로 드는 동작을 통해 근력을 키웁니다.

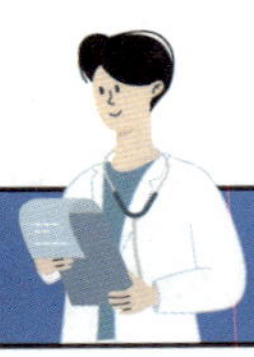

환문명답

개인차에 따라 운동여부가 결정되지만 적절한 운동은 도움이 될 수 있습니다. 운동 전 충분한 스트레칭이 기본입니다.

13

갈비뼈 골절, 언제부터 골프를 칠 수 있나요?

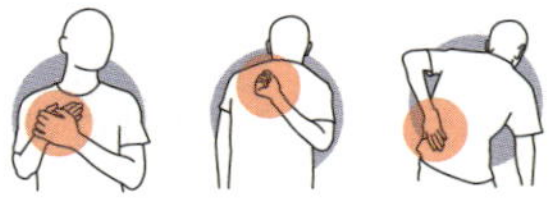

흉부외상 중 가장 발생빈도가 높은 갈비뼈 골절

교통사고와 같은 외상 이외에도 골프장 혹은 골프 연습장에서 무리한 스윙을 하거나 뒤땅을 치고 난 후 '갈비뼈 골절'에 의한 통증으로 내원하는 경우가 있습니다. 약을 먹으면서 지속적으로 치료하고 있는데도 불구하고 며칠이 지나도 지속적으로 통증이 있고 통 나아지지 않는다고 호소를 하는 환자분들이 많고, 초기검사에서 갈비뼈 골절이 발견되지 않을 수도 있는지, 갈비뼈 골절이 다른 부위보다 왜 오랫동안 아픈지, 얼마나 지나야 통증이 호전되는지, 일상생활이나 운동은 언제부터 할 수 있는지에 대한 문의를 많이 듣습니다.

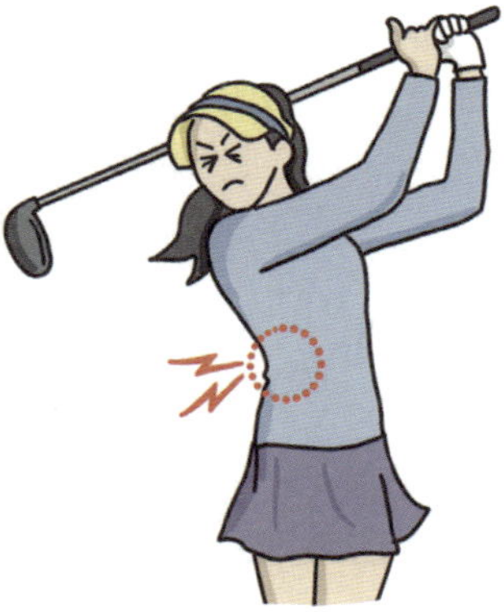 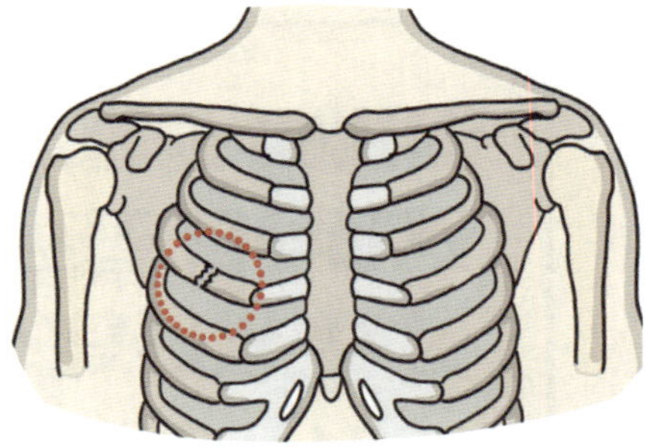

갈비뼈 골절은 흉부 외상 중 가장 발생 빈도가 많고, 책상이나 옷장 등의 모서리에 부딪치는 가벼운 외력이나 교통사고나 높은 곳에서 낙상 등의 큰 외력이 원인이 되는 것까지 다양하게 발생할 수 있으며 골프 스윙으로 몸을 비틀거나 기침으로 갈비뼈가 골절되는 경우도 있습니다. 갈비뼈 골절에 의한 증상으로는 골절 부위에 생기는 통증, 압통, 피하출혈, 종창이 발생하며 몸 젖히기, 비틀기, 손을 드는 등의 일상생활 및 호흡이나 기침에 의해 통증과 답답함이 악화될 수 있고 호흡곤란도 발생할 수 있습니다.

갈비뼈 골절은 어떻게 진단하고 치료할까?

갈비뼈 골절은 임상 증상과 더불어 X-ray, 초음파, CT 검사와 같은 영상학적 검사로 진단을 할 수 있습니다. 하지만 갈비뼈 실금이 발생한 경우에 영상학적 검사에 발견되지 않고 며칠이 지나서 골절선이 명확히 보이는 경우도 있습니다. 초기 검사에서 갈비뼈에 골절이 발견되지 않더라도 2주 이후에도 일상생활 및 운동 후에 통증이 계속되고 점점 심해지는 경우에는 추가검사를 받을 것을 권합니다.

갈비뼈 골절의 회복을 위해서는 안정가료가 매우 중요합니다. 더불어 갈비뼈 골절의 경우에 일상생활의 움직임에도 통증이 매우 심하기 때문에 소염진통제, 패취제 및 늑간신경차단술 등을 이용한 적극적인 통증치료가 필요합니다.

갈비뼈 골절에 의한 통증은 상태에 따라 다르게 나타납니다. 갈비뼈 세 마디 이하 골절의 경우에는 일반적으로 4주가 지나면 통증이 좋아지며, 세 마디 이상의 골절은 8주가 지나야 통증이 호전됩니다. 하지만 개인차가 있을 수가 있으며 합병증 발생 및 동반손상의 유무와 적절한 안정가료와 치료를 했는지도 통증 호전 기간에 영향을 미칠 수 있습니다.

언제부터 운동이 가능할까?

갈비뼈 골절 후 일상생활이나 운동이 가능한 시기는 함께 다친 부위나 수술 여부 및 합병증 발생에 따라 다르지만, 일반적으로 일상생활은 보행이 가능할 때 권유되며 체중을 싣는 운동의 경우 4주 이후에 조심스럽게 시도해 보고 통증이 없으면 지속하고 통증이 있는 경우에는 1주 또는 2주 경과 후에 다시 시도해 보는 것을 권유하고 있습니다.

골프는 골절 4주 이후에 일상생활 및 가벼운 운동에 불편감이 없는 경우에 조심스럽게 시도해 볼 수 있습니다. 왜냐하면 골프 스윙으로 몸을 비틀거나 바닥을 골프채로 쳤을 때 발생하는 충격으로 인해 새로운 갈비뼈 골절이 발생할 수 있을 뿐만 아니라 기존의 골절부위를 악화시키고 회복을 더디게 할 수 있기에 특히 주의를 요합니다.

가슴부위 타박상이나 갈비뼈 골절은 밴드를 하고, 통증 완화를 위해 소염진통제를 처방받는 것이 필수적이며 다른 부위보다 인내심을 가지고 조금 더 안정을 취하는 것이 좋습니다. 골절 정도에 따라 다르겠지만 일반적으로 골프는 골절 4주 이후에 일상생활, 심호흡 및 가벼운 운동에 불편감이 없는 경우에 조심스럽게 시도해야 합니다.

환문명답

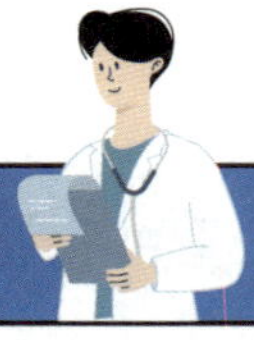

골절 정도에 따라 다르겠지만 일반적으로 골프와 체중을 싣는 운동은 갈비뼈 골절 4주 이후에 일상생활, 심호흡 및 가벼운 운동에 불편감이 없는 경우에 조심스럽게 시도하는 것이 좋습니다.

14

시술 후 언제부터 샤워나 사우나를 할 수 있나요?

시술 24시간 이후 염증반응이 없다면 가능

시술 후 샤워를 하거나 사우나에 갈 수 있는 시기는 특정 시술과 의사의 지시에 따라 달라집니다. 보통 감염 위험을 줄이기 위해 시술 후 최소 24시간 동안은 주사 부위가 젖지 않도록 하는 것이 좋습니다. 시술 24시간 후, 주사 부위에 붉게 부어오르는 등의 염증반응이 없다면 샤워를 할 수 있지만, 감염 위험을 줄이려면 최소 24~48시간 동안은 욕조 또는 수영장에 몸을 담그지 않는 것이 안전합니다.

사우나의 경우 최소 2~3일 지난 후부터 하는 것이 좋은데, 사우나의 열과 습도가 혈류를 증가시켜 주사 부위에 출혈의 위험을 높이거나 치료효과를 떨어뜨릴 수 있기 때문입니다. 시술 후 목욕을 제한하는 이유는 주사를 맞은 부위에서 발생할 수 있는 감염을 예방하기 위해서입니다. 시술 부위가 병원균들에 노출되거나 그 병원균들이 주사 맞은 경로를 따라 피부 깊은 조직 안으로 침투하여 염증을 유발할 위험이 있기 때문입니다.

하지만 평소 건강에 문제가 없는 사람들에게 부위 감염이 발생할 확률은 매우 낮으며, 샤워나 사우나 등이 감염의 결정적인 원인은 아닌 경우가 많습니다. 실제로 현재까지 주사 후 샤워, 사우나 등으로 인한 감염의 사례가 보고된 문헌은 아직까지 알려진 바가 없습니다. 단시간 물에 노출되었다고 해서 주사 부위 감염에 대해서 너무 걱정하실 필요는 없습니다. 다만 환자의 상태, 주사치료 등 다양한 요인에 따라 감염의 위험성이 달라질 수 있기에 당뇨, 혈관질환, 면역력 감소 등을 동반한 만성 질환 환자들은 감염에 대한 면역력이 취약하기 때문에 주사 후 관리에 더 세심한 주의가 필요하겠습니다. 다만, 만성 통증 환자들 중에서는 통증 조절을 위한 치료 목적으로 따뜻한 물에 목욕하는 경우도 있기 때문에 필요 이상으로 목욕을 제한하는

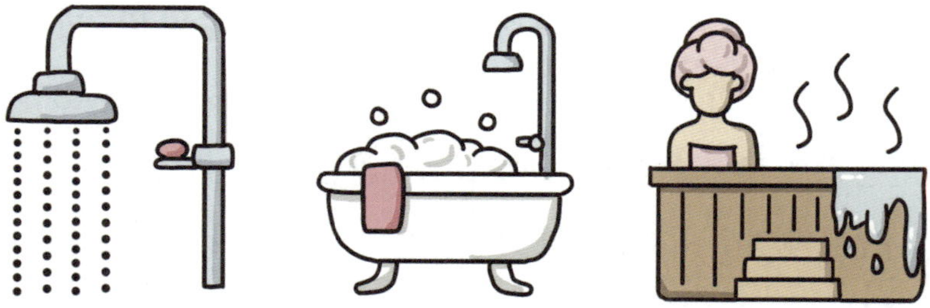

것 또한 바람직하지 않습니다.

주사치료 후 발생할 수 있는 부작용에는 주사부위 감염, 출혈, 두통, 알러지 반응, 증상 악화, 혈종, 신경손상 등이 있습니다. 그 중 감염 발생을 예방하기 위해서는 주사 부위에 손 등의 오염물질로부터의 불필요한 접촉을 줄여 항상 깨끗하고 건조한 상태로 유지하는 것이 중요합니다. 주사 부위의 감염이 발생하게 되면 피부의 국소적인 발적과 부종이 발생하고 그와 더불어 통증, 가려움 혹은 홍조가 발생하게 됩니다.

증상이 심해지면 국소적인 열과 함께 증상의 정도에 따라 발열이 동반될 수 있습니다. 이런 경우 치료에 문제가 생길 수 있으며 고열, 오한과 함께 심각한 합병증이 발생할 수 있습니다. 따라서 주사치료 부위에 발적, 붓기, 열감, 불편감 등이 있는지 살펴보고 통증이 심해지거나 전신 발열, 오한이 발생하면 반드시 전문의와 상의하고 적절한 치료를 받도록 합니다.

주사 부위의 감염 위험을 줄이기 위해 주사 후 최소 하루 정도는 주사 부위가 젖지 않도록 해야 하고, 사우나는 최소 2-3일 후에 가는 것이 바람직합니다. 주사 후 관리는 개인의 건강 상태와 주사 유형에 따라 다를 수 있으므로, 다른 부작용이 없는지 주의 깊게 살펴야 하며, 감염의 징후가 있고 증상이 지속된다면 의사의 구체적인 지침을 따르는 것이 가장 좋습니다.

환문명답

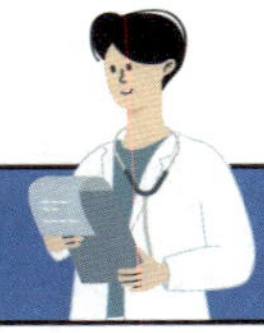

시술 후 샤워를 하거나 사우나에 갈 수 있는 시기는 특정 시술과 의사의 지시에 따라 달라질 수 있습니다. 보통 감염 위험을 줄이기 위해 시술 후 최소 24시간 동안은 주사 부위가 젖지 않도록 하는 것이 좋습니다.

15

시술 후 운동은 언제부터 하는 게 좋을까요?

시술 후 1주일 동안은 과도한 운동을 피하자

일반적으로 시술 당일에는 최소 2시간 이상은 집에서 누워서 휴식을 취하는 것이 좋습니다. 이후 처음 24시간 동안은 기대어 앉은 자세로 휴식을 취하고, 걷거나 앉는 시간은 한 번에 10~20분으로 제한합니다. 특히, 시술을 받은 당일에는 운전을 하시면 안 됩니다.

대개의 비수술적 중재적 시술은 시술 받은 다음 날부터 정상적으로 일상 활동을 할 수 있고, 1~3일 후에는 직업과 관련된 작업도 재개할 수 있습니다. 성별이나 평소 근력에 따라 차이를 두어야만 하지만, 시술 이후 첫 주에는 아령이나 물을 채운 물병 같은 것들을 2~5

킬로그램 이내에서 들어 올리는 것과 같은 가벼운 운동을 시작할 수 있습니다. 그러나 시술 이후 1주일 동안은 몸을 과도하게 구부리거나 비틀거나 손을 뻗거나 기어오르거나 기는 행위는 금지됩니다.

미국의 유명 척추 전문 병원들에서도 비수술적 중재적 시술을 받은 후 최소 1주일 정도는 운동을 하지 않을 것을 권유하고 있습니다. 만약 시술을 받은 후 1주가 지났음에도 여전히 통증이 지속된다면, 통증이 연속적으로 2-3일 동안 없어질 때까지 운동을 시작하지 말아야 합니다.

운동을 시작할 때는 가급적 안전한 실내 자전거나 아쿠아로빅, 걷기나 낮은 산 오르기 등과 같은 충격이 적은 활동으로 시작하는 것이 좋습니다. 특히, 무릎관절이 좋지 않으면 물속에서 걷기나 아쿠아로빅 등 관절에 무리를 주지 않으면서 근력을 강화시켜 주는 수중 운동이 도움이 됩니다. 아쿠아로빅은 물속에서 경쾌한 음악에 맞추어 몸을 움직이는 체조로 물의 저항력과 부력을 이용하기에 관절염이 있거나 수술 후 회복 중인 사람, 척추에 문제가 있는 사람 등에게 효과가 있는 유산소 운동입니다.

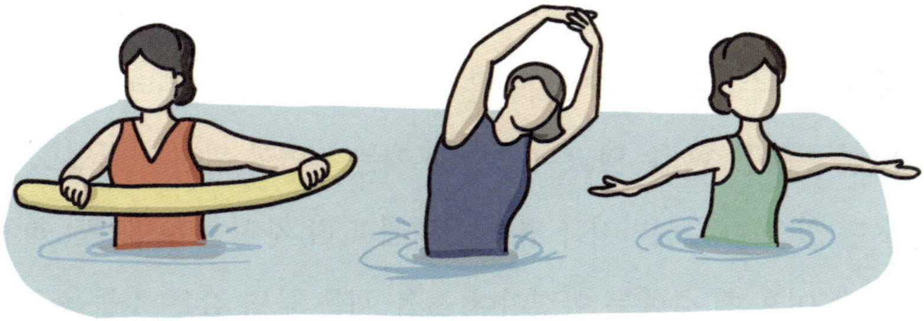

시술 후 2주 동안은 달리기는 피하고, 걷기에서 가벼운 조깅으로 천천히 진행하는 것이 추천되며 견딜 수 있는 범위 내에서만 실행하는 것이 추천됩니다. 달리기는 충격이 큰 활동으로, 충격 시 각 다리에 체중의 3~4배를 가하게 되고 디스크에도 상당한 스트레스를 주기 때문에 달리기 인구의 최대 80~90퍼센트가 언젠가는 허리통증을 호소하게 된다고 합니다. 따라서 걷기에서 가벼운 조깅을 거치는 동안에 본인의 회복 정도와 운동 능력을 충분히 확인한 이후에 달리기로 진행할 것을 권합니다. 시술 이후에 최소 2주 정도는 스쿼트, 런지나 프레스 등과 같은 허리에 과도한 스트레스를 줄 수 있는 피트니스 운동은 피하고, 본인의 회복 정도와 운동 능력을 충분히 확인한 이후에 가벼운 스트레칭과 함께 가벼운 무게부터 서서히 시작하는 것이 좋습니다.

시술과 연관을 짓지 않더라도 요통 환자들과 관련하여 운동요법은 6~12주 정도의 아급성 요통 환자들이나 3달 이상의 만성 요통 환자들에게는 효과적입니다. 하지만, 6주 이내의 급성 요통 환자들에게는 운동요법이 권장되지 않습니다.

시술 후 운동을 시작할 때 주의할 점

운동을 시작하시기 전에는 반드시 의사와 상의하여 운동 가능 여부에 대해 확인을 받는 것이 좋습니다. 운동의 강도나 종류를 달리하게 될 경우에도 이에 대한 확인을 받는 것이 좋습니다. 만약 어떤 사유로든 운동을 할 수 없는 경우에는 신체 치유를 돕기 위한 약물치료를 통해 통증과 염증을 줄이고 충분한 수분 섭취와 휴식이 요구됩니다. 대부분의 통증 환자들에게는 근육의 탄력성 상실과 길이의 단축이 동반되기에 모든 운동에 앞서 무리한 운동으로 인한 이차적 손상을 예방하기 위한 스트레칭이 필수입니다.

시간대는 야간보다는 오전이 좋습니다. 장시간 의자에 앉아 근무하는 대부분의 직장인들의 경우 늦은 오후에는 디스크 수핵 내의 물 성분이 척추체 쪽으로 새어 나가 디스크의 두께가 얇아지게 됩니다. 밤에 잰 키가 아침에 잰 키 보다 1~2센티미터 정도 작은 이유가 바로 이것 때문입니다. 이런 상황에서는 디스크가 쿠션 역할을 하지 못하게 되어 과도하게 몸을 움직일 경우 작은 충격에도 허리에 손상이 가해질 가능성이 높습니다. 척추 질환을 앓고 있다면 늦은 오후나 야간의 레포츠보다 밤에 자는 동안 디스크 수핵이 정상으로 회복된 이후인 오전에 하는 것이 좋습니다.

운동은 통증을 유발하지 않는 범위 안에서 해야 합니다. 실내자전거를 탄 거리나, 수영 몇 바퀴, 걷기 몇 미터 같은 정량화가 가능한 운동을 통해 기초 운동량을 측정한 이후에 이를 토대로 목표 운동량을 증가시키는 프로그램으로 진행을 하면 효과가 더 좋습니다. 운동 중에는 가급적 많이 쉬는 것이 좋습니다. 운동을 계속하는 게 너무 피곤하다고 느껴지면 다시 시작하기 전에 잠시 멈추고 휴식을 충분히 취합니다. 천천히 시작해서 몸이 충분히 익숙해진 이후에 운동 강도와 시간을 점차적으로 늘려 나가는 것이 중요하고, 도중에 통증이나 불편감을 느끼면 언제라도 강도와 지속 시간을 수정하고 조정해야만 합니다.

환문명답

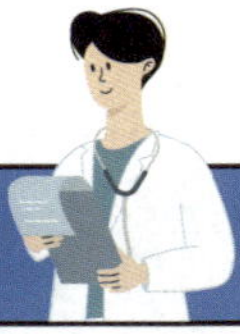

환자의 성별, 상태 및 평소의 근력에 따라 차이가 있을 수 있지만, 시술받고 1주 후부터는 가벼운 운동을 시작할 수 있습니다. 만약 시술을 받은 후 1주가 지났음에도 여전히 통증이 지속된다면, 통증이 연속적으로 2-3일 동안 없어질 때까지 운동을 시작하지 않는 것을 추천합니다.

16

시술 후 물리치료나 찜질을 해도 되나요?

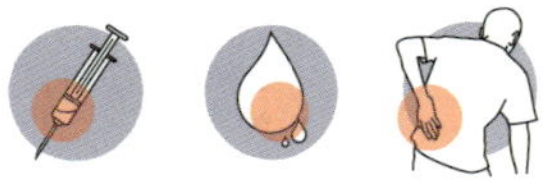

대부분 안전한 물리치료

물리치료란 온열, 한랭, 광선, 전기, 전자기파, 초음파, 운동, 치료자의 손, 견인 등과 같은 여러 가지 물리적 요소들을 이용해 환자의 통증을 줄이거나 조직의 치유를 촉진시키고 통증으로 인해 제한된 근육이나 관절의 운동을 증가시켜 신체의 움직임을 향상시킬 수 있는 치료 방법을 말합니다. 물리치료는 대개 비침습적 방법으로 행해져 매우 안전하다고 알려져 있긴 하지만, 모든 비수술적 통증치료에 대해 종류와 방법에 상관없이 물리치료가 항상 안전하고 적용 가능하다고는 할 수 없습니다. 시행된 시술의 특성과 시행할 물리치료의 특성을 함께 고려해 안전하게 시행될 때 좋은 효과를 기대할 수 있습니다.

요추부 척추관 협착증 환자들에게 경막외신경블록을 시행한 이후에 물리치료를 함께 시행하더라도, 경막외신경블록만을 단독으로 시행한 경우와 비교했을 때 환자들의 장애를 감소시키는 효과가 더 우수하지는 않았다는 연구결과가 있습니다. 하지만, 물리치료를 함께 실시했을 때 환자에게 정서적인 도움을 주어 삶의 질을 향상시킬 수 있었으며, 정서적 평온감과 함께 전반적인 건강에 대한 인식도 상당히 개선되었습니다.

대개의 비수술적 중재적 시술 동안 환자들은 시술 중에 있을지도 모를 통증에 대한 두려움에 의해 근육이 과도하게 긴장이 되기도 하고, 또한 시술을 위해 꼭 필요한 자세들이 환자에게 상당한 불편감을 유발해 이로 인해 근육이 과도하게 긴장하는 경우도 흔합니다. 이런 이유로 시술을 마치고 나면 시술과는 상관없이 상당한 정도의 근육통을 호소하는 경우들이 있습니다. 사소해 보일 수도 있지만, 시술 후 발생할 수 있는 근육통을 물리치료를 통해 적절하게 조절해 주면 시술의 효과도 더 커질 수 있습니다.

물리치료는 대부분 안전하다고 알려진 치료법입니다. 하지만 시행받은 시술의 특성과 시술받은 부위의 특성을 고려해 가장 안전하고 효과적인 물리치료 방법을 전문의로부터 추천받을 것을 권합니다. 적절한 물리치료는 시술의 효과를 크게 할 수 있을 뿐만 아니라 시술 후 조기 회복에도 도움이 됩니다.

찜질은 언제부터 하면 좋을까?

일반적으로 비수술적 중재적 시술 후 하루나 이틀 정도는 주사 부위에 경미한 통증을 경험하는 것이 일반적입니다. 이 때 시술 부위에 냉찜질은 해도 괜찮습니다. 필요에 따라서는 10~20분 동안의 냉찜질을 하루에 여러 번 할 수도 있습니다. 하지만, 시술을 받은 후 3일 동안은 핫팩을 이용한 찜질 혹은 온열치료 같이 시술 부위에 직접적으로 열을 가하는 행위는 금하는 것이 좋습니다.

온열치료는 혈관 확장을 통해 혈류를 증가시켜 항체를 유입하고, 조직의 파편이나 대사산물들을 배출해 만성 염증반응의 해소와 영양 공급을 증가시켜 조직의 치유를 빠르게 하는 효과가 있습니다. 하지만, 온열치료에 의한 혈관의 확장은 출혈을 증가시킬 수 있으며, 급성 염증반응과 부종 형성을 증가시킬 수 있어서 주의가 필요합니다. 일반적으로 온열치료는 만성 염증 상태를 호전시키는 데에는 도움을 주지만 급성 염증 상태는 악화시킬 수 있습니다.

급성 외상, 급성 염증 또는 출혈, 광범위한 반흔(scar), 온열치료 시 발생 가능한 통증이나 부작용에 대한 적절한 의사 전달이 어려운 경우, 감각이 저하된 부위, 허혈 부위, 부종, 온도 조절 기능이 저하된 경우 등은 온열치료의 일반적인 주의 및 금기증에 해당하므로 온열치료를 시행하기 전에 반드시 이에 대한 고려를 해야만 합니다.

냉찜질을 포함한 한랭치료는 과거부터 경험적으로 많이 사용되어 오고 있는 방법이며, 외상 후 일차적인 치료 방법으로 현재도 널리

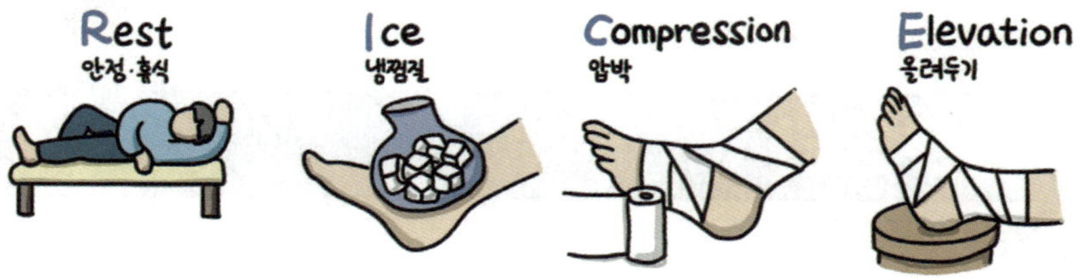

사용이 되고 있고, 운동 중 발생한 부상 시에 응급 처치 방법으로 널리 알려진 R.I.C.E 요법(안정-Rest, 냉찜질-Ice, 압박-Compression, 거상-Elevation)의 주요 구성요소로 알려져 있습니다. 흔히 얼음, 냉수포, 기화냉각스프레이 등으로 전도 혹은 증발을 이용해 혈관 수축과 혈류 감소를 일으키고 염증반응을 감소시키며 신경 전도시간 감소 및 경직의 감소를 통해 진통 효과를 얻습니다. 얼음팩이나 냉습포 등은 비열이 높아 치료 부위를 빨리 냉각시키게 되므로 치료는 10~20분간 환부에 직접 접촉하여 치료를 하며, 얼음팩을 사용할 경우에는 수건으로 감싸서 하게 됩니다. 주로 외상, 만성 통증, 근 경직, 화상 등에 한랭치료를 이용하지만, 국소 허혈, 레이노 현상(Raynaud phenomenon), 한랭 불내성(cold intolerance), 한랭 알레르기와 감각이 저하된 부위에는 사용할 수 없습니다.

시술 후에 물리치료나 찜질을 하더라도 치료효과를 높인다는 연구결과는 없습니다. 그러나 환자에게 정서적 도움을 주어 삶의 질을 향상시킬 수 있고, 전반적인 건강 인식에 상당한 도움이 되는 것은 사실입니다.

환문명답

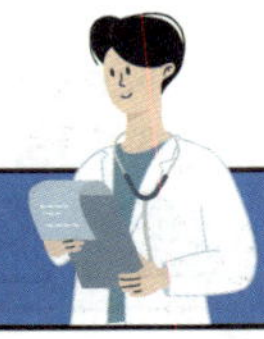

시술 후에 물리치료, 찜질을 하더라도 치료효과를 높인다는 연구결과는 없지만, 환자에게 정서적 도움을 주어 삶의 질을 향상시킬 수 있고, 전반적인 건강 인식에 상당한 도움을 줍니다. 그러나 시술 후 3일 동안은 시술 부위에 열을 가하지 않는 것이 좋습니다.

17 아픈 부위 냉찜질이 좋은가요, 온찜질이 좋은가요?

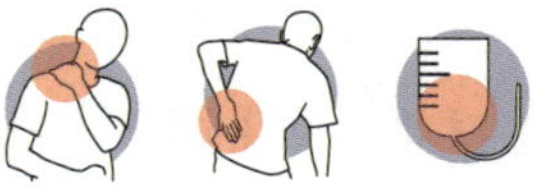

통증 발생 이유와 경과에 따라 다르게 적용

냉찜질이나 온찜질은 일종의 물리치료 중의 하나입니다. 단순하게 아픈 부위에 냉찜질을 한다거나 온찜질을 한다는 식의 기계적인 접근은 올바르지 않으며, 통증이 발생한 이유와 그 질환의 자연 경과를 바탕으로 치료 방법은 다르게 해야 합니다.

우선 흔히 온찜질이라 하는 온열치료는 전도, 대류, 복사, 기화, 전환 등의 열 전달 방법으로 체온보다 높지만 조직을 손상시키지 않는 범위의 열을 조직으로 전달하는 것입니다. 열이 침투하는 깊이에 따라 표재열, 심부열로 나눌 수가 있고, 열이 전달되는 방식이 무엇이냐에 따라 다양한 종류의 온열치료가 존재합니다. 집에서도 쉽게 할 수 있는 흔한 온찜질법은 따뜻한 물에서 목욕이나 족욕, 찜질, 온습포, 핫팩 등이 있겠습니다. 이외에도 병의원에서 전문적인 기구 또는 기계를 이용하여 온찜질(온열치료)을 시행하기도 합니다.

온찜질은 열에 의해서 조직의 혈관이 확장됨으로써 혈류가 증가되어 조직 회복에 도움이 되는 물질이 환부에 유입되고, 불필요한 대사산물이 배출되도록 합니다. 따라서 조직의 영양공급을 증가시키고 만성적인 염증을 해소할 수 있어서 조직이 치유되는 것에 도움을 주고 통증을 감소시켜 줍니다. 또한 신경섬유에도 영향을 주어 근경련을 감소시킬 수 있습니다. 관절과 같은 조직에서는 탄성도를 증가시켜 관절이 부드러워지고 결체조직을 이완시켜줍니다.

온찜질은 목표로 하는 조직의 온도가 40~45도 정도로 5~30분간 지속되는 경우에 효과가 좋은 것으로 알려져 있습니다. 다만 온도가 45도 정도로 높다면 시간을 줄이는 것이 필요하고, 온도가 40도 정도로 낮다면 20~30분 정도 찜질을 하는 것이 좋습니다. 그렇지만 참기 힘들 정도로 뜨겁다면 즉각 중단해야 합니다.

급성기에는 냉찜질, 만성기에는 온찜질

주의해야 할 것은 급성기에는 온열치료를 하지 않아야 한다는 것입니다. 열에 의한 혈관의 확장이 급성기에는 출혈을 일으킬 수도 있으며, 오히려 염증반응이나 부종이 증가할 수도 있기 때문입니다. 또한 온열치료는 국소적인 효과, 즉 아픈 부위의 통증을 줄이기 위해 시행하지만, 전신적으로 나타나는 효과도 있습니다. 화상과 같은 부작용의 위험이 항상 있으므로 조심해야 합니다. 따라서 급성으로 발생한 외상이나 급성 염증, 출혈부위, 부종이 있는 부위, 당뇨나 말초신경병증 등으로 인하여 감각이 떨어진 부위, 피부가 너무 얇은 부위, 허혈이 있는 부위, 온도조절기능의 저하, 의사소통이 잘 안 되는 경우에는 온찜질을 삼갑니다.

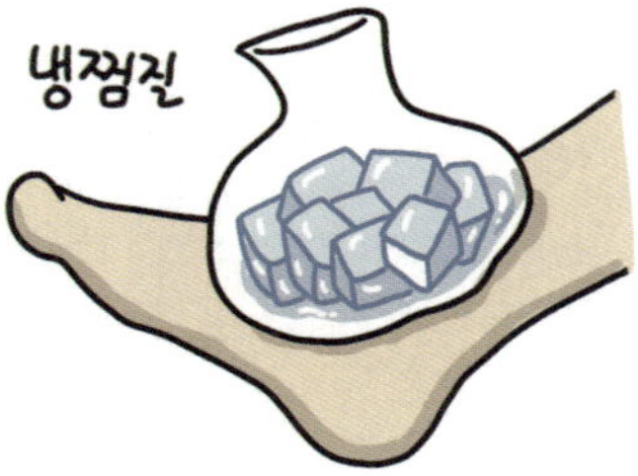

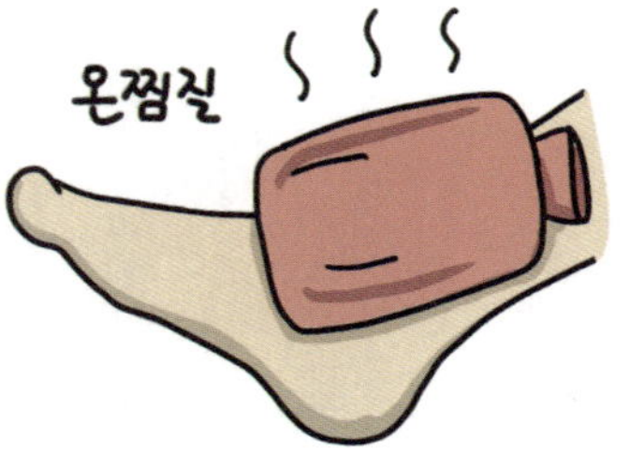

냉찜질이라고 불리는 한랭치료의 경우 외상 직후에 흔히 이용을 하고 있습니다. 즉, 급성으로 발생하는 통증, 특히 외상으로 인한 근골격계 통증, 신경근육 장애 등에 냉찜질을 해 볼 수 있습니다. 보통 얼음을 넣은 팩이나 냉수포, 스프레이 등을 환부에 적용하여 열을 전도, 증발시키는 방법으로 냉찜질을 하게 됩니다. 냉찜질을 하면 해당 조직의 혈관이 수축되어 염증이 줄어들고 부종이 감소되며 신경전달도 감소시켜서 진통효과를 얻게 됩니다.

그렇지만 온찜질과 마찬가지로 당뇨나 말초신경병증 등으로 인하여 감각이 떨어진 부위, 피부가 너무 얇은 부위, 허혈이 있는 부위에는 냉찜질을 하지 않는 것이 좋습니다. 또한 차가운 곳에 있을 때 손발이 파랗게 변하는 레이노 현상, 한랭 알레르기가 있는 경우, 환자가 본인의 의사 표현이 어려운 경우 등에는 냉찜질을 하지 않는 것이 좋습니다. 냉찜질을 너무 오래하는 것은 오히려 혈액 순환을 저해할 수 있어서 되도록 10분 이상 하는 것은 추천하지 않으며, 너무 차갑고 시린 경우에는 중단하는 것이 좋습니다. 금기 사항이 아니라면, 냉찜질이나 온찜질은 보조적인 치료로 적절하게 사용할 때 통증 감소에 도움이 됩니다.

환문명답

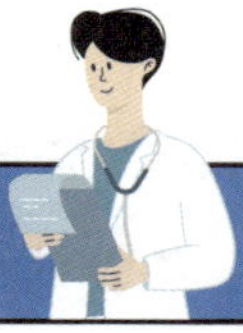

냉찜질은 급성으로 통증이 발생하는 경우에 사용해 볼 수 있으며, 온찜질은 급성기가 지난 이후 만성기 통증에 사용을 해 볼 수 있겠습니다.

18

도수치료와 마사지의 차이는 무엇인가요?

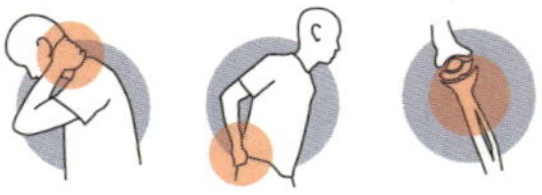

도수치료와 마사지

도수치료는 약물이나 수술적인 방법을 제외하고 전문 치료사의 수기(손)로 척추와 근골격계에서 발생하는 통증 및 질환 등의 문제를 개선하는 방법으로서, 시술자의 손을 사용하여 치료를 목적으로 환자의 신체에 힘을 가함으로 치료하는 방법을 통틀어 일컫는 말입니다. 도수치료의 원리는 손을 이용하여 신체의 여러 부위를 자극하여 관절의 가동범위를 넓히게 되고 척추나 골격의 위치를 정상적으로 균형 있게 회복시키는 것입니다. 이러한 과정에서 통증을 완화하는 효과가 발생하게 됩니다.

도수치료의 기원은 매우 오래되었습니다. 문헌상으로는 히포크라테스 시절부터 남아 있다고 되어 있으며, 기원후 2세기경 로마제국 시대 검투사 경기 후 도수치료가 행하여졌다는 기록도 있다고 합니다. 본격적으로 시작한 시기는 18세기부터이며 정골의학, 카이로프랙틱, 물리치료 기반 도수치료 등 여러 가지 형태로 발전해 지금까지 이어져왔습니다.

도수치료와 마사지의 기원은 비슷한 형태였을 수도 있습니다. 현대의 도수치료는 척추와 관절, 근육과 신경을 아우르는 개념의 치료법이기 때문에 근본적으로 마사지와 큰 차이가 있습니다. 도수치료의 치료 형태를 보면 척추에서는 거북목, 일자목 등의 경추와 그와 관련된 질환들과, 허리 골반에서는 불균형과 틀어짐을 개선하고 균형을 회복하도록 해줍니다. 더불어 관절의 가동역을 점차 늘려가도록 하며, 근력을 회복할 수 있도록 도와줍니다.

마사지는 근육 이완을 목적으로 하는 행위를 말합니다. 손을 사용

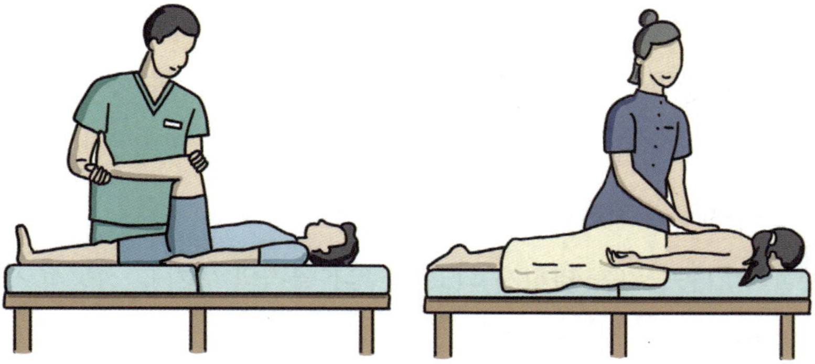

도수치료와 마사지

하기 때문에 마사지와 도수치료를 비슷하게 여기는 경우가 많습니다. 도수치료, 마사지, 추나요법의 간략한 차이를 다음 표에 구분하였습니다.

〈도수치료, 마사지, 추나요법〉

	도수치료	마사지	추나요법
시술자	의사, 물리치료사	일반인	한의사
보험여부	비급여	해당없음	급여
의학적 관점	의학적 소견을 기반	없음	한의학적 소견을 기반
시행기관	의원, 병원	-	한의원

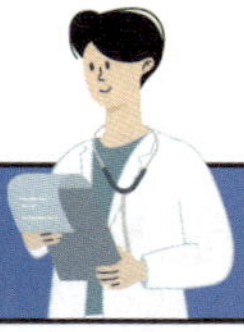

환문명답

도수치료는 일정자격을 갖춘 의사 및 물리치료사가 손으로 신체의 여러 부위를 자극하여 가동범위의 개선과 골격위치 회복을 통해 통증을 개선시키는 치료 방법이며, 마사지는 근육이완을 목적으로 하는 행위를 말합니다.

19

체외충격파, 효과가 있나요?

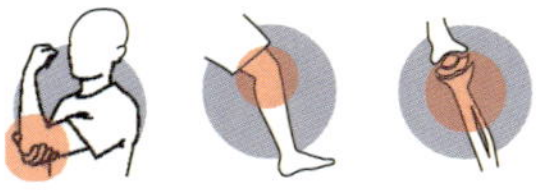

체외충격파의 효과

체외충격파는 체외에서 빠르게 진동하는 초음파의 충격파를 통증의 원인이 되는 조직에 가하는 비침습적인 치료 방법입니다. 인대, 힘줄, 근육, 뼈 등의 손상이 있는 부위에 체외에서 초음파의 충격파를 가하여 자극을 주어 손상부위 조직의 회복을 촉진하는 치료법입니다. 빠르게 진동하는 초음파의 충격파가 가해지면 그 조직의 혈류량이 증가하고 혈관이 재생되며 염증이 호전됩니다. 이러한 과정을 통해 인대, 힘줄 등의 주위 조직과 뼈가 치유되면서 통증도 감소합니다.

체외충격파 치료(ESWT: Extracorporeal Shock Wave Therapy)는 충격파의

에너지와 빈도를 어느 정도로 할 것인지가 중요합니다. 너무 약한 충격파는 효과가 없고, 너무 강한 충격파는 시술받을 때의 통증이 심합니다. 체외충격파는 방사형과 집중형으로 나눌 수가 있고, 손상의 부위가 어디냐에 따라 어떤 종류의 체외충격파를 사용할지 선택하게 됩니다. 보통 방사형 체외충격파는 손상의 부위가 피부로부터 얕고 넓은 경우에 사용하고, 손상의 부위가 피부로부터 깊고 좁은 경우에는 집중형 체외충격파를 사용합니다.

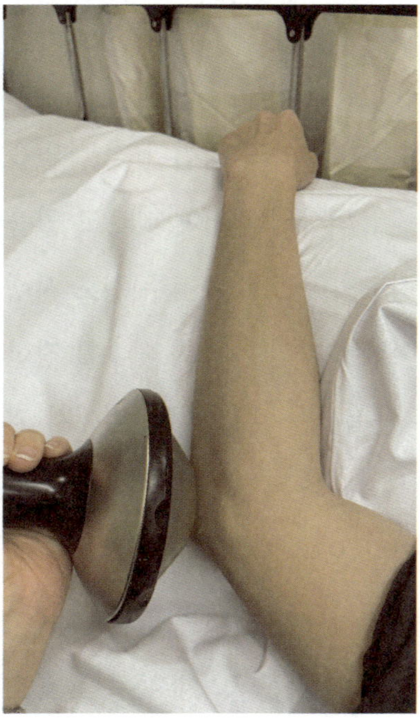

팔꿈치 부위의 체외충격파 치료

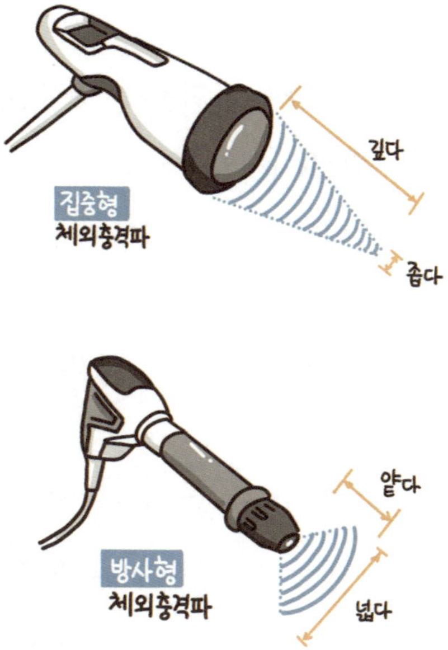

어느 방식을 사용하든지 일반적으로 낮은 빈도와 에너지로 시작

하여 서서히 환자가 견딜 수 있는 정도까지 에너지와 빈도를 올려 환자에게 맞는 최적의 에너지와 빈도로 체외충격파를 가하게 됩니다. 따라서 체외충격파 시술 시에 생기는 통증을 억지로 참아야 한다기보다 어느 정도 견딜 수 있는 범위 내에서 시술을 받는다고 생각하면 됩니다. 이렇게 시술을 받아야 치료 후의 통증으로 인한 일상생활의 불편함을 피할 수 있습니다.

급성기보다 만성기에 효과적

얼마나 자주 체외충격파를 해야 하는지는 아직 정립된 것은 없습니다. 현재는 체외충격파를 시행하는 각 의사의 경험에 따르고 있습니다. 일반적으로는 1주일에 1~2회 정도의 빈도로 3~4주 정도 시행을 하지만, 환자의 반응과 경과호전 여부에 따라 기간과 횟수를 정합니다. 다만 너무 자주 시행하는 것은 근육통을 유발할 수 있어서 권장하지는 않습니다.

일반적으로 급성기에는 시행을 하지 않으며, 3개월 이상 치료를 했음에도 통증의 호전이 없는 만성 통증 환자에게 시행을 합니다. 특히 인대, 힘줄, 근육, 뼈 등의 손상으로 인한 만성 근골격계 통증을 호소하는 경우 만족도가 높았고, 약물치료나 물리치료를 포함한 여러 가지 다른 치료를 병행할 때 더 효과적인 것으로 알려져 있습니다. 체외충격파는 비침습적인 시술로 심각한 합병증이 거의 없습니다. 다만,

충격파의 강도에 따라서 통증, 어지럼증, 국소 출혈 등이 발생할 수 있으므로 담당의사와 꼭 상의를 한 후 시행 받으시기를 바랍니다.

환문명답

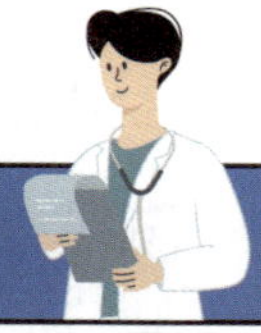

체외충격파 치료(ESWT)는 일반적으로 급성기에는 시행을 하지 않으며, 3개월 이상 치료를 했음에도 통증의 호전이 없는 만성 통증 환자에게 시행을 합니다. 특히 인대, 힘줄, 근육, 뼈 등의 손상으로 인한 만성 근골격계 통증을 호소하는 경우에 효과를 기대해 볼 수 있습니다.

20

손목, 무릎관절에 보호대나 보조기 착용해도 괜찮나요?

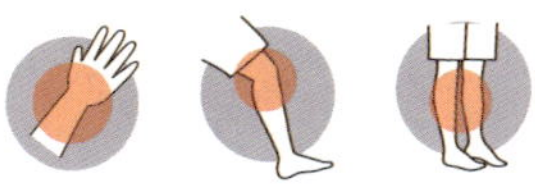

통증을 완화시키고 부상을 예방하는 효과

손목이나 무릎관절에 보호대나 보조기를 착용하면 통증을 완화시켜주고 부상을 예방하는 효과가 있습니다. 보호대나 보조기는 딱딱한 지지대가 있는 것과 없는 것으로 나눌 수 있는데, 지지대가 들어간 보조기는 관절을 지탱하여 관절 주변 근육의 부하를 덜어주며, 관절 내 압력 방향을 재조정해 주고 관절의 과도한 움직임을 제한하여 통증을 완화시켜줍니다. 관절염은 무릎 내측에 많이 발생하기 때문에 대부분의 지지대가 있는 무릎보호대나 보조기는 무릎 내측 부분의 부하를 줄여주도록 제작되어 있는데, 이러한 무릎보호대나 보조기를 사용하는 경우 특히 내측 관절을 보조적으로 지탱하여 내측 관절 주변의 체중 부하를 덜어주고, 내측 관절 내 압력을 감소시켜 통증을 완화시켜줍니다.

지지대가 없는 보호대나 보조기는 관절 주변의 고유 감각(propriocepter)을 자극하여 관절에 동적 안정감을 제공하여 통증 완화와 부상위험을 줄여 줍니다. 가령 지지대가 없는 천 소재로 된 무릎이나 발목 보호대나 보조기는 관절 지지 효과는 떨어지지만 어느 정도의 관절 지지 효과로 약간의 통증을 줄여줄 수 있고, 더 중요한 것은 관절 주변의 고유 감각을 자극하여 균형감을 향상시키고 이를 통해 삐끗 접질러서 발생할 수 있는 염좌 및 긴장, 인대 파열 등 인대 손상 가능성을 줄여줄 수 있습니다.

적절한 위치에 착용하지 않으면 역효과

보호대나 보조기가 도움이 되는 것은 사실이지만 적절한 위치에 잘 착용하지 않은 경우는 오히려 통증을 유발하거나 악화시키고, 관절의 손상을 조장할 수도 있습니다. 특히 지지대가 있는 보호대나 보조기가 그 자체의 무게나 활동에 의해 흘러내려 접촉 위치가 변하는 경우, 원래 의도한 부위에 가해져야 하는 힘의 방향이 틀어지면서 오히려 통증이 악화될 수 있습니다. 또한, 보호대나 보조기에 지나친 의존은 근위약이나 근육량 감소를 초래할 수도 있습니다.

보호대나 보조기의 효과는 개인차가 있으므로, 통증 완화효과가 없다면 반드시 착용할 필요가 없으며, 지지대가 있는 보호대나 보조기의 경우 지나친 착용으로 근위약이나 근육량 감소가 초래될 위험이 있는 경우, 스포츠 활동이나 일을 할 때 등 무릎 사용이 증가할 때만 짧게 착용할 것을 추천합니다.

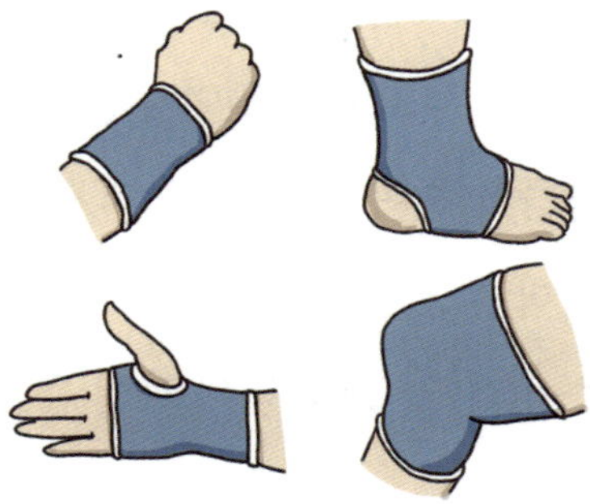

손목, 발목, 무릎 등 관절 보호대

보호대나 보조기는 단지 보조 요법입니다. 보호대나 보조기에 너무 의존하여 근본적인 치료법을 등한시해서는 안 됩니다. 병원에서 적절한 진단 후 약물요법, 체중감량, 운동요법 등을 개인에 맞는 처방을 받아서 따르는 것이 더 중요하다는 사실을 명심해야 합니다.

환문명답

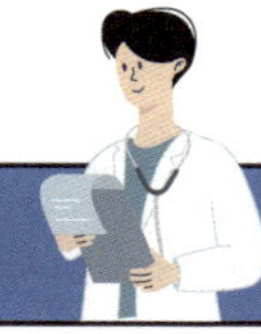

손목, 무릎관절에 적절한 보호대나 보조기를 착용하면 통증을 완화시켜 주고 부상을 예방하는 효과도 얻을 수 있습니다.

21

허리보호대나 복대를 계속 착용해도 되나요?

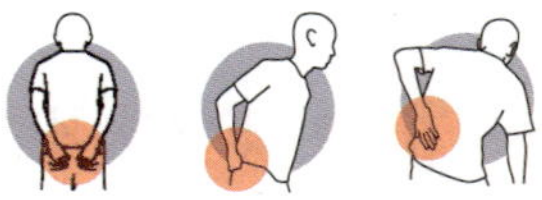

꼭 필요할 때만, 일시적으로 사용하자

날씨가 추워지면 운동량이 부족해지고 그 외의 여러 가지 이유로 허리통증이 심해집니다. 이러한 시기에 허리보호대나 복대는 허리 아픈 사람들에게는 유용한 물건입니다. 허리보호대를 적절히 사용하면 통증이 줄고 일상생활에 불편도 덜 수 있지만 너무 장기간 착용할 경우 허리 근력의 약화를 초래해서 오히려 척추 질환이 악화될 수 있음을 알아야 합니다.

허리보호대 혹은 복대의 통증 완화 원리는 허리를 압박하고 지지해 척추의 부담을 줄여주는 것입니다. 척추 압박골절, 척추수술을 한 환자, 만성 요통환자 등 허리 질환이 있는 환자는 1~2개 정도 항상 가지고 다니며 수시로 사용합니다. 최근에는 견인기능과 탄력까지 갖춘 다양한 종류가 소개되어 허리보호대의 선택 폭이 더욱 넓어졌습니다. 특히 노동이나 힘든 일을 할 때 사용하면 부목이나 깁스처럼 허리를 단단히 고정해 부상을 예방하고 통증은 감소시키는 데 도움이 됩니다. 그러나 실제 허리보호대를 사용해보면 효과가 기대만큼 높지 않고 항상 착용하고 있으면 일상생활에 문제가 생길 수 있습니다. 허리가 압박돼 혈류의 흐름이 저하되고 주변 근육이 서서히 약해지기 때문입니다. 이로 인해 정작 기립과 신체활동에 꼭 필요한 근육이 약해져서 또 다른 척추 질환이 발생할 수 있는 위험이 높아집니다.

허리보호대에 척추 견인기능이 있다면 척추를 잡아당겨서 뼈와 뼈 사이의 간격을 넓히고 디스크 내부의 압력을 줄여주는 효과가 있습니다. 하지만 이러한 효과를 얻기 위해서는 체중의 25퍼센트 정도의 강한 힘이 필요합니다.

허리의 건강을 위해서는 허리보호대가 꼭 필요할 때, 일시적으로만 이용하는 것이 좋습니다. 허리의 단순 염좌인 경우엔 하루 혹은 이틀을 넘기지 않는 것이 좋고, 허리의 수술을 받은 뒤에는 큰 수술이 아닌 이상 한 달 이내로 착용합니다. 특히 허리 보조기를 벗었다면 스트레칭으로 근육을 부드럽게 해줍니다.

장기적으로 볼 때 허리보호대 대신에 허리 근육과 인대들이 척추를 지지해 주는 것이 중요합니다. 심한 경우, 허리보호대에만 의지하면 허리 근육이 약해져 보호대 없이는 생활하기가 힘든 약한 허리가 될 수 있습니다. 몸의 앞뒷면에서 척추를 감싼 근육이 보다 강력해지면 척추에 가해지는 압력이 줄어들어 보호대 없이도 통증 없이 생활할 수 있게 됩니다.

허리 근육을 강화하는 방법으로는 평지 걷기, 자전거 타기, 수영, 누워서 다리 들었다 내리기 등이 있습니다. 만일 허리의 통증이 너무 심하거나 나이가 많아서 운동이 힘들다면, 스트레칭을 꾸준히 하고, 체중이 늘어나지 않게 조절하는 것이 도움이 됩니다.

허리보호대보다 효과가 좋은 것은 바른 자세이다

허리통증이 없는 건강한 사람도 허리보호대를 착용하는 경우가 있습니다. 헬스클럽 이용자들의 경우인데, 웨이트 트레이닝 중 무거운 바벨이나 덤벨을 들어 올릴 때 허리보호대를 착용하는 사례가 많습니다. 역기를 허리 위까지 들어올리는 '데드리프트'나 역기를 어깨에 올리고 무릎을 굽혔다가 펴는 스쿼트 등의 고중량 운동을 할 때 보호대를 착용합니다. 그러나 한 가지 주의할 부분이 있는데 운동 시 착용하는 허리보호대로 인해 복압이 급상승해 디스크의 수핵을 탈출시킬 위험이 있다는 것입니다. 역기와 같은 무거운 것을 들기 위해 순간적으로 강한 힘을 쓰면 횡경막과 복근이 수축하면서 흉부 압력과 복압이 올라가는데 허리보호대를 착용하면 복부가 압박되어 복압이 더욱 높아지며 척추에 가해지는 충격이 커집니다. 이를 믿고 무리하

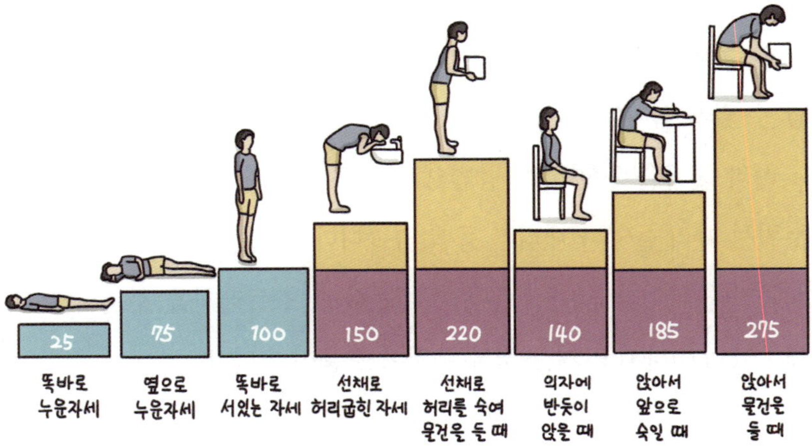

자세에 따라 허리에 실리는 무게

게 웨이트 트레이닝을 할 경우 척추에 과도한 부하가 가게 되어 부상의 위험이 높아집니다. 만일 운동 후에 허리가 아프다면 완전히 나을 때까지 운동을 쉬고 통증이 계속되면 병원에서 정밀검사를 받아볼 것을 추천합니다.

허리통증이 심할 경우 허리보호대는 일시적으로 사용하여 허리의 부담을 줄이되, 장기적으로는 스트레칭이나 꾸준한 운동요법으로 허리 주위의 근육과 인대의 강화를 통해 허리의 건강을 유지하는 것이 가장 적절합니다. 불편한 자세로 너무 오래 앉아있거나 무거운 물건을 갑자기 드는 것은 허리에 매우 해로운 행동입니다. 자세에 따라서 허리가 받는 부하가 다양하기 때문에 앉거나 서 있을 때에도 항상 정자세, 즉 의자를 반드시 당겨서 앉고 바닥에 앉는 것은 피하고, 등받이가 있는 의자나 소파에 앉는 습관을 들입니다.

환문명답

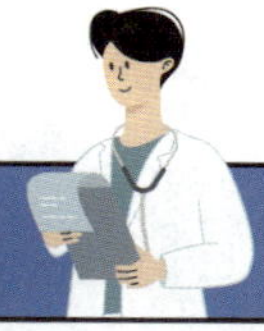

허리보호대를 장기간 착용하게 되면 허리 근력의 약화를 초래해서 오히려 척추 질환이 악화될 수 있습니다. 허리통증이 심할 경우 허리보호대는 일시적으로 사용하여 허리의 부담을 줄이되, 장기적으로는 스트레칭이나 꾸준한 운동요법으로 허리 주위의 근육과 인대의 강화를 통해 허리의 건강을 유지하는 것이 가장 적절합니다.

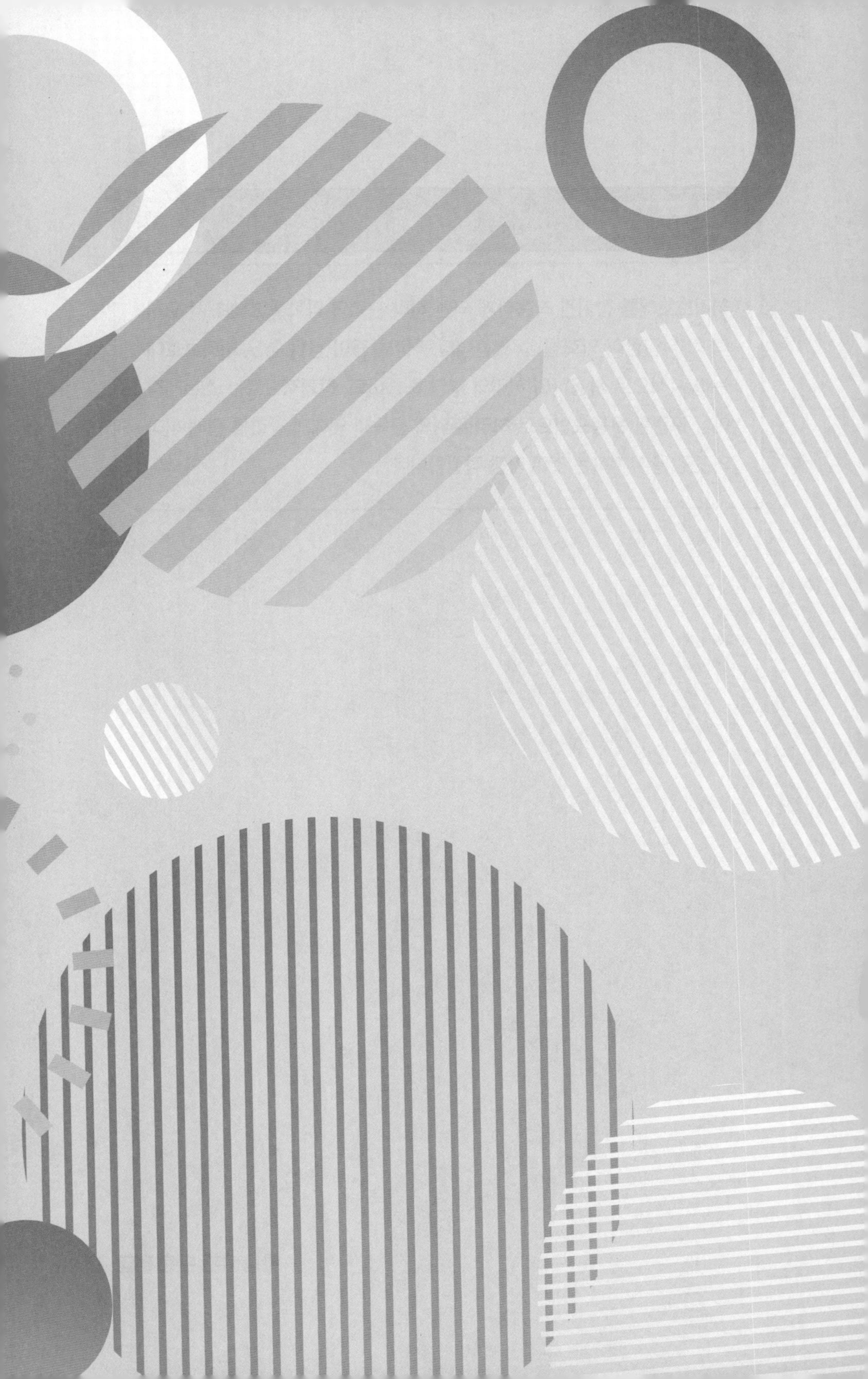

부록

1. 우리 동네 마취통증의학과 의원 찾기
2. 대한통증학회 YouTube 소개
3. 대한통증학회 제공 운동요법

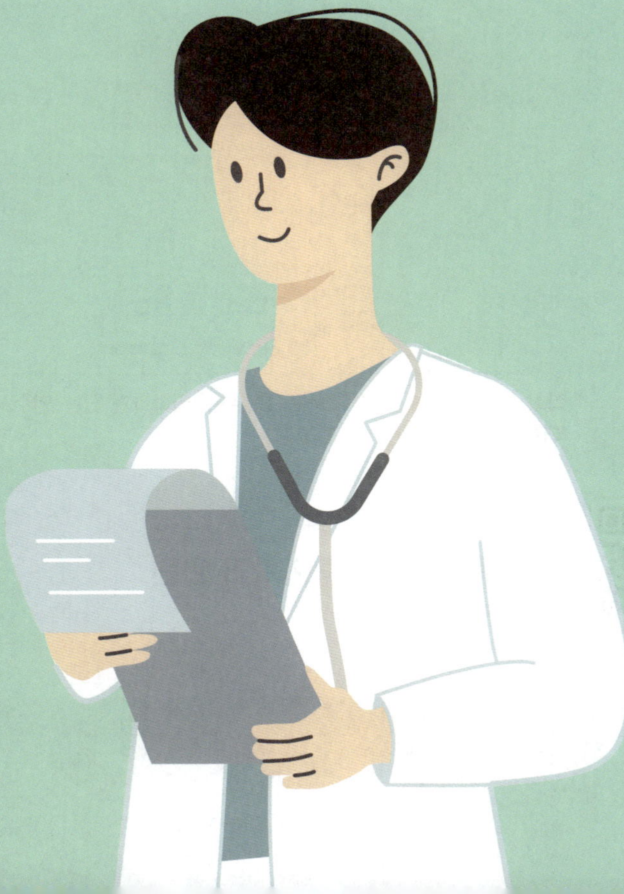

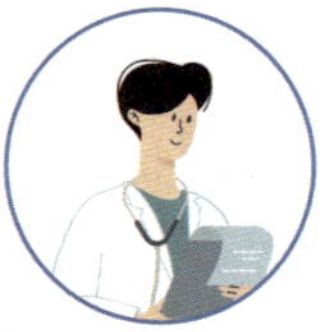

부록 1.
우리 동네 마취통증의학과 의원 찾기

www.painfree.or.kr

내 실제 상황에 맞는 치료나 조언은 마취통증의학과 전문의와 상담하시면 좋습니다. 가까운 집 근처 마취통증의학과는 대한통증학회 홈페이지에서 찾으실 수 있습니다.

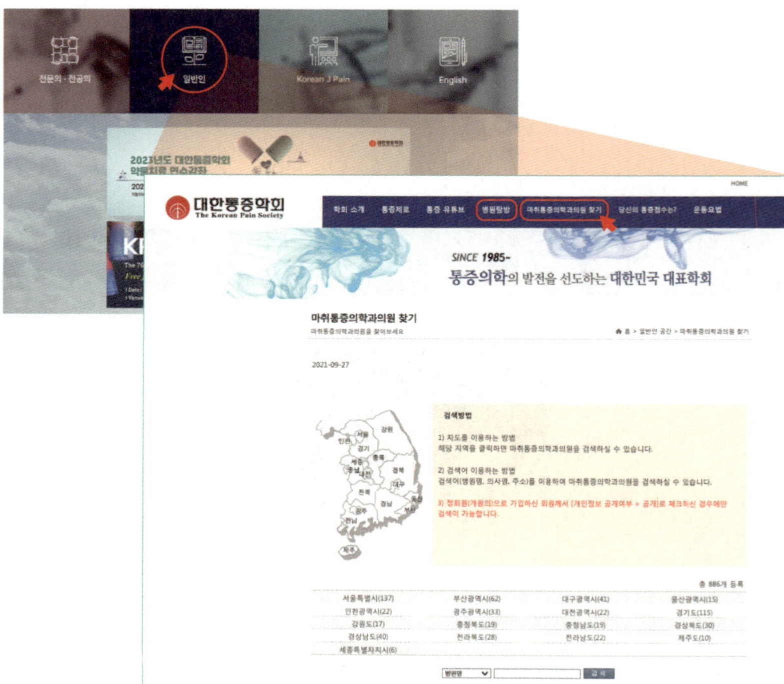

* 학회 홈페이지 '병원탐방'에서는 마취통증의학과가 있는 연수시설병원(대학병원)도 확인하실 수 있습니다.

우리 동네 마취통증의학과 의원 바로 찾기

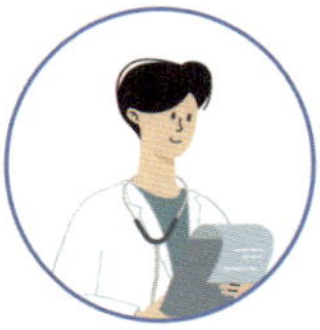

부록 2. 대한통증학회 YouTube 소개

www.youtube.com/@KNOWPainNOPainKPS

효과적인 통증치료 정보는 대한통증학회 YouTube '안 아픈 세상 통증학회TV'에서 좀더 자세하게 보실 수 있습니다.

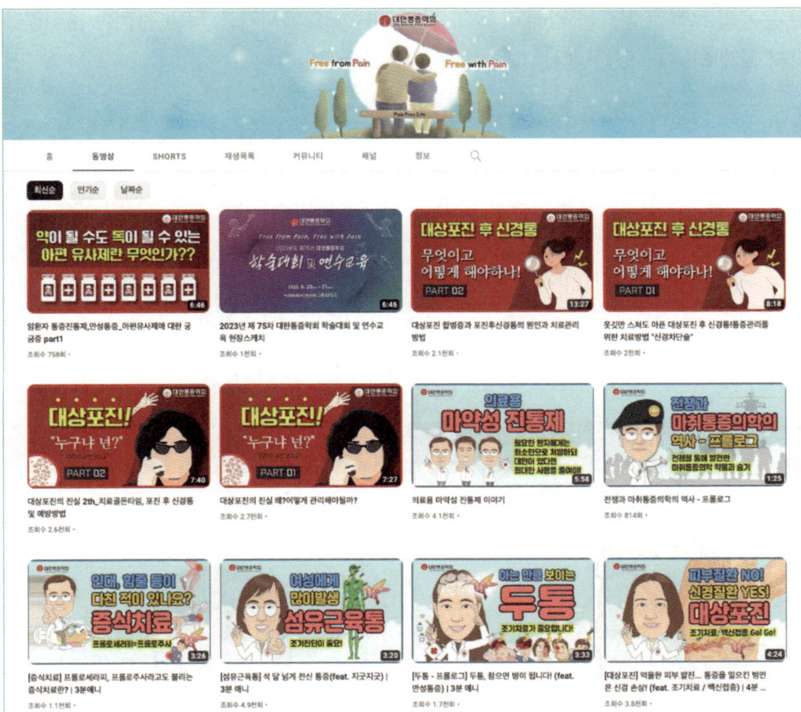

안 아픈 세상 통증학회TV 바로 가기

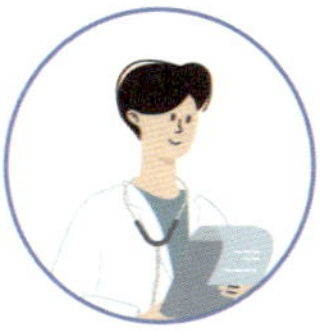

부록 3.
대한통증학회 제공 운동요법

1. 목 건강을 위한 운동요법

운동을 시작하기 전에 주의사항

목 운동의 목적은 통증을 없애고, 목의 정상 기능을 회복시키고, 목의 완전한 움직임을 다시 찾게 하는 데 있습니다.

아래 주의 사항을 살피고 시행해주세요.

1. 각 운동을 한번에 10회 정도 반복하며, 하루에 6~8회 시행합니다.
2. 통증을 느끼기 직전까지 혹은 통증을 약간 느낄 때까지 목 운동을 한 후, 힘을 빼고 원위치로 돌아옵니다.
3. 운동 전후에 올바른 자세를 유지합니다.
4. 목의 통증이 사라진 뒤에도 올바른 자세를 습관화합니다.
5. 운동 후에 목의 통증이 더 심해지는 경우, 운동을 중단하고 의사와 상의합니다.

목 운동요법 1

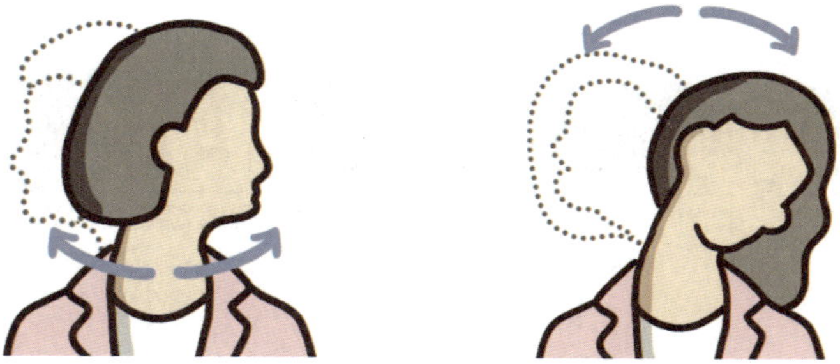

목 돌리기 운동

머리를 한쪽 방향에서 다른 쪽 방향으로 천천히 돌립니다.

목 기울이기 운동

머리를 한쪽 측면으로 기울입니다. 15~30초 동안 이 자세를 유지합니다. 양쪽을 교대로 시행합니다.

목 운동요법 2

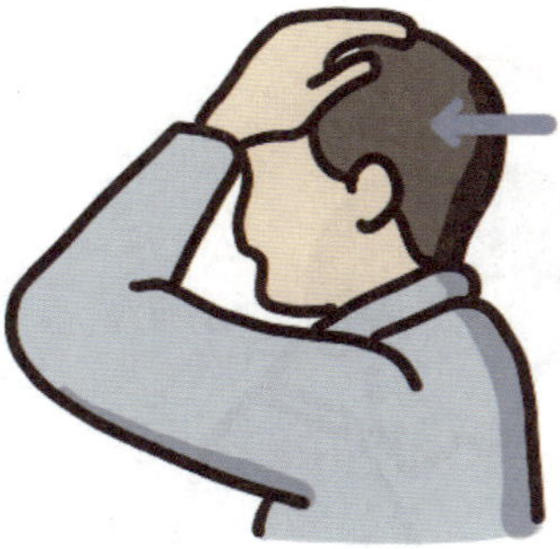

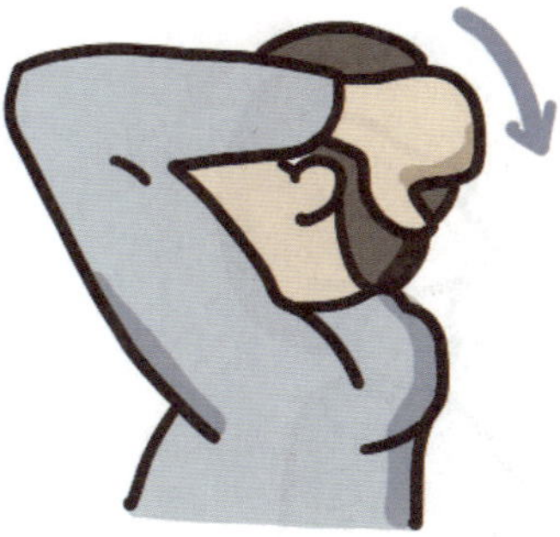

목 누르기 운동

양손으로 이마를 누른 상태에서 머리를 앞쪽으로 최대한 구부립니다. 이 때 머리가 앞쪽으로 움직이지 않도록 양손으로 최대한 지탱하면서, 15~30초 동안 이 자세를 유지합니다.

뒷머리 누르기 운동

양손으로 뒷머리를 누르는 상태에서 머리를 뒤로 젖힙니다. 이 때 머리가 뒤로 움직이지 않도록 양손으로 최대한 지탱하면서, 15~30초 동안 이 자세를 유지합니다.

목 운동요법 3

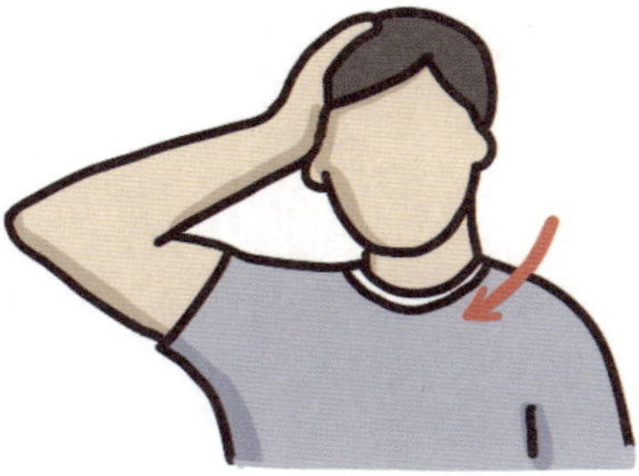

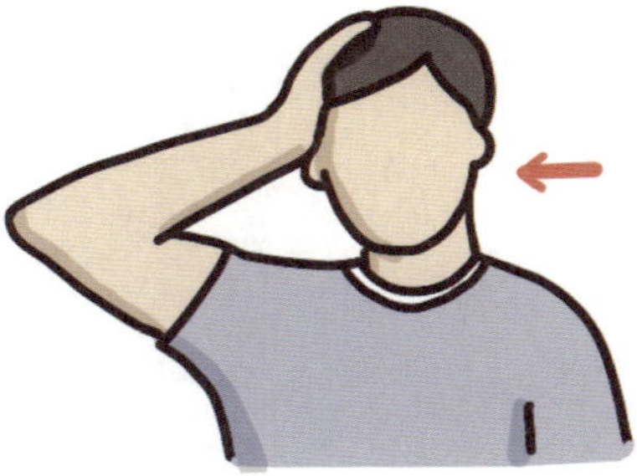

옆머리 돌리기 운동

손으로 옆머리를 누르는 상태에서 머리를 최대한 옆으로 돌립니다. 15~30초 동안 이 자세를 유지합니다. 양쪽을 교대로 시행합니다.

옆머리 누르기 운동

손으로 옆머리를 누르는 상태에서 머리를 최대한 옆으로 기울입니다. 15~30초 동안 이 자세를 유지합니다. 양쪽을 교대로 시행합니다.

목 운동요법 4

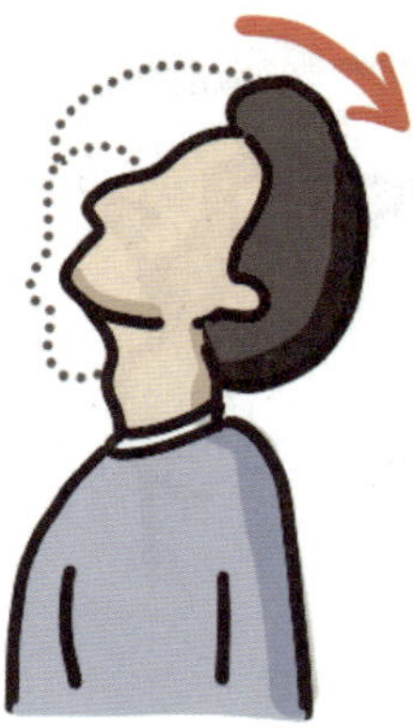

목 뒤로 젖히기 운동

앉아있는 자세에서 손을 무릎 위에 올려 놓습니다. 허리를 반원형으로 하게 하면서, 머리를 뒤로 젖힙니다.

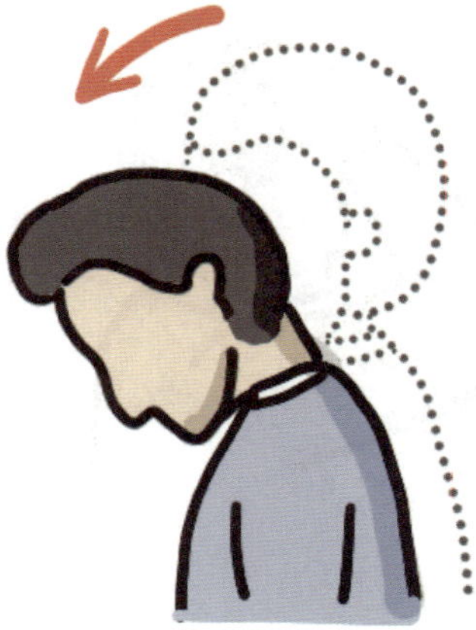

목 구부리기 운동

목을 젖힌 자세에서 천천히 앞으로 구부립니다. 목 젖히기 운동과 연결하여 시행합니다.

*** 급성 디스크 환자는 젖히고 구부리는 운동을 조심해야 합니다.**

2. 어깨관절을 위한 운동요법

우리 몸에서 어깨관절은 뼈, 연골, 인대, 회전근, 이두박근, 근육의 막 등 여러 조직들이 붙어 있는 복잡한 구조로 되어 있고 운동 범위가 가장 넓어 그만큼 손상의 위험도 높습니다.

어깨통증은 충돌증후군, 석회성근염, 오십견(유착성관절낭염)이 있으므로, 주의하여 시행해주세요.

어깨관절 운동요법 1

의자, 다리미를 이용한 체조

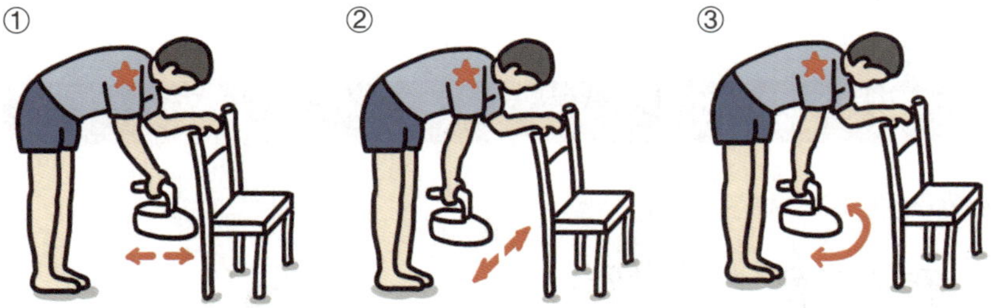

① 한 손으로 의자를 잡고 굽힌 자세에서 아픈 쪽 손을 아래로 내립니다. 손에 다리미를 가볍게 쥐고 어깨에 힘을 뺀 상태에서 반동을 이용하여 전후로 흔듭니다.

② 반동을 이용하여 좌우로 움직입니다.

③ 반동을 이용하여 오른쪽으로 돌립니다. 이어서 반대쪽으로 돌립니다.

어깨관절 운동요법 2

벽이나 가구를 이용한 체조

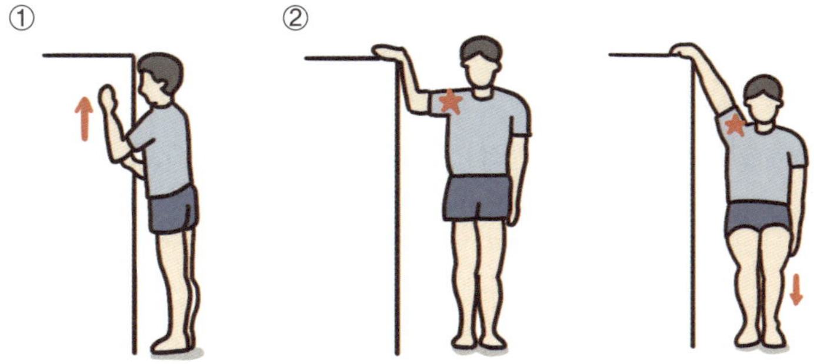

① 다리미 체조에 의해 운동범위가 개선되면 이번에는 마주 선 벽을 손가락으로 짚어 가면서 위로 올라가는 체조를 합니다. 같은 자세로 손을 벽 쪽으로 미끄러져 가면서 조금씩 위로 올리는 체조를 합니다.

② 가장자리에 손을 올려놓고 무릎을 굽힙니다.

어깨관절 운동요법 3

타월 체조

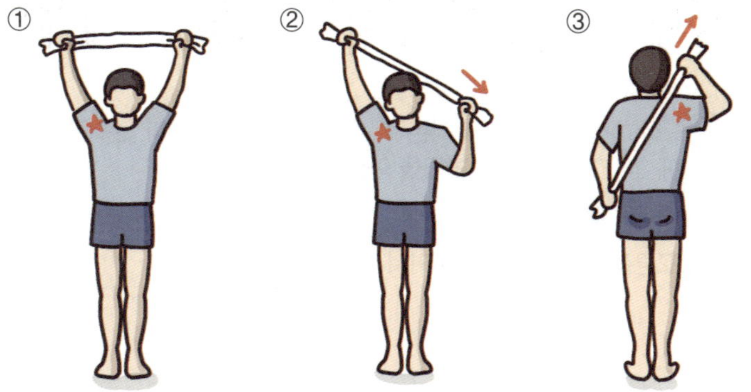

① 타월 양 끝을 양손으로 잡고 머리 위, 목뒤, 등으로 이동시킵니다.

② 등을 닦는 것처럼 허리 뒤로 타월을 잡고 당깁니다.

③ 아픈 쪽 어깨를 움직이기 쉽게 하여 안 아픈 손으로 타월을 사용하여 당깁니다.

어깨관절 운동요법 4

저항 체조

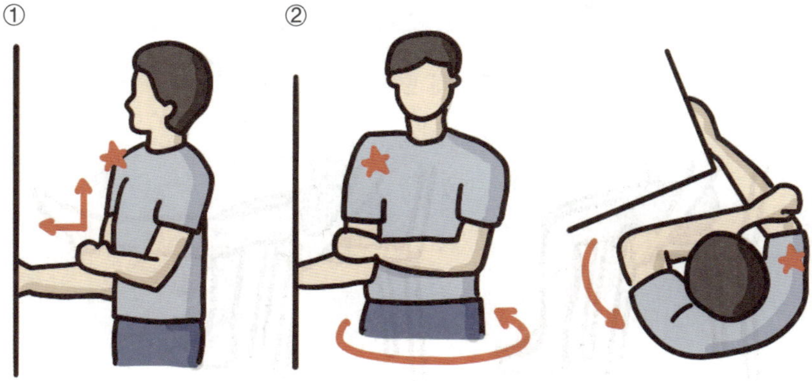

① 문에 서서 팔을 몸에 붙인 상태에서 팔꿈치를 직각으로 구부립니다.

② 손바닥을 벽에 붙이고 정상적인 팔로 아픈쪽 팔꿈치를 고정하고 천천히 몸을 벌립니다.

3. 건강한 무릎을 위한 운동요법

무릎 운동요법 1

의자에 앉은 자세에서 무릎을 굽혔다 폈다 하는 운동

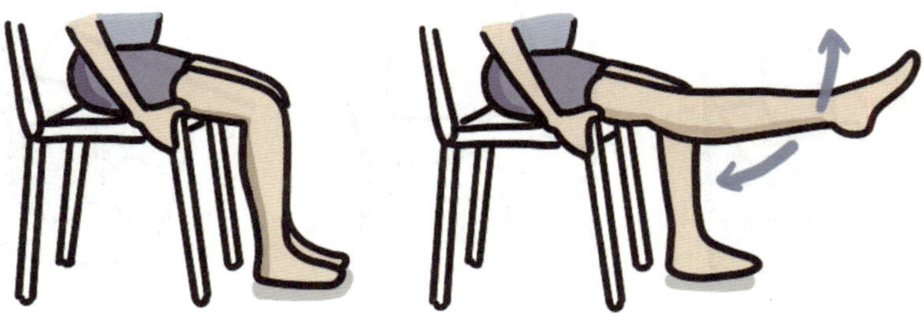

의자에 앉은 후 무릎을 펴고 약 5~6초간 머물렀다 다시 무릎을 굽히는 운동을 30회씩 하루에 2~3회 정도 시행합니다.

누워서 무릎을 굽히고 자전거 타듯이 다리를 움직이는 운동

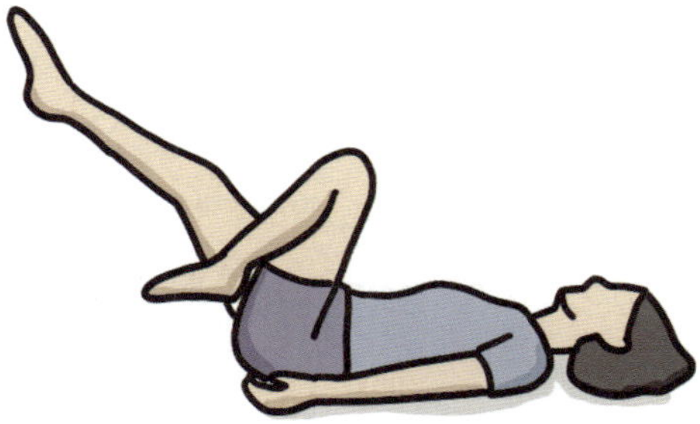

천장을 쳐다보는 자세로 누워서 무릎을 굽히고 자전거를 타듯이 발을 움직입니다. 30회씩 하루에 2~3회 정도 시행합니다.

무릎 운동요법 2

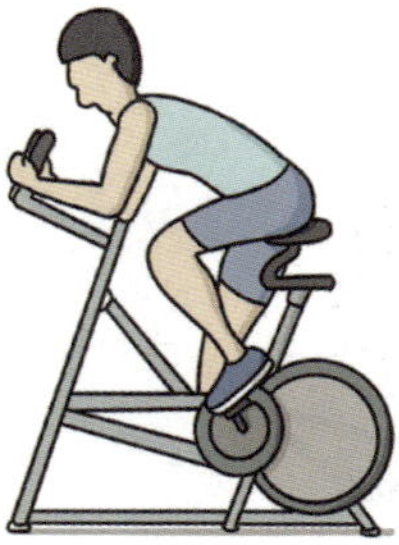

실내에서 자전거 타기

헬스장에 있는 고정식 자전거와 같은 실내 자전거 타기는 무릎에는 부하를 많이 주지 않으면서도 무릎을 움직이는 근육을 강화시켜주는 운동입니다. 따라서 관절염이 있는 경우에는 무릎에 무리가 되지 않으면서 무릎 주변 근육을 강화시켜주는 효과가 있습니다. 자전거 타기를 할 때에는 무릎에 무리가 되지 않도록 운동 시간과 강도를 서서히 높여주는 것이 좋습니다.

바닥에 앉은 자세에서 무릎 뒷면이 바닥에 닿게 하는 운동

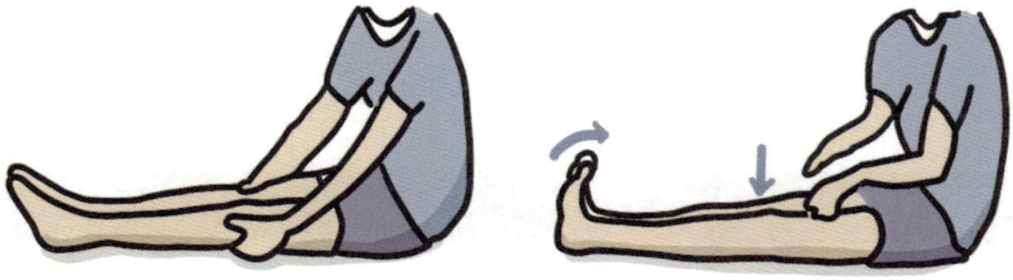

바닥에 무릎을 앞으로 뻗은 자세로 앉은 후 무릎 뒷면이 바닥에 닿도록 하는데 이 위치에서 5~6초간 머물렀다 긴장을 풀어줍니다. 하루에 30회씩 2~3회 시행합니다.

무릎 운동요법 3

엎드려서 손으로 발목을 잡고 무릎을 최대한 구부리는 운동

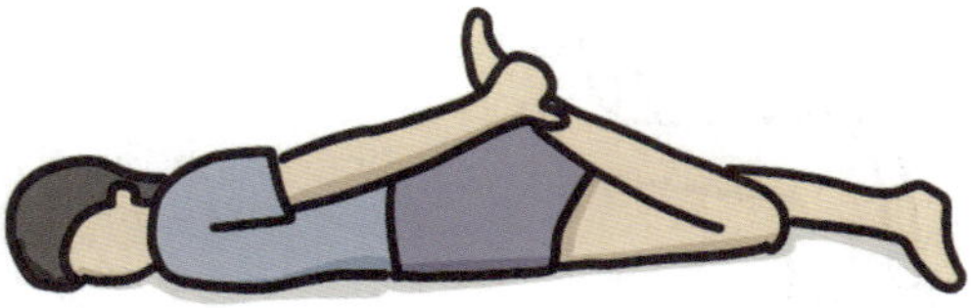

바닥에 엎드린 후 한 손으로 발목을 잡고 무릎을 구부려서 최대한 엉덩이에 가깝게 붙이고 이 자세에서 5~6초간 머물렀다가가 다시 무릎을 펴주는 동작을 반복합니다. 하루에 30회씩 2~3회 시행합니다.

무릎 아래에 수건을 말아서 받치고 다리를 들어 올리는 운동

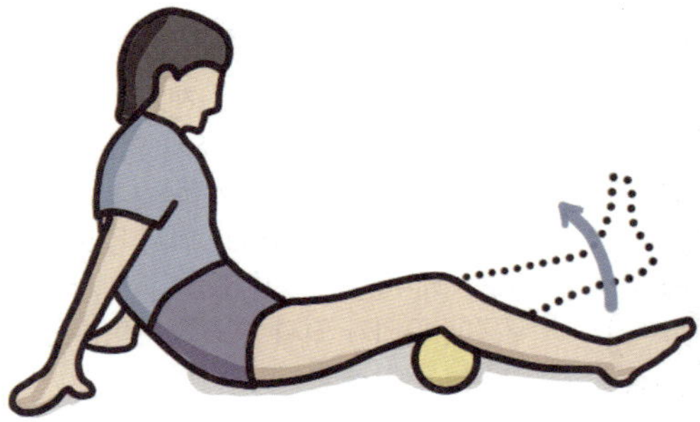

앉아서 다리를 앞으로 뻗고, 수건을 말아서 무릎에 받치거나 둥근 베개를 무릎 아래에 댄 후 무릎을 펴서 다리를 위로 들어주는 운동을 합니다. 하루에 30회씩 2~3회 시행합니다.

무릎 운동요법 4

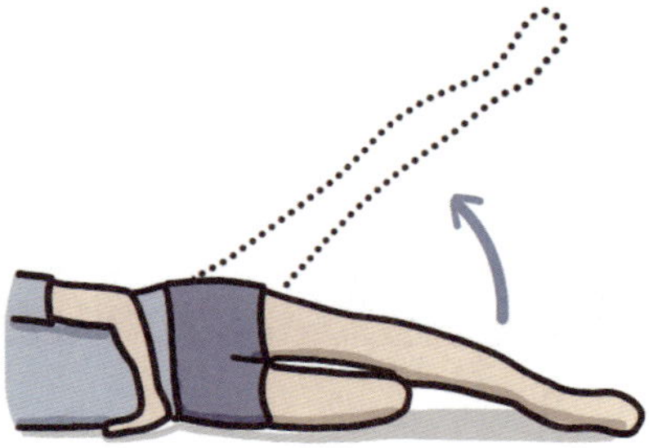

옆으로 누워서 다리를 위로 올렸다 내렸다 하는 운동

옆으로 누운 후 아래쪽 무릎을 적당히 굽혀주고 위쪽 무릎을 편 상태로 위로 들어올렸다 내렸다 하는 동작을 반복합니다. 하루에 30회씩 2~3회 시행합니다.

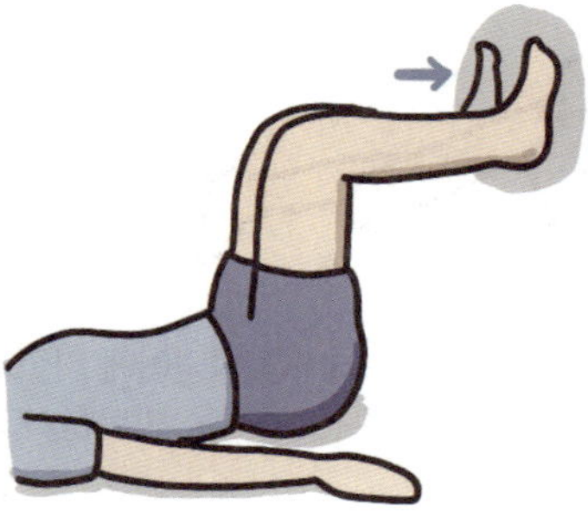

바닥에 누운 자세에서 두 발로 벽을 미는 운동

바닥에 등을 댄 상태로 그림과 같이 무릎을 굽혀서 발을 벽면에 붙여줍니다. 이후 두 발로 벽을 밀어줍니다. 하루에 30회씩 2~3회 시행합니다.

무릎 운동요법 5

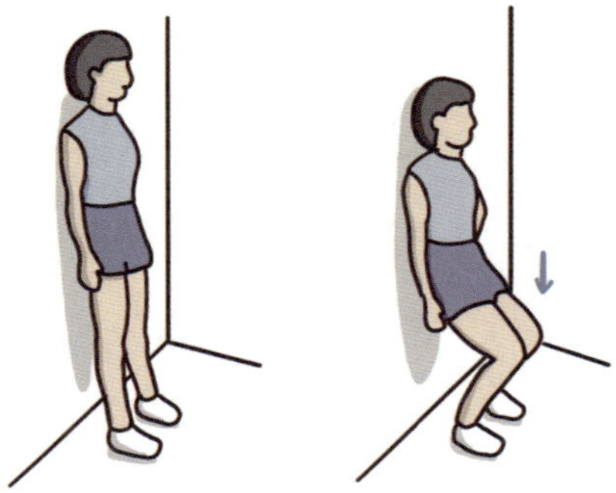

바닥에 선 자세에서 무릎을 굽혔다 일어섰다 하는 운동

바닥에 누운 자세에서 두 발로 벽을 미는 운동을 충분히 시행해서 익숙해졌다면 다리를 어깨 넓이로 벌리고 등을 벽에 붙인 상태에서 무릎을 충분히 굽혀서 가능한 오랫동안 자세를 유지했다가 다시 일어서는 운동을 시행합니다.

의사에게 물어보고 싶은 통증에 관한 모든 궁금증

환자가 묻고 명의가 답하다

통증질환 환문명답

초판 1쇄 발행일 2023년 9월 6일

지은이 대한통증학회
펴낸이 유성권
편집장 이재선
기 획 유지인
마케팅 임태완, 김호철, 최성규, 김진형, 정명한, 김모란,
노예련, 한태수, 박소영, 김지현, 김현정, 김채환
판 형 152*224 mm

펴낸곳 범문에듀케이션
출판등록 2011년 1월 3일 제 2011-000001호
주소 서울시 양천구 목동서로 211 범문빌딩 (우 07995)
전화 02)2654-5131 팩스 02)2652-1500
홈페이지 www.medicalplus.co.kr

ISBN 979-11-5943-413-6 (03510)

아침사과는 ㈜범문에듀케이션의 건강 실용서 브랜드입니다.